カール・L・ハート

薬物戦争の終焉

自律した大人のための薬物論

松本俊彦監修
片山宗紀訳

みすず書房

DRUG USE FOR GROWN-UPS

Chasing Liberty in the Land of Fear

by

Carl L. Hart

First published by Penguin Press, New York, 2021

地元の紛い物でしかなかった俺を銃弾から守り、
本物に育て上げてくれたパーカーや、
その他の多くの、真のニガーたちへ——

もしも薬物問題を根本的に解決したいのなら、薬物を合法化すべきだ。
［薬物使用を違法化することは、］持たざる者たちにさらなる困難をもたらすだけである。

――ジェームズ・ボールドウィン

目次

凡例

一、本書は Carl L. Hart: *Drug Use for Grown-Ups: Chasing Liberty in the Land of Fear.* Penguin Press, 2021の邦訳である。

一、邦訳にあたり、原書の APPENDIX: Death Investigation Systems by State は割愛した。

まえがき

本書は薬物使用を推奨する本でもなければ、薬物の使い方を教える「ハウツー本」でもない。アメリカには、すでに違法薬物を日常的に使用する人たちが三〇〇〇万人以上生活している。薬物使用を奨励する必要はどこにもない。

私が本書を執筆した目的は、より現実に即した〝典型的な薬物使用者〟の像を提示することにある。それは、私のように専門性をもって社会的責任を果たし、幸福な生活を実現するために薬物を使用している人たちの存在である。もう一つ私が社会に伝えたいのは、国民に対する慈愛に満ちた政府であるならば、それが他者の権利を侵害しないかぎり、自律的な大人がみずからの気分や感情を変えることを禁止すべきでない、ということだ。

本書で私個人の薬物使用経験やさまざまな科学的研究を紹介することで、私は薬物使用にまつわる迷信を解き、責任ある大人が薬物を使用する潜在的なメリットを提示しようと思う。また、薬物使用に関する自分の家族や友人たちの経験も共有したい。もちろん、本書が刊行されることによってその人に不利益が生じることがないよう、名前や地名などは変えてある。

本書を読み終えた善良な読者は、ただ薬物を使用しているからという理由のみをもって特定の人を中傷するのを控えてくれるようになると信じている。そのような、薬物の使用というただ一点をもって誰かを排除しようとする考えは、数えきれないほどの苦しみと、おびただしい数の死者を生み出してきた。本書の読了とともに、読者は薬物使用がもたらす計り知れないほど多くの幸福を知るとともに、なぜこんなにも多くの責任ある大人たちが薬物を使用するのか、より深く理解することになるだろう。

薬物戦争の終焉

プロローグ　いい加減、大人になろう

もしも私たちが、何を食べ、どういった薬を飲むかをすべて政府によって指示されることを許してしまうと、たちまち私たちの心身は圧政に苦しむ人たちのごとく、悲惨な状態になってしまうだろう。

——トーマス・ジェファーソン*

私は薬物を使用している自分に誇りを持っている。私は自分の幸福を追求するために薬物を使用しており、それは功を奏している。薬物のおかげでより幸福でいることができ、よりよい人間でいることができているのだ。私はまた薬物使用者であると同時に科学者であり、コロンビア大学で神経科学を専門とする心理学教授であり、薬物乱用とアディクションに関する研究業績で知られている。にもかかわらず、私が自分の薬物使用を公にするまでに、実に二〇年以上の月日を要した。単にそれは、私が腰抜けだったからにすぎない。哲学者ジョン・ロックはかつて、幸福を追求することは〝自由の源泉〟であると述べた[1]。これは、私たち

* トーマス・ジェファーソンを始め、多くの歴史上の偉人は黒人を奴隷として扱った。これは、当時の基準に照らし合わせても厳しい非難に値する。しかしながら、これらの歴史上の人物の偽善は、その人物が語る崇高な理想がすべて間違っていることを示すわけではない。これらの理念は、今もなお私たちが目指すべきゴールを示している。

の祖国アメリカを創り出した独立宣言の核となる考え方だ。独立宣言では、私たちすべての国民が有するいくつかの基本的で不可侵な権利を定めており、その中には「生命、自由、そして幸福追求の権利」もある。そして、政府のそもそもの存在理由とは、この権利を守ることにある。少なくとも私は、幸福追求のために薬物を使用することは、政府によって守られるべき行為であると考える。

では、政府はなぜ薬物使用によって幸福と快感を追求しようとするアメリカ人を毎年のように何百人何千人と逮捕しているのだろうか。単刀直入に言えば、それはとても長い話だ、ということになる。より詳細に言うならば、その答えはあなたが今読んでいるこの本に書かれている、と答えるべきだろう。私たちの母国の薬物政策はかぎりなく残忍で、支離滅裂な惨状に陥っているのだ。

どうしてこの国がこんなことになってしまい、今後私たちがどうすべきかを理解するために、まずは「薬物乱用」を専門とする研究者である私の話をしようと思う。一九九九年の秋、私は念願だったコロンビア大学医学校の准教授および研究者の職に就くことができた。私の研究の中には、クラック・コカイン、マリファナ、メタンフェタミンをはじめとした数々の違法薬物を人々に与え、その効果を検証することが含まれていた。私は、私の研究成果が薬物依存症を解明し、その理解を促進する一助となっている確信があった。米国国立薬物乱用研究所（ＮＩＤＡ）から研究のために数億ドルを超える多額の資金を獲得し、神経精神薬理学に関する数多の著名な会議に招待され、自分の役割をはたす機会を得た。これは本当に心躍る経験だったと思う。

二〇年の月日が流れ、私は脳と薬物、そして人々の行動との相互作用について研究を重ね、薬物使用に関する社会制度が科学よりも道徳的な観点によって設計されている様子を間近で眺めてきたが、一九九九年の秋に体験した興奮は、この光景を目にする中で次第に疑念、悲嘆、そして絶望へと変わっていった。まだ何も知らなかった若かりしころ、私は人々に薬物の危険性を伝えることで、神から与えられた崇高な使命をはたしていると信じていた。私が幼少期をすごしたコミュニティがあんなにも貧困と犯罪に支配されていたのは、薬物の乱用やアディクションによってもたらされたものだと疑いもしなかった。今なら、人々に薬物を使用するなと警鐘を鳴らすことは、教会が敬虔なカトリックである妻に避妊具使用などの産児制限を行うなと言うようなもので、何ら信心深い行為ではなく、単に人々の自由と自律性を侵害しているだけの、パターナリズムに満ちた行いだと断言できる。

では、薬物が私の大切な故郷に貧困や犯罪をもたらした、という考えはどうだろう。そのような因果関係は一見それらしく感じられるかもしれないが、残念なことにそれは聞くに堪えない妄想にすぎない。薬物が人々に貧困や犯罪をもたらす、という考えは依然としてわが国の大多数において信じられていると同時に、貧困にあえぎ助けを求める人たちが直面する複雑で多面的な問題を単純化し、これ以上ない明快な答えを提供してくれる。しかし、私の故郷やその他の多くの地域が経験する混乱は、さまざまな要素が多面的に絡み合った結果生じているものだ。にもかかわらず、私がその事実を理解するまでには、驚くほど長い月日を要してしまった。私は、薬物の危険性を「証明」しようとする忠実な兵士であることに、あまりに長きにわたって躍起になりすぎていた。

こんなにすごい仕事はない。私は薬物を投与して日常的に人々をハイにしていたのだから。

あるとき、私は二五歳の白人男性に紙に巻いた大麻を喫煙するよう指示した。何の作用もない偽薬との見分けがつかないようプラスチックの喫煙具に入れられた大麻片の煙を、彼は五秒かけてゆっくりと吸い込み、そこからさらに一〇秒ほど肺に溜めてからゆっくりと吐き出した。その後も彼は、四〇秒ほどの間をおいてこれを二回くりかえした。私たちの研究では、この吸い方を、研究参加者が摂取する煙の量をできるだけ一定にするための標準的喫煙法（paced puffing）と取り決めた。

彼が摂取していたのが大麻の主要な精神作用物質であるTHCなのかそれとも偽薬なのか私に確信はなかったが、彼の充血した目と、子どものように紅潮し満ち足りた笑顔から、少なくとも彼が与えられたその物質に満足していることは容易に見てとれた。ふだんよりも低音を効かせた声で、ゆっくりと頷きながら彼は、「最高だ……」と呟いた。慣れた手つきで煙を吸い込み、わずか三度煙を吸い込んだだけで一グラムのマリファナ片のおよそ四分の三を吸いきった様子から、彼が経験豊富なマリファナ使用者であることは明らかであった。狭い実験室の中には、マリファナの匂いが充満していた。

この喫煙者――ここでは仮にジョンと名づけよう――は、私の研究の参加者の一人だ。そして、同席しているのはドレッドヘアの若い黒人研究者である。私は、髪に染みついたマリファナの強烈な匂いを今日一日、仕事の間どうやって隠せばいいか不安に苛まれていた。エレベーターに乗って建物を移動し、また講義や会議の席に着いたときに、偏見に満ちた人たちによって、「ドレッドヘアの黒人だし、またどうせ仕事中にマリファナでも吸っていたんだろう」と侮蔑的な目を向けられるのではないか、と心配でならなかった。余談だが、大麻が私の好みの薬物であったことはただの一度もない。さらにつけ加えるなら、私は研究結果に主観が混じるのを避けるため、研究対象としている薬物は使用しない、という個人的なルールを定めていた。時は二〇〇〇年の話だ。

この研究で私は、大麻を日常的に使用している人たちの脳機能や行動が大麻使用によってどのように影響を受けるか解明しようとしていた。この研究はＮＩＤＡから多額の助成を受けていて、私の苦労はようやく報われようとしていた。この研究をはじめたころ、私は大麻を日常的に使用している人たちの多くは大麻使用によって記憶障害や認知機能障害といった脳機能の一時的な低下が生じると考えていた。この仮説はまったく根拠がないわけではなく、さまざまな専門家によって支持された見解だった。もちろん専門家がそう述べただけでは、そこにエビデンスがあるとは言えない。だからこそ、科学が、そして実験が必要なのだ。もちろん一部この見解を支持する研究結果も得られていて、たとえば大麻はふだんから吸い慣れていない人たちの短期記憶を一時的に阻害することは、その当時もすでに知られていた。[2] これは何ら驚きではなく、大麻にかぎらず、アルコール、アンビエン、* ザナックス、** その他多くの薬物は、服用し慣れていない人たちの脳機能を一時的に阻害する。[3]

しかしながら、薬物を日常的に、いわゆる娯楽目的で使用している人たちにおいて、薬物使用が脳機能にどのようなダメージを与えているのかは明らかになってはいない。少なくとも研究論文に示されているかぎりにおいては。それゆえ、私は、マリファナを毎日のように吸っている人たちの認知機能にどのような有害な影響が生じているのか、調べることにしたのだ。マリファナの喫煙後に認知機能を測定する検査を実施することで、たとえ一時的なマリファナの喫煙であったとしても、脳機能にどのような広範なダメージが引き起こされるかを知りたかった。

ジョンはまさに理想的な研究参加者だった。彼はほぼ毎日のように、日に数本のジョイント〔大麻タバコ〕を吸っていた。彼はとても愛想がよく、明るく、好奇心にあふれ、大学を卒業できるくらいの知的水準

* 訳注：日本での一般成分名はゾルピデム。商品名マイスリー。
** 訳注：日本での一般成分名はアルプラゾラム。商品名ソラナックス、コンスタンなど。

にあり、そして何より野心的だった。彼は芸能人で、ちょうどその当時、次の仕事が入るのを待っている俳優だった。そういうわけだったから、彼は数百ドルの報酬が得られる、というこの大麻研究に協力し、合計三回のセッションに参加するだけの時間的余裕があった。彼にかぎらず、この研究に参加した人はいずれも、ただソファに座ってスナック菓子をダラダラ食べながら、一日中テレビゲームに浸っている、といった、しばしば巷で言われている怠惰な大麻中毒者のイメージには合致しない人であった。

彼のみならずすべての研究参加者は、たとえ大麻を使用した直後であっても、研究を通して、一貫して明晰であり、つねに社会的に見てその場にふさわしい態度でふるまっていた。誰ひとりとして約束の時間に遅れたり、欠席したりする研究参加者はいなかったし、検査が難しかったり退屈だからと言って参加を辞退する人もいなかった。マリファナが弱すぎると文句を言う人もいなかったし、もちろん暴力的になる人など誰ひとりとしていなかった。すべての研究参加者はかなり厳格なルールを遵守することが求められていた。そうしたルールの中には、研究に参加する日程を確保するための厳密なスケジュール管理や、研究期間中、決して大麻以外の薬物を使用しないこと、衝動的に行動せず計画的な生活を送ること、目先の満足に走らずに見通しを立てて我慢すること、といったものもあったが、すべての参加者が確実にこのルールを遵守していた。

当時の私は、研究参加者が責任ある大人として見事にふるまっている、という事実を気に留めようとしていなかった。むしろ私は、彼らのことを〝ポット・ヘッド〟や〝ストーナー〟のような単なる大麻依存症者くらいにしか思っておらず、〝責任ある大人〟という表現から連想される言葉とはおよそ無縁の存在だと感じていた。しかし、私は長年の研究の中であらゆる薬物使用者に出会う中で、彼らこそが私が出会った中でも指折りのすばらしい、しっかりと社会的責任をはたしている人たちであることをすぐに思い知ることになる。

マリファナの吸い殻を差し出しながら、ジョンは私に、「これはどこで手に入れたんだ？」と問いかけた。彼は、自分がつい先ほどまで吸っていたマリファナが連邦政府によって支給されたものであることを知ると、笑顔を浮かべた。アメリカにおいて研究者にマリファナを支給する生産者と言えば、実は一箇所しかない。それはＮＩＤＡから資金助成を受けた、ミシシッピ大学の大麻栽培プログラムだった。

目を輝かせながら彼は、「政府のことをこんなに誇りに思ったのは、これが初めてかもしれないな」と笑った。二人で笑いあいつつも、私は彼の冗談に思うところがあった。アメリカ政府とマリファナとの関係について議論するとき、誇りなどという言葉を発した人はこれまで一人もいなかったからだ。連邦政府がマリファナを規制物質法の中でももっとも重いスケジュール*の中に記していることを考えてみてほしい。これはつまり、連邦政府がこの精神作用物質には〝医学的な観点から何ら治療的なメリットはない〟と結論づけていて、そのことを根拠に、一部のごくかぎられた研究を除いてこの薬物を使用することを禁止している。

私がこの結論にたどり着いたのはごく最近の話だが、大麻に関するこの分類は明らかに偽善的だ。私を含め、数えきれないほどの研究者によってマリファナの医学的効果を示す研究が報告されている。たとえば、マリファナはＨＩＶ陽性者に対して食欲増進作用をもたらすことが知られているが、こうした効果は、ＨＩＶ消耗性症候群〔発熱や衰弱に伴って体重が著しく減少する症状〕と呼ばれるＡＩＤＳ合併症に苦しむ人たちにとって、非常に重要な治療薬となる可能性がある。神経障害性疼痛、慢性疼痛、多発性硬化症に伴うけいれ

＊　訳注：本書刊行からほどなく、二〇二二年一〇月にアメリカのバイデン政権はそれまでの大麻規制が間違いであったことを認め、同国の規制の見直しを公言した。

ん発作の治療にもマリファナは有効だ。[4] このように、マリファナによって改善可能な疾患や症状のリストは、毎年その数を増やしている。

マリファナの医療的な効果が明らかになるにつれ、市民の間に医療大麻の合法化を求める声は高まりを見せており、この二〇年の間に州法単位で数々の投票が実施されてきた。今日では全米三三州に加えてグアム・プエルトリコ自治連邦区・首都コロンビア特別区において特定の疾患を治療する目的で大麻の使用が合法化されている。この他、連邦政府は一九七六年から医療大麻プロジェクトの一環として一部の患者に対して大麻の供給を続けている。にもかかわらず、連邦法はなぜか個人が医療目的で大麻を使用することを今日も禁じ続けている。大麻に関するさまざまなプログラムや政策と連邦法との矛盾した関係や、その間も積み上げられ続ける大麻の治療的な効果を示す研究の数々を見ていると、連邦政府の姿勢は偽善に満ちていると言わざるを得ないし、こと薬物の規制に限って言えば、大麻以外の薬物に関しても同様に、人々の政府に対する信頼は大きく損なわれているだろう。

一部の薬物の規制をめぐる連邦政府の態度は政府に対する人々の信頼を傷つけているのみならず、政府の資金助成を受ける薬物研究者に対する信頼さえ揺らぐ事態にまで発展している。ＮＩＤＡ所長である医師ノラ・ヴォルコフをはじめとする研究者の発言を見るかぎり、その多くは大麻を含め薬物を使用することによる精神神経学的危険性を強調するばかりで、これらの薬物の医療的価値などのメリットについてほぼ完全に無視している状況だ。

ノラをはじめとした科学者は、マリファナはよりハードな薬物の使用につながる「ゲートウェイドラッグ」であると警鐘を鳴らしているが、その一方で、マリファナの単純所持によって毎年五〇万人以上ものアメリカ人が逮捕され、かつその逮捕の大半が人種差別的な性質を帯びていることには、一度たりとも言及してこなかった。州法単位では黒人は白人と比較して大麻使用で逮捕される確率が約四倍高い[5]。また連邦法によって定められた大麻関連犯罪による逮捕者は、ヒスパニック系がその約四分の三を占めている[6]。しかし、大麻を使用する人の割合は黒人、ヒスパニック、白人でほぼ同等であり[7]、ほとんどの場合使用者は自身と同じ人種的グループから使用する薬物を購入している、という実態がある[8]。

マリファナのゲートウェイ理論は、因果と相関を混同することでエビデンスを拡大解釈しているにすぎない。このことを私が知ったのは、研究者としてのキャリアを進んでからかなりの年月を経過した後だった。なるほど、コカインやヘロインの使用者の多くが大麻から薬物使用をはじめている、というのは確かに事実だ。しかし、その逆は真とは言えず、大麻使用者の大半はこういった、いわゆる「ハードドラッグ」には移行しない。大麻がゲートウェイドラッグである、という言説には何の根拠もなく、ただ単に横断的な相関があるだけで、両者のあいだには何の因果関係も証明されていないのだ。

大麻をはじめとするさまざまな薬物の有害性にばかり注目していた、という点では私も同罪だろう。先ほど紹介した研究で言えば、私は、大麻を使用しても脳機能には何らの否定的影響も生じない、という可能性など考えもしなかったし、それどころか、むしろよい効果がある可能性など、あってはならないことだった。

二〇〇〇年六月、私は行動薬理学会の学術大会で講演の招待を受けた。研究が終了していたわけではなかったが、その時点で得られていたデータを見るかぎり、日常的な大麻使用者において、大麻使用は因果推論や抽象化といった複雑な認知機能を障害しておらず、注意集中など一部の領域については、むしろ平常よりも優れているほどであった。また、幸福感や快感をもたらす、といった気分の面におけるメリットもあった。

読者の想像通り、私は講演の際にこれらの大麻使用のメリットを一切伝えることはせず、もしも検査前に投与する大麻の量をもっと増やしていれば、期待した結果（認知機能の低下）が得られていたはずだ、と結論した。すると、客席にいたハーバード大医学部出身の行動心理学者ジャック・ベルグマン博士は、こんな質問を私に投げかけた。「少なくともこの研究対象者の場合、幸福感をもたらす程度の投与量であれば、認知的柔軟性・暗算・因果推論といった認知機能に何ら悪影響を与えない、という可能性は考えられますか？」。当時の私は薬物の有害性を追求することにあまりにも躍起になっていて、まさにこの質問通りのデータが得られていたにもかかわらず、そうした可能性を一切顧慮していなかったのだ。そのとき私は、意表を突いた質問に動転したあまり、「今後の研究ではもっと複雑な検査を導入するべきだ」などと、いささか意味不明なことをほざいたのだった。

ジャックの質問は、その後も私を悩ませ続けた。薬物乱用を専門とする研究者、その中でも特に政府の助成を受けた者のほとんどは、薬物の有害性というきわめて限局的かつマイナーな領域にばかり焦点を当てた研究を行っている。このようにして得られた実験結果は、娯楽目的で使用される薬物の規制にたいしてきわめて大きな影響を与え、必然的に私たちがその薬物を摂取するべきか否かを判断する際の重要な基準となる。

結論から述べておこう。二五年にわたる研究者キャリアを通じて私が知ったのは、ほとんどの薬物は使用しても、もたらされる害はほとんどゼロか、あっても無視できる程度しかなく、それどころか、人々の健康と社会生活に有益な影響をもたらすこともある、ということなのだ。娯楽目的で使用されるさまざまな薬物でさえ、日々の生活の質を高めてくれることがある。たとえばアルコールの場合がそうだ。複数の大規模研究が、少量の飲酒はアメリカにおける死因のトップを占める脳卒中や心臓病への罹患リスクを低減させることを明らかにしている。[9]本書で紹介された情報から、読者は、アルコール以外の他の薬物にも同様にさまざまなメリットがあると知ることになるだろう。私は、自身の薬物使用の経験、そして研究データから、娯楽目的で安全に薬物を使用することは可能であり、日々の生活に活力を与えてくれることを学んだ。

若干の恐れとともに、本書の執筆を通して私はひとりの市民および研究者として人々にこの事実を伝える責務をはたしたい。私は、これまでの研究がかなり偏った見方にもとづいて実践されてきたものであり、これが時に薬物そのものよりも人々に多くの害を与え、新しい治療法やより健康的で人間的な政策の探求を阻害している、ということを、薬物乱用を専門とする研究者に伝えるべく足掻いてきたが、本書にはそうした私の足跡も記されている。また、この本にはひとりの責任ある、成人した薬物使用者としてあなたたち読者がどのように薬物と付き合えば好ましい効果を獲得することができ、同時に、否定的な影響を最小化することができるのかが記されている。これは、私が政府の助成を受けた研究を実施する際に、研究に参加してくれる人たちの安全を守る目的で実践している方法でもある。

一つ言っておきたいことがある。本書の読者は大人を想定している。ここでいう大人とは、みずからを律することができ、社会的責任を果たし、社会生活を営むことができる、健康な成人のことだ。親としての、就労者としての、社会の一員としての責務をはたすことができ、薬物使用に伴う社会生活への影響を最小限に留めるために計画的に行動できる人でなければならない。十分に睡眠をとり、健康的な食生活を実践し、日常的に運動をしている必要がある。薬物使用の結果、自身や周囲の人に危険な状況をもたらすことがあってはならない。これらはすべて、責任ある大人であることの最低条件だ。

大人になることは簡単なことではなく、すべての人に保障されているわけではない。言い換えるなら、この本も、また薬物使用も、すべての人を対象としているわけではないということになる。これらは、大人になることができた人だけに許された行為だ。

もしかすると、何らかのメンタルヘルス上の課題を抱える人たちや、大切な人との死別や離別といった心理的な危機の最中にいる人たちには、本書に示された情報が魅力的に映るかもしれない。しかし、一部の精神疾患や危機に瀕する人たちは、薬物の否定的な影響を経験しやすく、個々の精神疾患と精神作用物質とのあいだの細かな注意事項を考慮せずに、薬物使用を勧めるのはあまりに無責任だと思う。率直にいって、そのような注意事項に関する検討は本書で扱うにはあまりに大きすぎるテーマだ。

関連する話題としてアディクションの問題がある。本書は断じてアディクションをテーマにした本ではない。しかし、本書で私は「アディクト」や「アディクション」といった単語を頻繁に使用しており、本書におけるその定義を示すことは私の責務と言えるだろう。単にその人が日常的に薬物を使用しているからと言って、その人が本当にアディクションという状態にあると言えるかはわからない。それは、その人の薬物使用のパターンに問題があるかわからないからだ。アディクションのもっとも広く知られた定義を示した『精神障害の診断と統計マニュアル 第五版』（通称ＤＳＭ－５）によれば、ある人がアディクションであるためにはその人は薬物使用によって困っていなければならない。また、その人の薬物使用は子育て、就労、恋人など親密な他者との関係に悪影響を与えていなければならない。加えて、薬物の使用を中断したり減らしたりするために多大な時間や労力を費やし、何度も失敗していなければならない。他にも、同じ効果を得るために使用量が増えていく耐性の出現や、突然使用を中止した際に離脱症状が出現してしまうといった症状が出現している必要がある。

本書における「アディクション」の定義は、ＤＳＭ－５に記される「物質使用症」と同義である。これはつまり、単に日常的に薬物を使用しているという意味ではなく、対象となる薬物の使用によって何らかの機能が阻害されている状態であることを意味する。

薬物の娯楽的使用に関する話題は、ともすれば「病理学の行商人たち」に乗っ取られ、あたかも薬物を使用する人はすべからくアディクションに陥る運命にあるといわんばかりの話になってしまうことが多い。しかし、それは事実ではない。アルコール、コカイン、処方薬、その他の薬物を含め、薬物を使用する人の七〇パーセント以上は薬物のアディクションと診断される基準を満たさない。ヘロインやメタンフェタミン〔覚せい剤〕といった、社会的に見てもっとも過酷なスティグマに晒される薬物の使用者であっても、アディクションの問題を呈するのは使用者の約一〇―三〇パーセント程度であることが数々の研究によって示されている。[10] この分析は、二つの大切なことを私たちに示していると言えるだろう。一つは、薬物について議論する際に、目に余るほど不釣り合いにアディクションに焦点が当てられている社会の状況である。アディクションは薬物使用の一つの結果でしかないにもかかわらず、あたかもそれがすべてであるかのようにメディアで扱われている。考えてみてほしい。あなたが目にしたヘロインに関する新聞記事の中で、一度でもアディクション以外の側面に焦点を当てたものを読んだことがあるだろうか。想像してみてほしい。もしもあなたが自動車を運転することに関心があったとして、どれだけ調べても自動車事故や車の修理の仕方に関する情報しか得られなかったらどう思うだろうか。こんなばかばかしい話はない。

もう一つ大切なことは、もしもある薬物を使用してもほとんどの人がアディクションとはならないのであれば、その薬物にアディクションの原因を求めるべきでない。それはまるで、食べ物依存症の原因が食べ物にあると責めているようなものだ。チーズケーキやステーキを排除すべきだ、と宣戦布告している人の姿を想像できるだろうか。あたかも特定の薬物に〝人々を陥れる〟魔法の力があるかのごとく記した、演出過剰とも言えるような見出しをあなたも見たことがあるだろう。薬物にはそれ単独で何かを引き起こす力はない。データの示すところによれば、薬物のアディクションに苦しむ人たちを助けたいと思うなら、薬物以外のさまざまな要素に目を向ける必要がある。薬物を使用する人たちのなかのごく一部である、薬物に対してアデイクションを呈する人たちに関して言えば、過剰な不安・うつ・統合失調症といった併存する精神疾患のほか、社会資源がかぎられた地域での生活を強いられている、あるいは、不安定な雇用で貧困状態にある、といった社会経済的状況がアディクションの発生ときわめて密接に関係している。[11]

また今日では、違法薬物の議論をする際に脳への否定的な影響に関する話題を避けて通ることはほぼ不可能となっている。本書を通して読者は、科学者が警鐘を鳴らす薬物の脳に対するさまざまな影響はかなりの場合拡大解釈されているのだ、と知ることになるだろう。酷いことに、拡大解釈された脳研究の結論はメディアの軽率な取り上げ方によってさらに誇張されている。さまざまな資料で提示され、それらしく見えてしまう脳画像について批判的に考察することを通して、私は、薬物の娯楽的使用は脳の機能障害をもたらすという読者の先入観にメスを入れたいと考えている。神経科学者によって示されるお洒落な脳の画像は、実際には何も示していないことがほとんどだが、これほど根拠があやふやであるにもかかわらず、薬物使用によって脳がダメージを負う、という何ら根拠のない主張はまったく揺らぐ様子がない。本書の読者に知ってほしいのは、こういった無責任な言説が人種差別や特定の集団の排除を推し進め、さらには、防ぎえたはずのあまたの死を招いてきた、不適切な薬物政策の根拠として利用されてきた、ということなのだ。

本書における私の基本的な主張はこうだ。その人が責任ある大人であるならば、娯楽目的で薬物を売り、買い、使用する法的権利が保障されなければならない。これは、合意の下で性行為を行い、自動車を運転し、銃でさえ購入し使用できることと同じ権利である。もちろん、これらすべての行為には程度の差こそあれ、死亡を含めた何らかのリスクを伴う。しかしながら、性交渉・自動車の運転・銃の所持を禁止するのではなく、年齢制限や条件資格などの安全基準を設けることでこれらの行動に伴うリスクを最小化し、そのメリットを最大化しようと人々は試みてきた。忘れてはならないのは、この戦略は誰もがよく知る薬物、アルコールですでに実施されてきたことである。私が期待しているのは、本書を読み終えた読者が、当然の帰結として、他の薬物についても同様であるべきだ、という結論に至ることだ。

娯楽目的での薬物使用は現在もすでに何百万人もの大人たちによって実践されている行為なのだ。私は、自身の体験を通して、薬物を使用して自身の気分や感情を変えることがかつて教わっていたほど危険な行為ではない、ということを学んだ。薬物使用にまつわる自身の体験を開示することで、私のように社会的に成功し、社会の片隅に疎外されている人たちよりもはるかに安定した生活を営んでいる人たちが、コソコソとみずからの薬物使用の経験を隠すのをやめ、自身が薬物使用者である、と堂々と開示する勇気を得たならばよいと思う。もしもそうしてくれるなら、人々は、刑事司法制度や大衆芸能作品で取り沙汰されるよりも、ずっと多くの魅力的な薬物使用者がいる事実を知ることになるだろう。

今日、メディアで騒がれている、いわゆるオピオイド危機は、まさに薬物やその使用者に関する誤った情報が拡散される事態の悪例と言ってよい。このような情報の提示の仕方では、賢明な大人たちが、自身が行う日々のオピオイドの娯楽的使用を人々に告白するのはまず不可能だろう。世間の常識としては、オピオイドを使用する人はみな耐えがたいほどの苦痛を経験しているか、何らかの精神疾患を抱えていたり、何か別の深刻な問題を抱えていたりするはず、と考えられている。また、たった一度でも使用すれば高確率でアディクションに陥り、過剰服薬を呈して死に至る、と信じられている。二〇〇〇年代のメタンフェタミン、一九八〇年代のクラック・コカインでもまったく同じことが言われていた。恥ずかしい話だが、これが真実ではないと気づいたのは、自身の研究データを批判的に分析したからではなく、私自身の薬物使用の経験を振り返ることによってだった。

ヘロインを含む他のオピオイド、たとえばオキシコドンやモルヒネは私に幸福感と落ち着きをもたらしてくれるが、それは緊張する状況に晒された飲酒者にとって、アルコールの摂取が効果的に働くのと同じようなものだろう。この五年間、私は日常的にヘロインを使用する生活を続けているが、オピオイドは幸福感をもたらしてくれる薬物として群を抜いていると思う。私は、薬物使用に伴う問題を抱えておらず、過去に一度も生じたことはない。私は日々、親としての、私個人としての、そして専門家としての責任をはたしている。もちろん納税もしているし、日常的に地域でのボランティア活動にも取り組んでいるし、一人の市民として社会生活を営んでいる。薬物を使用しているほうが、私はよい人間でいられる。

しかし同時に、私は思春期青年期の子どもの親でもある。あなたは私にこう問いかけるかもしれない――国がオピオイドによって危機に瀕しているというのに、その凶悪な薬物を使用するのを認めるなんてどういう了見なのか、自分の子どもがどう思うか考えたことはないのか、あるいは、自身の薬物使用を公にすることで自分の子どもが薬物を使用してしまう危険性を考えないのか、そして何より、ヘロイン使用によって法律を破っていないか、と。

これらの質問に対する答えは、本書に記された私の個人的体験と科学的研究によって明らかになるだろう。薬物使用に対する社会のまちがった認識は、結果として救えたはずのおびただしい数の死者を私たちの社会にもたらしただけでなく、大人たちをあたかも何も知らない未熟な子どもであるかのようにふるまわせ、幸福のために薬物を使用して気分や感情を変える、という行為に対して、ばかばかしいほど長いモラトリアムをもたらす政策を生み出してきた。薬物に対する見方や政府の薬物政策を形作ってきたさまざまな迷信や社会的圧力を追及することを通して、私たちは薬物危機と人々が呼ぶ現象の原動力となっているまちがった情報を引き剝がし、幸福を追求するとはどういうことか話し合うことができるようになるはずだ。

第１章　私たちに向けられた銃口
――どうしてこんな惨状に陥ってしまったのか

ある社会の文明がどれほど発達しているかは、刑務所に入ってみることで知ることができる。
――フョードル・ドストエフスキー

「カール！　カール！」。二月のある爽やかな陽気のなか、大学のキャンパスを歩いていると、後ろから女性が私の名前を叫んでいるのが聞こえた。私は受刑者に薬物と人間の行動についての講義をするため、シンシン刑務所に向かっている途中だった。悲しみと罪悪感、そして誇りが入り混じった複雑な感情を抱えつつ、春学期の毎週金曜日の夜に私はコロンビア大学から刑務所までのおよそ一時間半の道のりを通っていた。

ノイズキャンセリング機能付きのヘッドフォンから流れてくるアイザック・ヘイズの低く響きわたる心地よい歌声は、女性の呼びかけを含む周囲のあらゆる音を消し去っていた。一九七一年の名曲『ソウルズビル Soulsville』で、ヘイズは彼なりのやりかたで五〇年前当時の黒人の仲間たちが社会によってどれだけの経済的苦境を強いられていたかを訴えていた。「Any kind of job is hard to find（仕事を見つけるのは本当に大変なことだ）」という歌詞に、私は自分の幼少時代に母から「仕事の一つも見つけられないんじゃ、あんたは男とは言えないよ」と言われたことを思い出していた。ヘイズが歌った当時の状況と、今この瞬間シンシン刑務所に収監されている私の生徒たちが置かれている現状には、心が締めつけられるような悲しい共通点がある。それは、当時の黒人の仲間たちや刑務所収監中の生徒たちが直面している苦境が、きわめて単純明快かつ簡単な方法で解決可能なことを原因としている、ということだ。

私の名前を叫んでいた女性の正体が、大学における一〇年来の同僚で、私が尊敬するルースだったことに気づいたのは、彼女が追いついてからだった。あふれんばかりの笑顔で彼女は、「昨晩、シンシン刑務所に行ってきたの！」と私に語り出した。彼女の笑顔は明らかに作り物のそれでもなければ愛想笑いなどでもなく、心の底から幸せな体験をしたのだということが伝わってきた。アメリカでも有数の警備を持つ刑務所であるシンシン刑務所での講義がよほどうれしかったらしい。

興奮冷めやらぬ様子で、彼女は昨晩刑務所で初めて講義をしてきた経験を私に話した。「本当にすばらしい体験だったわ！」。そう嬉々として語る彼女の様子は、まるでサマーキャンプでの楽しかった思い出を語る子どものようだった。もちろん、決して彼女にそんなつもりなどなかったとは思うが。

私はどうにかして彼女のトーンに合わせようとしたが、どれだけ努力してもそれは無理だった。シンシン刑務所というきわめて非人間的な施設で講師を務めた三年間、私はたった一度でさえ「すばらしい体験」をしたことなどない。もちろん、生徒たちに、自分たちが置かれている理不尽な状況がきわめて差別的で二枚舌な政策によってもたらされたものだ、と考える力を授けることに、まったく達成感を感じていなかったわけではない。しかし、講義のために刑務所に着くと何が起こるか考えてほしい。身体検査によって身分証以外のすべての持ち物や電子機器を取り上げられた挙句、背筋が凍るほど冷淡な表情の看守によって冷たい歓迎を受け、時に看守がダラダラと食事を摂り終わるのを冬の厳しい寒さの中待たされ、何度も見ているはずであろう同じ身分証をゆっくりと確認されるのだ。

入館を許された後も、靴、ベルト、その他の持ち物を検査のため取り外すよう強要される。しかも、そのあと金属探知機を使用するのに、だ。この一連の手続きはすべてニューヨーク州知事アンドリュー・クオモ、最高責任者アンソニー・アヌーチ、刑務所長マイケル・カプラという猜疑心に満ちた三人の白人役職者の監視のもと行われる。壁には彼らの写真とともにこんな標語が掲げられている。

シンシン刑務所へようこそ　私たちは固い結束で結ばれた集団
名誉と誠実さ、そしてプロ意識をもって職務に従事する

検査が終わると、今度は一〇フィート四方ほどの狭い監房に閉じ込められることになる。部屋の中には三脚のボロボロになったベンチ、公衆電話、そして味気ないレンガ造りの壁にぶら下げられた木製の投書箱があり、反対側の壁には黒人歴史月間を祝うポスターとともにキング牧師をはじめとした歴史上の偉人の名言が張り出されていた。ここから生徒たちが待つ教室まではわずか九〇秒ほどの距離だが、教室に向かうまでに最低でも一五分、長ければ一時間ほどをこの味気ない部屋ですごすよう強いられる。どのくらい待たされるかは、そのとき担当する看守の裁量次第だ。

私以外の講師はほぼ全員が白人の女性であり、対照的に生徒はほとんどが黒人の男性だった。講義に使用する資料に没頭するふりをして、私は自分の周囲で他の講師たちが交わす会話に反応しないよう努めていた。講師たちは、シンシン刑務所の監房に閉じ込められているという事実を特に気にする様子もなく、何気ない談笑に浸っていた。ただ一人、私を除いては。いつか看守によって、「おまえ、例の指名手配犯じゃないのか」と濡れ衣を着せられ、この監房から出られなくなるのではないかという不安を、私はいつまでも拭い去

れなかった。

シンシン刑務所への三回目の訪問の際、私の心は打ち砕かれた。教室に足を踏み入れると、「おじさん、元気にしてたかい？」と予想外の歓迎を受けたのだ。声に続いて私に握手と抱擁を求めてきた人物はロバートだった。彼が上下緑の典型的なシンシン刑務所の受刑者の服装をしていたことに、私は強い衝撃を受けた。彼が収監されているなんて知らなかったし、ましてやこの刑務所だとは想像もしなかった。

ロバートは私のいとこサンドラの長男だ。彼とは決して近い仲ではなかったが、彼がすごしてきた幼少期が混沌に満ちていたことは何となく知っている。彼とそのきょうだいは一〇代のころに親権が停止され、母親から引き離されて生活していたが、その後もロバートたちの生活が好転することはなかった。

最終的に、彼は敵対するギャングの売人を殺して逮捕された。刑期は二五年から終身刑。彼が言うには、ロバートがその売人のシマを荒らしすぎてしまった結果、逆にその人物に命を狙われるようになり、相手を殴り殺してしまったという話だった。

ロバートが席に着く様子を眺めていた私は、すっかり打ちひしがれていた。二時間の講義の間、どのように気持ちを保てばいいだろうか。冷たく静まり返った教室に呆然と立ち尽くし、私は答えを探し続けるほかなかった。今この瞬間、何とか気持ちを奮い立たせ、ここで講義をすることが私の市民としての責任であると思うことにした。あるとき生徒が私に誇らしげに、「ここに来てくれた講師の中で、本を書くような人は先生が初めてだよ。ましてや、それが黒人だなんて」と言ってくれたことを思い出していた。講義に向き合う生徒たちの熱意や知的好奇心は本当に尊敬すべきものだった。生徒たちの中には、講義のテーマが自身と関係がある生徒も少なくなかった。薬物関連の罪によって自由を奪われていた生徒も数多く出席していたのだ。

薬物戦争とは名ばかりの、私たちに向けられた銃口

薬物について話すときに、絶対に避けて通れないテーマがある。むしろ一生ついてまわる話題だと言ってもいいかもしれない。それは「薬物戦争（War on Drugs）」だ。連邦政府が掲げる薬物戦争の表向きの目的は、特定の精神作用物質を撲滅することにある。今日では、アメリカの納税者は薬物戦争の戦費として年間およそ三五〇億ドルを納めている。[1] にもかかわらず、政府が排除を目論む薬物は、薬物対策予算が一五億ドルにも満たなかった一九八一年当時からまったく変わらず社会に存在し続けている。[2] 変化があったことと言えば、現在は何千何万ものアメリカ人が毎年薬物の過剰摂取に関連した死を遂げているということくらいだろう。これほどまでたくさんの人々が死んでいる原因について、社会はオピオイドこそが犯人だと考えているが、ことはそんなに単純ではない。

違法薬物を撲滅するための予算がこの間二〇倍以上に膨れ上がっている有様をみれば、読者の誰もが、私たちが薬物戦争に勝利できていない、ということを容易に想像できるだろう。

しかし、社会の認識はちがう。私たちの社会は何十年ものあいだ、この勝ち目のない戦いを続けている。社会から娯楽目的で使用される薬物を排除する、という荒唐無稽な試みが達成される見込みはない。そもそも、この目標が本当に達成できると思い込んでいるのは、何も知らない子どもや世間知らずの大人たちくらいだろう。薬物戦争の本当の、しかし公にされない重大な目的は、刑事司法機関や刑務所、それから薬物尿検査施設や治療施設といった、違法薬物ビジネスに巣食う既得権益が、みずからの活動資金を確保すること

にあるのだ。特に刑事司法機関は、薬物戦争をお題目に多額の予算を獲得している。

筋書きはこうだ。警察組織は、多くの場合黒人や有色人種が生活する貧困地域に捜査官を派遣する。派遣された捜査官によって、その地域では明らかに特定の集団に偏った、過剰かつ非人道的な逮捕劇が繰り広げられることになる。このような特定の地域における〝公権力の過剰な行使〟について、なかには、「そんなの自業自得だろう。そんな生活をしていたら、こうなることはわかっていたはずだ」と批判する人たちがいるかもしれない。しかし、それはあまりに不見識で、不誠実な考えだと言わざるを得ない。これらの地域に生活しているのは、よりよい教育、安定した仕事、警察暴力の終焉、そしてその他のまったくもって真っ当としか言いようがない社会的正義の実現を何度も何度もくりかえし求めてきた人たちだ。

薬物戦争のメカニズムはきわめて単純だ。逮捕者の増加とは、すなわちより多くの人を無意味に投獄することと同義であり、これによって組織はさらに予算を拡大することができる。薬物戦争は、警察組織や刑務所における雇用維持のほか、刑務所に経済的に依存している地域など、ごく一部のかぎられた組織や集団に大きな利益をもたらしている。たとえばニューヨーク州の場合、刑務所は多くの場合郊外の白人居住地域に位置している。刑務所は地域において直接的に大きな雇用を生み出しているだけではない。受刑者の家族が遠方から面会に訪れる際には、地元のホテルやレストランをはじめとしたその地域の産業を利用せざるを得ず、受刑者が地域経済を支える重要な資源となっているのが実情なのだ。また、ペンシルベニア州をはじめとした一部の州では受刑者がその地域の住人として計上されており、この数字が州から割り当てられる予算を計算する際の指標となっている。この吐き気を催すような制度は、かつて自分たちの影響力を増すために投票権を持たない黒人を地域の人口に数え入れていた、奴隷制が現役だったころのアメリカ合衆国憲法の悪しき「五分の三条項*」の再来と言って差し支えないだろう。薬物戦争は、まちがいなく一部のごくかぎられた人たちに莫大な利益をもたらしてきたのだ。

この裏で、少数派のコミュニティはそのあおりを受け続けている。私たちの国が抱える複雑な経済的社会的問題はすべて「薬物のせい」として矮小化され、もっとも深刻な困難に直面する地域が真に必要とする雇用創出・教育の質の向上・薬物関連サービス（第3章にて詳述する）よりも、警察権力に資源が集中する事態に発展しているのだ。「薬物危機」の現状はどの地域であっても変わらない。薬物戦争とは名ばかりで、実際に銃口が向けられているのは薬物ではなく、私たち人々の側なのだ。

変化の時は近い……のだろうか

話をシンシン刑務所での講義に戻そう。教室では、昨今メディアの中心を占める〝オピオイド危機〟が薬物戦争とどのように結び付けられるか、激論が繰り広げられていた。かつてのシカゴ市長で、オバマ政権下で大統領補佐官も務めた政治家ラーム・エマニュエルは「深刻な危機をそのまますぎ去らせてはいけない」

＊　訳注：合衆国憲法に書き込まれた、黒人奴隷の身分をもっともよく示す条項。憲法の第一条第二節第三項において、「奴隷」ということばは注意深く避けられていたが、「その他すべての人々」という表現のもとに、憲法確定（一七八九年）当時七〇万人いた黒人奴隷は、下院議員の選出と直接税の課税基準において、一人の人間以下である五分の三人と数えるとされた。若干の税金さえ支払えば一八〇八年までは黒人奴隷貿易を認めた第一条第九節第一項や、後の逃亡奴隷法制定の根拠とされる第四条第二節第三項とともに、奴隷制度を擁護する法的基礎となった。この条項成立の背後には、奴隷制を擁護する南部プランターとそれに追随する北部商人の、大衆を犠牲にした、妥協の力が働いていた。この条項は、南北戦争後、奴隷労働を禁止した憲法修正第一三条（一八六五年）、および黒人に市民権を付与した同第一四条（一八六八年）によって廃止された。

と述べた。これは、「こういった危機的な状況は、これまで起こすことができなかった変化を社会にもたらすチャンスでもある」という意味だ。エマニュエルが言うように、確かに昨今のオピオイドをめぐる社会の状況は、現在違法とされているすべての薬物をアルコールや（一部の州における）大麻のように合法化し、適切に規制するためのチャンスと捉えることもできる。薬物を合法化し、適切な法規制をかけることは、薬物に意図しない成分が混入すること（コンタミネーション）によって使用者が中毒死するリスクを大きく減らすことができるだろう。加えて、薬物に関連した犯罪によって逮捕される人を極端に減らすことができるだけでなく、健全な大人たちが各々精神作用物質とどのようにつきあいたいのかを自由かつ理性的に判断できるようになる。その一方で、まったくちがうストーリーも考えられる。もしかすると、現在のオピオイド危機はさらに現状を悪化させる方向に働くかもしれない。それはたとえば、私たちの自由権を今以上に制限する制度が創設されたり、ある特定の集団を今以上に高率に検挙する口実が作られたりし、それにもかかわらず、本来目的としていた問題の解決にもまったくつながらない、という展開だ。

「こんなことは言いたくないけどさ」と生徒の一人であるハキームは遠慮がちに口を開いた。「正直な話、オピオイド危機はいいことだと思う」。彼は、オピオイドの主要な使用者は黒人ではなく白人層であるという見方が一般的だから、これまでのような犯罪ではなく健康問題として扱おうという見方が社会に広がりやすいのではないか、そしてオピオイド以外の薬物にもその考えが波及していくのではないか、と考察した。これによって、結果的に白人以外のあらゆる人種がその利益を享受できる、と。

数人の生徒が彼に賛意を示した。彼らは口々に、過剰服薬やアディクションなど、オピオイド使用に関する問題を抱えている人の大半は白人だ、という認識を社会が持ったことによって、これまでであれば予想できなかった、コミュニティからの共感を得られるようになった気がする、と話していた。なにしろ、あのドナルド・トランプでさえ、二〇一七年に現在の状況を国家の危機である、と述べたのだ。彼のこの宣言は、アメリカ全土における薬物使用者に対する見方に顕著な変化を与えた。突如として、薬物使用者は軽蔑と刑罰の対象ではなく、理解と援助が必要な存在だという見方が急速に社会に広まっていったのだ。

この兆候は、二〇一四年からすでに見えていた。バーモント州知事ピーター・シュムリンはその年の州政演説すべての時間をヘロイン危機に関する話題に費やした。彼は州全体の大多数を占める白人有権者に対して、アディクションを公衆衛生上の危機であると認識するよう求め、画一的に刑罰を科して無為に勝利宣言をするのではなく、思いやりをもって治療を提供するべきだと主張した。[3] シュムリンの演説は党派を超えて高い支持を集め、二〇一八年には連邦議会においてオピオイド問題に対処することを目的とした数十億ドル規模の超党派法案が可決された（下院決議第六号：H. R. 6）。

刑罰ではなく治療を優先するという、一見すると人道的ともとれる薬物政策への急速な転換は、教室にいた私の生徒たち数人にも、今後はこれまでよりも薬物関連の罪で逮捕される人々がずっと少なくなるのではないか、という希望をもたらしていた。

しかし、教室全体がそのような楽観的な空気で満たされたわけではなかった。ある生徒——ここでは彼のことをマイクと呼ぼう——ははっきりとした口調で、「いや、俺はそうは思わないな」と反論した。「被害者と呼べるのは白人だけで、黒人とヒスパニックはこれからもアディクトとか犯罪者のまま、社会の認識は何も変わらないさ」

数分ほど続いた白熱した議論ののち、生徒たちは私に意見を求めた。彼らは、私がどちらの側に立っているのか興味津々だった。

「もちろん、私は「刑罰よりも治療を」という方針には賛成さ」と私は答えた。しかし、本来の選択肢はそれだけではない。社会的責任をはたしながら薬物使用を続けている人たちを刑罰の対象としないことだって可能だ。現在の法律では、違法薬物の単純所持は初犯であっても最大一年の刑期に処される、と決められている。これに加えて、この罪を犯した者は最低でも一〇〇〇ドルの罰金を払うことも求められるのだ。再犯や密輸、密造が絡むと刑罰はいっそう重くなる。刑罰よりも治療を優先するという方針は、アディクションに苦しむ人たちに手を差し伸べるという意味では、言うまでもなく必要だが、それはあくまでも社会がすべきこととの最低水準でしかない。さらに言うなら、歴史的に見ても、アメリカで暮らすすべての人にこの方針が適用されたことは一度もなく、あくまでごく一部の集団のみに限定されていた。

私は、一九八〇年代後期の「クラック危機」に関する過去の講義を振り返ることにした。やや誇張気味に、「想像してほしい」と私は生徒たちに問いかけた。「当時のアラバマ州知事ジョージ・ウォレスがクラック・コカイン使用を〝公衆衛生上の危機〟なんて言う姿が想像できるだろうか」。一九八〇年代は、たとえ北部のリベラルな州であっても、クラック・コカインを使用していると疑われた人や、売買に関与していた人には、白人黒人問わずばかばかしいくらい厳しい処分が科されていた。ニューヨーク州知事マリオ・クオモは、わずか五〇ドル相当のクラック・コカインの売買で検挙された人に対して終身刑を言いわたす法律を通そうとロビー活動に必死になっていたし、ハーレム地区出身の下院議員チャールス・ランゲルに至っては市からクラック・コカインを一掃するために軍の出動を要請したくらいだ。あのころのクラック・コカインを使用する人やこれを売る人に対する恐怖は、まさに集団ヒステリーと言って差し支えない状態だった。結果的に連邦議会は一九八六年にあの悪名高い反薬物乱用法（またの名を、クラック‐パウダー法）を制定し、一九八八年に改悪される事態にまで発展した。この法律ではクラック・コカインに対する刑罰がパウダーコカイン（粉末状のコカイン）のそれよりも一〇〇倍重たく規定されていた。

当時の世間一般が考える、典型的なクラック・コカイン使用者像は、威圧的な黒人の若者だ。そして、この階層の人々に対する世間の風当たりは非常に厳しく、何ら根拠のないきわめて強烈な侮蔑を彼らに向けることが社会的に許容されていた。しかし、実際にクラックを使用していたのは大半が白人であったし、なおかつ薬物を使用していた人の大半は自身と同じ人種の者から薬物を購入していた。[4] にもかかわらず、一九九二年までのあいだにこのクラック－パウダー法で検挙された者のうち、約九〇パーセントは黒人だったのだ。[5] 彼らは、ごく微量のクラック・コカインを所持していただけで最低でも五年間を刑務所ですごすことを余儀なくされた。一九八八年の改定以降は、初犯者であっても同様の刑に処されていた。薬物規制に関するあらゆる法律を見ても、初犯者に対してここまでの厳罰を科した例は他に存在しない。

社会は決して、クラックを使用する人のなかに白人がいたことを知らなかったわけではない。メディアは、こと白人の使用者にかぎってのみ、困難に苦しむかわいそうな中流白人として同情的に報道していた。白人が使用するときのみ、クラックは社会生活を営む上での困難に対処するためのツールである、と認識されていたのだ。

医療者は、アディクションに苦しむ白人層に対してのみ、治療の有効性を強調していたし、警察機関も明らかに見て見ぬふりをしていた。非難ではなく思いやりを示すよう求めた公共広告も、あくまで中流階級に焦点を当てたものだった。この一連の物語に、あなたもどこかで聞き覚えがないだろうか。

こういった後年の人種差別的な薬物政策は、一九六〇年代のヘロイン危機において生まれた枠組みを引き継いだものだ。当時のメディアで映し出された典型的なヘロイン・アディクト像とは、自身の欲求を満たすために犯罪も厭わない貧乏な黒人だった。この問題に対する当時の社会の応答はきわめて短絡的で、とにかく使用する者を監禁してしまえ、というものだった。一九七三年にニューヨーク州で成立した悪法「ロックフェラー薬物法」はまさにこの理念を実践している。この州法によれば、ヘロインやその他の規制薬物をごくわずかでも所持していた場合、その人物は最低でも一五年から終身刑の刑を科されることになる。ロックフェラー法で検挙されていたのは、やはり九〇パーセント以上が黒人ないしラテン系だったが、彼らのことを、薬物を使用する人を代表する集団だと呼ぶにはあまりに無理があるだろう。[6]

ヘロインを使用する黒人に対する厳罰主義と時を同じくして、メサドン置換療法が広がりを見せていたが、その利益を享受したのはヘロイン使用に苦しむ白人「患者」たちと、ベトナム戦争からの帰還兵だけだった。[7]時のニクソン大統領は、メサドン置換療法を、「ヘロイン・アディクトたちの回復に有効な手段である」と言い、また、「ヘロインのアディクションから回復したいと願う人たちに提供されなければならない」と称賛していた。[8]

当時のメサドン置換療法制度の重大な欠点は、メサドンの処方がクリニックや病院においてのみ許可されていたことだった。つまり、メサドンを入手するために、患者は医療機関を受診する必要がある。この制度上の欠陥は、就労していたり、生活スケジュールに制限があったりする人たちに深刻な弊害をもたらしていた。加えて、メサドンの処方を受けるためにクリニックの外に長い列をなして待たなければならず、必然的に患者に対して、周囲の好奇の目に晒されることになるという屈辱的な体験をもたらしていた。この事態を受けて当時のニューヨーク市長であったジョン・リンゼイは、一九七一年、医療保険に加入している中流階級以上の患者に対しては、個人開業医が積極的にメサドンを処方するよう指示を出した。その結果、貧困に苦しむ人たちだけが地域に残され、以前と変わらず恥辱に耐えながら、クリニックが開くまで長い列に並ぶことを余儀なくされたのだった。[9]

ここまで紹介したエピソードは、アメリカの薬物政策がいかに認知的に柔軟であるかを一貫して示している。ある人には厳罰を、そして別の人には思いやりに満ちた治療を、というダブルスタンダードは、私たちの祖国のお家芸とさえ言えるかもしれない。

人種差別

薬物使用者の人種的特徴によって社会の反応に差があることを、私は以前から認識していた。そして、ある友人との会話から、こういった現状を認識している人たちが決して少なくないことも知った。アビーはすでに退職を迎えた白人で、経済的にも裕福なマリファナ使用者だ。ある晩、私とアビーは二人でディナーをとる約束をした。その地域では嗜好目的での大麻使用が合法化されていなかったが、彼女は目的地に着くや否や大麻を詰めた喫煙具に火をつけ、一服しだしたのだ。彼女があまりに堂々と、そしていとも簡単に彼女の好みの薬物を入手して使用する姿に、私は驚きを隠せなかった。彼女は、もう何年ものあいだ、飛行機などに乗るときでもほぼ日常的に大麻を持ち歩いていると話していた。「そんなこと、怖くてできる気がしないな……捕まったりとか、まったく恐怖はないのかい？」と私が聞くと「カール、私を見てよ。私は白人で、高齢で、しかも裕福よ。誰も私に難癖をつけてきたりなんかするわけがないでしょう？」と彼女は答えた。「確かにその通りだね」としか私は言えなかった。彼女の言う通りだ。彼女はきわめて明快に薬物使用をめぐる白人の特権を説明して見せた。彼女のほうが私よりも特権があり、彼女はその特権を最大限活用していた。そこには何ら問題はないだろう。そもそも、アビーのような人物が自分で使用するだけの量のマリファナを所持していたとして、社会にとって彼女を逮捕することで得られるメリットは何か一つでもあるだろうか。彼女は社会的地位があり、立派な消費者であり、市民であり、地域社会における重要人物だ。

理想を言えば、白人たちが有するこの特権がすべての人に拡大されてほしいと思う。しかしながら、現実はそうではない。特に薬物に関連した法律では。むしろ白人たちが有するこれらの特権は人種差別が形を変えただけにすぎず、差別の対象となる集団がツケを払うことによって成立している。私がここでいう人種差別とは、ある特定の人種にとって不公平となるような人々のふるまいを指しており、その人が悪意を持っているか否かは関係ない。もしも何かしらの行動が特定の人種に対して不公平をもたらすのであれば、それは人種差別としての要件を十分に満たしている。[10]

薬物を使用する人の割合も売買する人の割合も、黒人と白人の間にはほとんど差がない。にもかかわらず、検挙されているのは大半が黒人だ。[11] この状況は単に理不尽なだけでなく、結果的にあたかも街で見かけるすべての黒人が薬物を販売しているかのような偏見を警察組織にもたらしている。

私は仕事の関係でさまざまな国に赴く機会があるが、税関を通るときに薬物所持を疑われてしまうのではないか、と落ち着かない気持ちになることが少なくない。トロント空港でのある経験を話そう。私は税関で止められ、追加の質問をしたいからと別室に誘導された。入国の目的などを聞かれ、私はサンダーベイで講演を予定していることを説明した。しかし、職員はどうもこの説明に納得できなかったらしく、追加の質問に加え、パソコンの中身を検閲する事態にまで発展した。永遠に待たされているように感じた私は、しびれを切らして、「お願いだからみてください。私は科学者であり、大学教授であり、作家です。ほら、これが私の著書です」と説得を試みた。眼前の税関職員は、にわかに信じがたいといった表情で私を見下ろし、「ただ本を書いてるからって、あなたが薬物の売人じゃないという証明にはならないでしょう」と言い、検査の手を緩めなかった。どれだけ正直かつ丁寧に自分の背景を説明しても意味はなく、黒人である私が違法薬物の売人であると疑われるためには、ただ飛行機に乗って外国に行こうとするだけで十分らしかった。

この税関職員が人種差別的な思想を持った人物かはわからない。多くの人が否定するように、おそらく彼女も決して自分の行動が人種差別であるとは思っていないだろう。しかし、私が日々経験するこういったできごとは、人種差別とはいったい何なのか、私に大きな疑問を投げかけている。

自身のことを差別主義者だと公言して憚らない人たちであれば、判断に困ることはない。けれども、一部の白人至上主義者以外にそんなことを自称するほど間抜けな人がどれほどいるだろうか。

では、自覚がないまま人種差別に加担している人たちはどうだろう。警察官はただ自分たちの仕事をしていただけだろうか。それとも、クラック－パウダー法に賛同した議員たちは人種差別的な思想によって賛成票を投じたのだろうか。この人たちは差別主義者だろうか。この質問に対する答えは、彼らが自分の行動が人種差別であると指摘された際にどのように行動するか観察することで明らかにすることができる。黒人に偏って検挙した警察官や、クラック－パウダー法に賛成票を投じた議員が、自分たちの行動が人種差別であると指摘された際、もしも自分たちの行動を見直すことができるのであれば、その人たちを人種差別主義者だと糾弾することはまちがいだろう。誰もがまちがいを犯す可能性がある。他方で、もしもこういった指摘にもかかわらず、みずからの行動を改めようとしないのであれば、彼らは人種差別主義者だと言わざるを得ない。

重要なことは、彼らの行動の背後にある思想信条を邪推するのではなく、彼らの行動にあくまで焦点を置くことだ。他人がどういった思想を持っているのか、正解をみつけようとすることに何ら意味はない。その人の心のうちに秘められた本当の想いなど、わかりようもないからだ。

同様に、人種差別について考えるときに、その人が気づいていない偏見があるかどうかを議論することにはほとんど意味がないし、そういった偏見の有無と、その人が実際に人種差別的な行動をとるかどうか、といったことにもほとんど関係がない。たとえその人のなかに意図しない偏見があったとしても、その人が必ずしもその偏見にもとづいて人種差別的な行動をとるわけではない。逆もまた然りで、その人が人種差別的な行動をとるからといって、その人のなかにそういった偏見が必ず存在するとはかぎらない。人々の行動ではなく無意識の偏見に焦点をあてて議論を繰り広げようとしても議論の本質が見えてくることなどなく、薬物に対する捜査機関の現実の差別的なふるまいに代表される、明らかな人種差別的な行為に歯止めをかけることなどできない。

そもそも、どうして一部の薬物だけが違法なのか？

作家ジェームズ・ボールドウィンが全米記者クラブのランチョンで特別講演を行ったのは一九八六年一二月一〇日のことだ。わずか四〇日前には反薬物乱用法が制定されたばかりだった。ボールドウィンは講演のなかでこの新法についても言及している。彼は、この法律が明らかな悪法であると糾弾し、人種差別を拡大させ、貧困に苦しむ人たちをさらに苦しめる結果しかもたらさないと強調した。同時に彼は、黒人政治家たちに仲間のために立ち上がり、薬物の合法化を求めるよう活動すべきだと主張した。法が成立したとき、二〇人の黒人議員のうち一六人がこの悪法に賛成票を投じていた[12]。

当時の私はというと、イギリスのグロスタシャーにあるフェアフォード空軍基地で、駐留米空軍の一員として勤務していた。基地の警察隊に所属していたが、別に私は警察になりたかったわけでも、かつて警察官だったわけでもない。一九八六年四月一四日、わが国はリビア系勢力による同胞アメリカ兵および市民に対するテロ行為の報復としてリビアを空爆した。空中で爆撃機に給油するための輸送機ＫＣ－１３５は私たちが所属する基地から飛び立っており、基地は完全に厳戒態勢に入っていた。

　希望に反して、私は基地の警備強化を目的とした追加の警備要員に任命された。長い日は一日一六時間、M16ライフルを装備して基地の中をひたすら巡回することもあった。この任務は本当に嫌で仕方なかったが、私は上官の命令に従うと宣言し、アメリカ合衆国憲法を国内外のあらゆる敵から守り抜くことを誓っていたので、任務をやり遂げた。別に、熱心な愛国主義者を自称するつもりはない。ただ、自分が正しいと思ったことをしていただけだ。それは人を殺さないことであったり、はたまた嘘をつかないことであったり、そして違法薬物を使用しないこととまったく同じ話で、ただ自分が正しいと思ったことを実践していただけだ。ただそれだけの、実に単純な話だ。

　そんな私にはボールドウィンの考えが理解できなかった。明らかにまちがっている。疑いのまなざしを向けつつも、私はボールドウィンの講演に熱心に耳を傾けた。この悪法によって、警察は待っていたと言わんばかりに黒人ばかりを選んで逮捕するようになる、そんなことは許容してはいけないというのがボールドウィンの主張だった。「彼は何を言っているんだ」。私は内心で、「そんなの、ただ薬物を売ったり使ったりしなければいいだけの話じゃないか」と反論していた。当時の私はすでに、単に肌の色が黒いからという理由で何度も警察に呼び止められていたにもかかわらず、その事実は私の頭からすっかり消え去っていた。特定のコミュニティが警察によって明らかに過剰かつ不公平な扱いを受けているのだ、という事実に気づくには、当時の私はあまりにも未熟すぎた。

　薬物やその合法化に対する冷静で非審判的なボールドウィンの態度は、社会の主流派の考えからは明らかに異なっていた。公共広告を通して、全米各地で有名人が薬物の危険性を訴えかけていた時代に、薬物を使用することに対して厳しい態度を示さないという彼の立ちふるまいはきわめて奇怪で、私の頭を混乱させた。

「クラック・コカインを吸うのは、銃を咥えみずから引き金を引くようなものだ」といった、恐怖に満ちた公共広告が強く記憶に刻まれていた私の頭には、「ボールドウィンの主張は、私が育ったような貧困に苦しむ地域に薬物を蔓延させ、さらなる混沌をもたらしてしまわないだろうか」という不安がよぎっていた。

ボールドウィンの薬物に対する考えはあまりに無責任だ。彼は、かねてより私が尊敬してきた数少ない思想家であった。それだけに彼の薬物に対する見解に、私は戸惑い、そして愕然とした。日々生活するなかでクソがつくほど不愉快な経験をしたことがあっても、私がアメリカという国に敵意を抱かずにいることができたのは、まさに彼の言葉のおかげだったのに。「私が何度も白人を殺したいと思ったことを、神はもちろん知っているだろう。それでも、私は白人を嫌いになったことは一度もない」[13]という彼の言葉は、まさに私の思想を正確に反映している。

彼が行った他の主張同様、薬物に対するボールドウィンの主張に、今でこそ私は全面的に同意できる。彼の予見した通り、クラック‐パウダー法が人種差別的な逮捕・訴追・刑罰を格段にエスカレートさせたのは事実だ。この忌まわしき差別的な政策は、今日まで脈々と引き継がれている。私のまわりの友人や近親者にもこの法律によって訴追され、人生の一部を刑務所ですごすことを余儀なくされた人が多くいたにもかかわらず、この法律の不正義に気づいたのは一〇年以上の月日が経った後だった。

時を経て、クラック‐パウダー法に対する違和感が少しずつ輪郭を帯びるにつれ、薬物とその規制のありようそのものについて振り返る機会も増えていった。情けない話だが、少なくとも一部の黒人コミュニティを壊滅させたのは薬物に他ならないと、かつての私は信じて疑わなかった。その当時、私はよく、白人の同僚たちが主催するイベントやパーティーに招待されたものだった。これらの社交場の舞台は白人が居住する地域だったが、ほぼ例外なく、交流を促進する目的で、合法／非合法を問わずさまざまな精神作用物質が提供されていた。彼らのコミュニティでも、薬物を入手する機会はどこにでもあった。それにもかかわらず、これらの薬物によって白人たちのコミュニティは何ら被害を受けておらず、白人たちが何ら社会的困難に陥ることはなかった。ここで私が言及している白人たちとは、私が知るなかでももっとも社会的に信用され、私が尊敬している人たちのことだ。彼らは科学者であり、政治家であり、教育者であり、社会活動家であり、起業家であり、芸術家であり、メディア関係者であり、その他著名な人たちだ。彼らはあなたの子どもであり、きょうだいであり、親である。私も、そしてあなたも、薬物使用者なのだ。そして、ほぼすべての人たちはそのことを公言しようとはしない。

アメリカ独立宣言

そういうわけで、軍での勤務は、私の薬物に対する未熟な視点を修正する役にはまったく立たなかった。しかし、私たちの祖国アメリカを形作った三つの重要な文書——アメリカ独立宣言、合衆国憲法、そして権利章典——を深く学び、これに畏敬の念を抱くことにつながったという意味では、入隊には大きな意義があったと思う。

三つの文章のなかでも、私はアメリカ独立宣言にもっとも深い敬意を抱いている。法律ではないが、独立宣言はアメリカ合衆国民主主義の礎となった文書だ。独立宣言は、すべての国民に「生命」「自由」「幸福追求」という三つの不可侵の権利を保障している。すべての人には、それが他人の権利を侵害しないかぎりにおいて、その人がふさわしいと考える人生を営む権利が保障されている。そして、政府が存在する理由とは、「この権利を守ること」であり、制限することではない、とも明言されている。

二五年あまりものあいだ、私は薬物が脳や気分、行動にどのような影響を与えるか研究を続けてきた。また、薬物政策に関する執筆も多数こなしてきた。私がこの事実にたどり着くまでには非常に長い時間を要したが、アメリカの薬物政策は独立宣言の理念と明らかに矛盾している。独立宣言に従えば、人々には薬物を使用する権利が保障されているはずだ。多くの人たちは、自身の〝幸福の追求のために〟精神作用物質を使用しており、政府はこれを保障しなければならない立場にある。そうであるならば、どうして政府は年間一〇〇万人ものアメリカ国民を違法薬物の所持で検挙しているのだろうか。なぜ大多数の薬物使用者はみずからの薬物使用を公言しないのだろうか。この惨状は、明らかに独立宣言の精神に反していないだろうか。

薬物をめぐる現在のアメリカの規制状況はまた、アメリカ史における過去の薬物との関係からも大きく逸脱している。この国の建国当初から二〇世紀初頭まで、アメリカ人は自身が好む精神作用物質を自由に使用する生活を続けてきた。アルコール、コカイン、オピオイド、そのほかさまざまな精神作用物質を含有する市販薬がどこでも入手可能であった。気分を改善させるための治療薬の成分としてアヘン（Opium）が使用されていたし、コカ・コーラをはじめとした炭酸飲料ではコカインが主要な材料のひとつだった。[14]

誇りあるアメリカ人にとって、薬物を使用して意識を変えたり気分を改善したりすることは、何ら隠すべき行動ではなかった。独立宣言を起案したトーマス・ジェファーソンもまた、熱心な薬物使用者の一人だ。彼は意識変容効果や医療的効果の高さからアヘン系の薬物を特に長年好んで使用していた。[15]コカインを使用していた歴史上もっとも有名な人物と言えば、ジークムント・フロイトが挙げられるだろう。彼は気分を変えたり、活力を得たりするためにコカインを好んで使用していた。彼らだけではない。多くの一般市民が何ら恥じることなく、コカインやオピオイドを使用してきた。オピオイドをもっとも使用していたのは、中年の白人女性たちだった。彼女たちは地元の薬局でアヘンやモルヒネを購入し、ほとんど問題なく日常的に使用していた。[16] しかし、薬物使用を大人のたしなみと考える文化は次第に変化していった。

南北戦争のあと、鉄道建設のために多くの中国人がアメリカに運ばれてきた。そして、彼らとともにアヘンを喫煙する文化がアメリカに持ち込まれた。当時の中国ではアヘンは規制されておらず、自由に入手・使用することができた。中国人によって取り仕切られていたアヘン窟（販売・喫煙施設）は、アメリカで白人のあいだに急速に広まっていったが、これは次第に人種間の衝突へと発展していったのだ。メディアは、善良なアメリカの若者の多くがアヘン窟で堕落させられている、といったセンセーショナルな報道をくりかえすようになっていった。一八八二年のある報道が象徴的だ。「アヘンの喫煙が急速に進展している……多くの若い男女、アメリカの誇りある家族の一員が喫煙所に導かれ、道徳的その他さまざまな面で堕落させられている[17]」と。

こんな話もある。黒人の日雇い労働者をはじめとした肉体労働者は、白人から要求される労働をこなすためであればコカインの使用は推奨されていた。しかし、白人たちが、黒人も白人と同様に多幸感や自信をつける、といった娯楽的な目的でコカインを使用しているのだと気づくと、状況は一変した。黒人のコカイン使用は、社会のマジョリティである白人の、黒人に対する恐怖心をあおるために利用されはじめた。黒人によるコカイン使用と凶悪犯罪とを過剰なほど結びつける数々の報道がくりかえされた。当時もっとも広まっていた迷信によれば、コカインの使用によって黒人は殺人衝動が高まり、射撃能力が格段に高まると言われていた。当時のもっともばかばかしい記事では、コカインを使用した黒人は一般に普及している三二口径の拳銃では傷を負わせることができなくなるといったものさえあり、しかもこれが人々に信じられていたのだ。この報道に続いて、南部州の一部の地域ではコカインによって超人化した黒人に対抗するため、警察官が所持する銃を三八口径に大型化するよう促される事態にまで発展している。[18]

社会的な差別を受ける人たちに薬物使用が拡大していくにつれ、オピオイドやコカインの入手方法を制限し、処方を受ける必要があるよう法改正を行う州が増加していった。わかりやすく言えば、医療にアクセスすることのできる裕福な白人たちは以前と変わらず、法を犯すことなくみずからが望む薬物を入手することができたが、それ以外の人たちは薬物を入手する権利が著しく制限されることになった。

州単位の自治が大勢であった当時にしてはめずらしく、連邦政府も薬物規制に関与した。一九一四年に連邦議会はハリソン麻薬法の制定を議論していた。この法案は国家による薬物規制の始まりであり、アヘンやコカ由来製品の製造・輸入・販売に課税し、規制しようと試みたものである。同法の支持者らは、アヘン貿易に対する国家的な関与の意思を示すことで、中国との緊張した貿易関係の改善を目論んでいた。一方で、南部を中心とした一部の州は、この法案を州の権利を制限するものであるとして反対し、同法の議会通過を阻んでいた。

法の成立を目指す連邦政府にとって、当時あらゆるメディアに広まりつつあった「コカインによって凶悪化した黒人悪魔たち」の噂は好都合だった。連邦議会に参考人として出廷した「専門家」たちは、「南部州における白人女性に対する攻撃のほとんどは黒人の脳がコカインに侵されたことが原因だ」と口々に証言した。これは非常に効果的だった。南部州における黒人に対する恐怖心は、ハリソン麻薬法の連邦議会通過に一役買ったのだ。

一つ言っておかなければならないのは、他の多くの州法と同じく、ハリソン麻薬法はオピオイドやコカインを明確に禁止薬物に指定していたわけではない、ということだ。社会的信用があり裕福な人たちは変わらず自分が望む薬物を入手することができた。しかし、ハリソン麻薬法によって、持たざる者に対する厳罰主義は急速な広がりを見せていった。同法は、一九一九年に飲酒を禁止したアメリカ合衆国憲法修正第一八条

（いわゆる禁酒法）制定の礎となっただけでなく、その後のわが国における薬物政策全般に多大な影響を及ぼした。私たちが覚えておくべきは、ハリソン麻薬法成立当時に行われた、特定の人種と薬物使用を結びつけるロジックは消え去ったわけではなく、その後何十年にもわたって脈々と受け継がれ、進化していった、ということである。『リーファー・マッドネス』*やクラック・ベビー**は、こういった差別的な議論が生み出した数ある過ちの一つにすぎない。

今日のアメリカにおけるオピオイド

今日のアメリカにおけるオピオイドに対するセンセーショナルな報道は、特定の集団の地位を貶めその存在を無視しようとする私たちの社会の悪しき伝統を引き継いでいるように思えてならない。年を追うごとに薬物を規制する法律はどんどん厳しくなっていき、市民の自由が巻き添えになり、私たちの権利が際限なく制限されてしまっているのだ。

過去の「薬物危機」と同様に、オピオイドの問題において真に憂慮すべきなのはオピオイドではない。本来、私たちが注目しなければならないのは、文化・社会・環境的要因——人種差別、厳罰主義的な薬物関連法、社会や犯罪や苦しみをもたらしている本当の原因から目をそらし、すべてを薬物問題へと矮小化して煙

* 訳注：一九三六年に制作された、大麻使用によって高校生たちが凶悪犯罪に走る様子を描いた有名な低俗映画。
** 訳注：一九七〇年代に広まった、妊娠中のクラック・コカイン使用によって子どもにさまざまな障害が生じるという仮説。後年の研究より、妊婦のコカイン使用が胎児に特定の障害をもたらす科学的なエビデンスはなく、またクラック・コカインとパウダー・コカインの間にも明確な違いがないことが示された。

に巻こうとする社会の動き——だ。本書を通して読者は、オピオイドに、危険性や依存性という点で他の薬物と比べて、特に警戒すべき薬理学的特徴があるわけではない、と知ることになるはずだ。人々は何世紀にもわたってオピオイドを安全に使用してきた。そしてまちがいなく、現在のオピオイドに対する報道のブームが落ち着いた後も、人々はオピオイドを使い続ける。それは、この薬物が有用だからだ。

確かに、致死的な過剰服薬が現実として考慮すべき問題であることは事実だ。しかし、オピオイド中毒死のリスクは現在の社会であまりに誇張されすぎている。特定のオピオイドを過剰に摂取することによって死亡する危険性はある。しかし、オピオイド関連死の中で、単一のオピオイドの過剰摂取によって亡くなった人の割合は、数千人と推計される死者の四分の一程度にすぎず、オピオイド以外の意図しない成分の混入やオピオイド以外のダウナー系薬物（たとえばアルコール、鎮痛薬、抗不安薬など）の同時摂取が原因であることがめずらしくない[19]。人々はオピオイドによって死んでいるのではなく、正しい知識が提供されないことによって死んでいるのだ。

オピオイドに対するアディクションもまた、社会のなかであまりに誇張されすぎている。私たちは、意図的に切り抜かれた、不運にもアディクションを呈してしまった白人のオピオイド・アディクトに対する同情的な物語にあまりに浸りすぎてしまった。しかし、現実はちがう。ヘロイン使用者の中でアディクションを呈するのは全使用者の三分の一以下であり、処方されるオピオイド薬に至っては使用者の一割に満たない[20]。名作家であり元薬物使用者でもあるスティーブン・キングがかつて「ヘロインを克服するなんて、自分の幼少期を克服することに比べたら子どもの遊びみたいなものだ[21]」と言ったのは、これ以上ないほど正鵠を射た発言だろう。

メディアにおけるオピオイドの取り上げ方はばかばかしいくらいでたらめだらけだが、彼らの報道は本当に容赦がない。科学的に正確な情報はほぼまったくないと言っていいほど報道されず、代わりに提示されるのは、白人たちがこの悲劇の被害者であり、ヘロイン・フェンタニル・オキシコドン・その他のオピオイドといった「悪魔のドラッグ」がすべての元凶であるかのような扇情的な物語ばかりだ。ごくまれに薬物そのものを責めないことがあっても、道徳観の欠如した医師か、白人以外の悪意ある売人か、はたまた「ビッグ・ファーマ（巨大製薬会社）」こそが白人たちが苦しむ元凶であるかのように報じられるのが、関の山だろう。

社会とのつながりを断った世捨て人でないかぎり、政治家、警察を含むすべての人がこのメッセージを信じている。そして特に、オピオイドこそが彼らを苦しめている元凶である、と信じて疑わない政治家たちがいる州では、オピオイドのアディクションに対する治療に多く予算が割かれるようになった。今日では警察でさえ刑罰よりも支援を推奨するようになり、逮捕者を治療機関につなげようという動きが生じている。

すべての薬物使用者を治療につなげようという考えは、一見するととても人道的な変化であるように見える。しかし、これはあくまで全体像のごく一部でしかない。事実、いくつかの州ではオピオイドに関連した刑罰を厳罰化する法改正が行われている。オピオイド使用によって誰かが中毒死に至った場合、その薬物を販売した者や譲渡した友人・知人に対して殺人罪と同等の刑罰を科すことを検討している州もある。[22]また、連邦法のレベルでは、ヘロインやフェンタニルを譲渡し、その人物が死に至るか深刻な傷害を負った場合、最低でも懲役二〇年という法定刑を科すことが決定されている。

すっかり社会に浸透している、「ある者には思いやりを」「それ以外の者には厳しさを」というダブルスタンダードに私は、何度も遭遇しても慣れることができず、その都度、驚かずにはいられない。著名なジャーナリストであるマルコム・グラッドウェルでさえもが、オピオイド問題に対してまったく同じ罠にはまっている。事実、彼はニューヨーカー誌に、「違法なオピオイドを製造・販売する者は刑務所に送られるべきであり、オピオイドを使用する人たちには治療を提供しなければいけない」と寄稿している。[23] グラッドウェルもまた、「売人は悪い奴で、使用者はいい人」というきわめて単純化された二分法の罠にはまってしまっている。アルコールはどうだろうか。グラッドウェルは、飲酒する人はすべからく治療を受けるべきと考えているのだろうか。ごくたまにマリファナを吸うだけの人たちもまた、同様に治療を受けたほうがよいのだろうか。

現実的に何が起きているのか考えてみると、この「オピオイドにもっと厳しい態度で臨む」という政策は、違法なオピオイド販売者の大半は黒人かラテン系であるはずだという偏見によってさらに加速させられている側面が少なからずある。メーン州元知事ポール・ルパージュの、二〇一六年の地域住民との対話会での発言を例に考えてみよう。元知事は、自身が敵視しているのは薬物を使用しているメーン州の住民たちではないと強調した。念のため述べておくと、メーン州は全米でも屈指の白人が多い州だ。彼の怒りの矛先は州外からやってくる薬物の売人に向けられた。「ディーなんちゃらだとか、スムージー、シフティーだとか名乗ってコネチカットやニューヨークからやってくる連中。奴らがここでヘロインを売って、帰っていくんだ」とルパージュは言った。さらに彼は、「薬を売った道すがら、奴らは若い白人女性を妊娠させて去っていく」とつけ加えたのだ。[24]

信じられないかもしれないが、これが二一世紀のアメリカの実情だ。本当にふざけているとしか言いようがない。

現代では、たとえルパージュのような差別的な思想を有していたとしても、多くのアメリカ人は公共の場でこういった発言をするほどばかではない。それでも、人種的な偏執と白人女性を明らかに見下しているルパージュの発言は、一世紀以上前に行われていた脅しの手法と恐ろしいほど酷似しているだけでなく、今日も薬物政策や規制当局の法執行に大きな影響を与えているのだ。連邦政府が近年発表したあるデータがこれを裏づけている。実際のヘロイン密売者は白人が多くを占めるにもかかわらず、ヘロイン密売で検挙された者のうち八〇パーセントは黒人もしくはラテン系だった[25]。

薬物で頭がおかしくなった黒人から身を挺して白人女性を守る警官などの白人公務員の物語は、この国の生誕と同じくらい古くから語り継がれている。それぞれの時代で語り継がれる物語のちがいと言えば、対象となる薬物がその時代に沿ったものに変わるくらいだ。しかし、この物語の背後には数えきれないほどの黒人たちの死体が積みあがっていることを忘れてはならない。かつてボールドウィンが驚くほど正確に指摘したように、「私たちの社会の伝説は虐殺の上になりたっている[26]」と言わざるを得ないだろう。

さて、シンシン刑務所の教室での議論に戻ろう。公共が恐怖に支配されたとき、たとえその恐怖が明らかにでっち上げられたものだとしても、政府は私たちの基本的な自由を制限することによってこれに対処しようとするのだと、私は生徒たちに念押しした。9・11と愛国者法がその代表だ。もちろん、私権の制限に際しては、必ず「やむにやまれず」という言い訳が付される。それが言論の自由を統制することであっても、銃の所持を禁止することであっても、ヘロイン使用を違法化することであっても変わらない。そして、そうやって人々の恐怖を煽り、さまざまな規制をもたらすことで莫大な利益を上げている人たちがいる、という事実に対しても、私たちは見て見ぬふりをすべきでない。新聞からドキュメンタリー映画まで、オピオイド危機は彼らにとって格好の題材になるし、違反者がいなければ、薬物使用を取り締まる者たちは雇用を失う危機に直面する。

もしも私たちが積極的かつ粘り強く政府による私権の制限に抗議し続けなければ、アメリカをアメリカたらしめている崇高な理念は、どんどん浸食されてしまうだろう。自分たちの権利のために戦うのは個々の責務であると、私は生徒たちにくりかえした。戦わなければ、まちがいなく失ってしまう。

唐突に聞こえてきた、刑務官が分厚いガラスを乱暴に叩く音が授業の終わりのチャイム代わりだった。生徒たちは、てきぱきと受刑者に戻るための準備をしていた。金曜日の夜、帰宅するための片づけをしながら、私はいつも重苦しい気持ちになる。数百万人のアメリカ人を塀の向こう側に幽閉し続けている現状は、あまりにも残酷すぎる。

刑務所からメトロ・ノース鉄道のオシニング駅に向かう一五分の音のない道のりを、私は先週と同じ疑問を考えながら歩いていた。刑務所というおよそ自由からもっとも遠い場所ですごすことを余儀なくされ、しかもあの場所が終の棲家となる者が数多くいるのに、塀の向こう側に閉じ込められた私の生徒たちに崇高な理想を語るなどというのは、残酷なことでしかないのだろうか。たとえ刑務所のなかであっても外であっても、どうあがいても彼らが絶対に得ることのできない世界の話をする、という私の行いは、無慈悲ではないだろうか。私は、貧困や困難に苦しむ人たちから搾取する冷徹な司法制度の共犯者にすぎない、とは言えないだろうか。私は、これまで出会ってきたさまざまなボランティアたちと同じように、ただ自分が地域に貢献した気になって自己満足に浸る、どこにでもいるリベラル主義者でしかないのだろうか。

帰路の電車は、深夜のパーティーのために市内中心部に向かう、アルコールの影響下にある若者たちによってお祭りムードになっていた。なかには、私にアルコールを勧めてくれた人もいた。「それでこそ誇りあるアメリカ人だ」と私は返し、「ありがとう。だけど、残念ながらアルコールは私の好みの薬物ではないんだ」とつけ加えた。こうしたやりとりのあいだも、生徒たちとのその日のディスカッションは私の頭のなかをぐるぐると回り続けていた。いつものように、この考えは数日のあいだ私の頭から離れず、結果的に夜の眠りを妨げ、気持ちを憂鬱にさせるだろう。ヘロインのようなオピオイドは、こういった苦悩を軽減してくれるにちがいない。さらに、ヘロインの場合には幸福感というおまけつきだ。私の目の前で楽しそうにアルコールを嗜んでいる乗客たちを見ていて、どうして、私は彼らのようにオピオイドを自由に満喫することができないのだろうかと悔しかった。何の根拠もなく、人々が幸福を追求しようとするのを制限するのは明らかにまちがっているし、どう考えてもアメリカの精神にそぐわない。

第２章　いつまで隠れているのか
——子どものようにふるまうのは終わりにすべきだ

私たち自身に関わる事柄についてみずから声を上げないのであれば、その瞬間から私たちの人生は終わりを迎えるだろう。

——マーティン・ルーサー・キングJr.

私はビクビクしながら結腸内視鏡検査を待っていた。病院の消毒室のベッドに腰かけて検査を待つ時間はまるで永遠のように感じられた。ペラペラの検査着に着替えさせられて検査を待っている様子は、五〇歳になる成人男性を子どものように見せていた。

二〇一七年七月、私は二年目の任期を迎えていた大学の研究科長の職務とこの検査、どちらのほうが快適なのかと考えていた。

「何か薬にアレルギーはありますか？」

「いや、特にはないと思うよ」。私は自分の不安を隠そうと、できるだけ軽い感じで返答した。

「糖尿病は？　高血圧は？」。褐色の肌をした若い看護師は、淡々とチェックリストを読み上げた。「何か薬を飲んでいますか？　飲酒はどうですか？　喫煙しますか？」

それまで私は機械的に、「いいえ」とくりかえしていたが、最後の質問には悩んだ。「ちょっと待った。喫煙っていうのは具体的に何のこと？　もちろんタバコは吸わないけど」
「タバコ以外には何かありますか？」
「そうだね。大麻だったら、時々吸うかな」という私の返答に、看護師は驚く様子もなかった。おそらく私がドレッドヘアで、こういった髪型の人たちはみんな大麻が大好きだ、と信じている人が多いせいだろうか。あるいは、私が住んでいるニューヨーク州のように、特定の医学的症状の緩和目的に大麻を使用することが認められている州が増えてきているせいだろうか。さらにあるいは、残念なことに私が住んでいるニューヨーク州は含まれないものの、複数の州において嗜好目的でこの精神作用物質を購入し使用することが認められるようになったからだろうか。換言するなら、いくつかの州政府における、大麻に関するこうした取り組みは、一部の大人たちが自身の大麻使用を公言することに伴うリスクを低減し、むしろ大麻を使用するのはお洒落なことだという認識さえ醸成しつつある。

目の前の医療従事者からの質問に答えるあいだ、私は自分の薬物使用の状況をすべて公にすべきか判断に迫られていた。私に薬物使用経験があるからといって、この後行われる内視鏡検査に何ら影響を及ぼすことがないことは、深く考えなくともすぐにわかる話だ。だが、もうひとつ考慮すべきことがある。この状況で自分の薬物使用について洗いざらい公にしてしまうと、私はネグレクトの嫌疑をかけられ、児童福祉局によって執拗な調査に晒される、という危険性も考慮しなければならない。わが家の末子マラカイは当時一六歳だったが、彼は十分な養育を受けていて、健康で幸せな生活をしており、学校でも充実した生活を送っている。しかし、児童福祉局はそんなことはまったく考慮せず、薬物使用も貧困も同じ「ネグレクト」という枠組みでしか認識しないだろう。

二〇〇九年以降私は、尿検査によって大麻の陽性反応が確認された親や、自ら大麻使用を認めたために親権停止となった親を被告人とする児童福祉局の裁判に、何度となく専門家として証人出廷していた。これだけは言っておきたいが、マリファナやその他の薬物を使用したからと言って、ただそれだけの理由でその人が親としての責務をはたせなくなったりはしない。さらにつけ加えるなら、尿検査で陽性反応が出たからといって、それをもってその人が現在薬物の影響下にあることの証明にはならないし、ましてや正常に行動できるか否かを判断する材料ともなりえない。それはまるで、「あなたの自宅にビールの空き瓶があるのを見つけました。だから、あなたは親として不適格です」と言っているようなものだ。

自分の薬物使用についてどこまで開示すべきか、私の頭のなかではいろいろな考えがめぐっていた。「クソ、もし話をしようものなら、薬物そのものの影響じゃなく、児童福祉局のせいで自分だけじゃなく子どもも危険に晒されることになるかもしれない」。この心ない組織によって一家離散に追い込まれた家族を、私はこれまでも数多く見てきた。そして、ひとたび児童福祉局の介入を受けてしまうと、彼らを自分たちの生活から排除するのは非常に難しくなる。まるで、フェイスブックやツイッター、インスタグラムで何度もブロックし、電話番号を変えても、なおも執拗に迫ってくる、困ったストーカーのようなものだ。

ある典型的な家庭では、母親と新生児の体内から大麻成分が検出されたことで、母親は五人の子どもたちの親権を一時的に親族に明けわたすことを余儀なくされた。新生児は別に未熟児だったわけでも、低体重だったわけでもなければ、離脱症状も経験していなかったし、ましてや母親の薬物使用の結果何か特別なケアを必要とする状態でもなかった。あらゆる客観的証拠は、五人の子どもたちは母親のもとで充実した生活を送っていることを示していた。そのことは火を見るより明らかであったにもかかわらず、児童福祉局はネグレクトの申し立てを行い、もしも判事がこれを認めようものなら、彼女は永久に子どもたちの親権をはく奪される危機に瀕していた。

彼女の法廷での戦いはその後二年間にわたって続き、彼女は愛する赤子の成長を見守る傍らで、つねに裁判の結果を心配する生活を強いられた。児童福祉局は事前の予告もなく何度も家庭訪問に訪れ、子どもたちに聞き取りをしていった。子どもたちは、一番上は一六歳から、下は新生児だった。二五歳そこそこの未熟なソーシャルワーカーによって、自分の子どもたちが自分の目の届かないところでどんな質問をされているか、想像してみてほしい。児童福祉局は子どもたちを内通者に仕立て上げ、自分の母親が過去に大麻を使用していなかったか情報を漏らすようせまっていた。しかし、子どもたちは口を割らなかった。彼女が養育していた五人の子どもたちのうち、何らかの障害を負っていたり、緊急に憂慮すべき状況にあったりする者など誰一人いなかった。

幸いにも、家庭裁判所の判事はあらゆる証拠を考慮し、児童福祉局による申し立てを棄却した。長い悪夢を経て、家族はようやくまた同じ屋根の下で生活できるようになった。この決定に、私は安堵とともに、強い衝撃を受けたのを覚えている。

自分の薬物使用を開示すべきか悩んでいたとき、ちょうど私は、彼女や、彼女と同様の数々のエピソードを思い出していた。他方で私が、不誠実でいることにこれ以上ないほど辟易していたのも事実だ。あたかもマリファナが、ヘロインなど他の薬物と生物学的に見てまったく別種の薬物であると認識しているかのようにふるまうのは、私にはもう限界だった。どうして、大麻を使用していると認めるのはよくて、ヘロインはダメなのだろうか。その理由に、もちろん私は気づいていた。多くの人たちは、大麻は無害なただの草であり、ヘロインは際立って危険なドラッグであると信じ込まされているからだ。これは本当にもどかしい。二〇一八年初頭の演説で、バーニー・サンダース上院議員は、「マリファナとヘロインを同一に考えるべきではない。マリファナについて真剣に研究をした人であれば、誰もマリファナをヘロインと同じスケジュール

Iに分類するのが適切だとは考えるわけがない」と述べたことが思い出される。[1]
サンダースはとてもフェアで、善意に満ちた人物のように思える。しかし、彼の薬物に対する指摘は不見識だと言わざるを得ない。その根拠を示そう。どんな薬物であっても、その薬物が脳に影響を及ぼすためには、脳のなかのその薬物に対応した構造と結合する必要がある。この構造は「受容体」と呼ばれており、私たちすべての人間の体内に生来より存在している。受容体はそれぞれが特定の物質とのみ結合するよう設計されており、脳のなかには、その受容体に対応する神経伝達物質を創り出すメカニズムも備わっているのだ。すなわち、私たちの脳には、ヘロインやTHC*に類似した化学物質に対応する受容体が生まれつき備わっていることになる。

ここまでの説明を聞いて、あなたはこう思うかもしれない。「どうして私たちの脳にヘロインやマリファナみたいな物質が存在しているのか？」と。ヘロインはオピオイドと呼ばれる化学物質の一群に属しており、私たちの身体にとって欠かすことができない無数の役割をはたしている。痛みの低減、下痢症状の緩和、眠気の誘発はその一つにすぎない。この化学物質がいかに私たちの生存に欠かすことができないものか、人間に対するその価値を認識するのは何ら難しいことではない。マリファナの類似物質も同様に、食欲のコントロールや身体の動きの調整をはじめとした重要な心身機能に関わっている。

これらの化学物質、より厳密に言うならば私たちの体内で作られる類似化合物は私たち人類の生存に欠かすことができないものだ。当然のことながら、ヘロインやマリファナといった特定の物質が他の物質よりも危険だということもない。たとえば、ヘロインはマリファナに比べると呼吸を抑制する作用が強いのは事実

＊　訳注：大麻の主要な精神作用成分。

だろう。しかし、だからといってヘロインがマリファナよりも凶悪だと結論づけるのはまちがいだ。マリファナの喫煙によって一時的な精神病症状が生じたり、不快な知覚変化が生じたりする危険性は、たとえどのような摂取方法だったとしても、ヘロインを使用した場合よりもはるかに高い。また、保健的資源のかぎられた国で生活している人にとってはもっとも致死的な病気の一つ、赤痢で苦しんでいる人がいたら、ヘロインは明らかにその人の命を救う薬になるだろう。何が言いたいかわかってもらえるだろうか。すべての薬物にはよい効果と悪い効果がある。もしもあなたのまわりに、あたかもマリファナが本質的・道徳的にヘロインなど他の薬物よりも優れていると主張する人がいたら、その人は明らかに無知と言わざるを得ない、ということだ。このような不見識は得てして、いわゆる「ハードドラッグ」と呼ばれるヘロインなどの薬物に対するスティグマを生み出し、人々にマリファナ以外のこれらの薬物の使用経験を開示させることをためらわせる力動を生み出してしまう。

過去五年のあいだ私は、自分の薬物使用について嘘をつかなければならない生活に、拭い去ることのできない罪悪感を抱いていた。この悪しき慣習は、一部の芸術領域で働く人たちを除いて、私たちのような職業人のあいだで長く許容されてきた。もちろん、近年では、一部の集団においては、過去の薬物使用の経験を公にすることが許容されるばかりか、称賛されることさえある（なかには、大統領候補が若いときの違法薬物の使用経験を開示することもある）。しかしながら、もしも同じ人物がつい先日ポルトガルに旅行に行って妻とコカインを吸ってきたばかりだと公言したら、きっと激しく非難に晒されることは逃れられないだろう。

どうしてこの人は非難されたり、見下されたりしなければならないのか。コカインが悪だからだろうか。私たちは、たとえどんな薬物であっても、それが真実ではないことを知っている。他にも知っていることがあるはずだ。コカインが世界初の局所麻酔薬であって、もしもコカインがなければ、リドカインという、今や痛みやかゆみをとるために欠かすことのできない優秀な局所麻酔薬もこの世に出現していなかったかもしれないことを。リドカインは歯科治療でも痛みを緩和するために欠かせない。少なくとも私は、局所麻酔薬なしに歯科治療を受けるなんてことは、到底想像できない。これを薬理学の進歩と言わずして何と言うだろうか。コカインでさえ、今日、一部の口腔・鼻・喉の治療においては、医薬品として使用され続けているのだ。

そうはいっても、コカインの娯楽的使用がアメリカで禁止されているのは事実なのだから、つい最近コカインを娯楽目的で使用したと語る政治家がいたら、その人物に投票しない、というのは妥当な判断なのかもしれない。結局のところ、その人物は法律を破ったのだから。しかし、現実はそんなに単純な話ではない。第一に、ほぼすべての人は何らかの形で法律を破ったことがあるはずだからだ。自動車を運転していて、制限速度を超えたことが一度もないと胸を張れる人はいるだろうか。私はまちがいなく超過したことがある。もしもあなたが、姦淫を犯罪と規定するアイダホ州、ミシシッピ州、ノースカロライナ州、バージニア州において婚前交渉をした経験があれば、あなたは犯罪者だということになる。そして第二に、なかには明らかに不正義な法律があり、誠実な人たちは意図的にその法律に違反することで、法の不正義に光をあてようとしてきた歴史がある。一九五五年一二月一日、ローザ・パークスは法律で規定されていたにもかかわらず、バスのなかで白人男性に席を譲ることを拒んだ。不正義な法律に抗議するため、敢えて公共の場で法律に反したパークスの行動は、彼女を文化的象徴たらしめたばかりか、私たちの国をよりすばらしく、完璧にすることに大きく貢献した。最後に、コカイン使用はポルトガルという、あらゆる薬物の使用が非犯罪化された国で行われたのだということも忘れてはいけない。そう、すべての薬物だ。そのなかにはもちろん、コカインも、ヘロインも、メタンフェタミンも、3,4－メチレンジオキシメタンフェタミン（MDMA。またの名をエクスタシー）も含まれている。

ただ、非犯罪化と合法化は特に混同されがちだが、両者は決して同じ意味ではない。合法化とは、その薬物を販売し、取得し、使用し、所持する権利が認められていることを指す。多くの国の政策において実践されているように、適法な年齢にある者にアルコールやタバコを提供するのは合法化の一例だろう。これと比較すると、ポルトガルにおける薬物の非犯罪化政策では薬物の販売は違法のままであり、法律で処罰されうる。しかし、この非犯罪化政策の重要なポイントは、薬物を最大一〇日分まで取得し、所持し、娯楽目的で使用することは処罰の対象とならない、ということだ。つまり、リスボンに行けば、たとえアメリカ人であっても、法を犯すことなくさまざまな薬物を娯楽目的で使用することができる。

とはいえ、疑問も残る。もし薬物を使用したのがポルトガルのような非犯罪化された国であったとしても、その事実を私たちアメリカ人が公言しても、何ら非難やスティグマに直面することなく済むだろうか。看護師のまなざしが次第に厳しくなるなかで、私の頭によぎったのはそんな疑問だった。「そういえば、確かポルトガルには行ったことがあったな」と私は思った。

二〇一六年の八月、私はコスミケアという団体が派遣するボランティアの一員として、ブーム・フェスティバルというポルトガルのイベントに参加した。ブーム・フェスティバルはリスボンから北東へ車で二時間半ほどの距離にあるイダニャ・ア・ノヴァ湖の畔で隔年で行われている祭りだ。九日間にわたって精神作用物質や音楽を愛する人たち約四万人が集まる様子は、さながら北米におけるバーニング・マン*だろう。バーニング・マンとのちがいと言えば、ブーム・フェスティバルの参加者は逮捕を恐れる必要がない、ということだ。

コスミケアという団体についても説明しておこう。団体のホームページの一行目をみれば、およそ彼らについて知っておくべきことはすべて説明されている。「宇宙との一体感を獲得し、強烈な経験をしたいと望む人のための、安全な場所」と書いてある。コスミケアは四〇人弱ほどのボランティアで構成されていて、その目的はフェスティバルの参加者が「バッド・トリップ」に陥った際に対処したり、薬物使用に関連したさまざまな害を最小化したりすることにある。理性的に考えれば、これは本当にすばらしい取り組みだと言える。

私は、他のボランティアとともにフェスティバルの数日前に現地入りし、終日トレーニングを受けた。私たちボランティアはあくまで治療者ではないことが、研修期間中、くりかえし強調された。ボランティアの目的は彼らを治療することではなく、フェスティバルの参加者が快適な時間をすごし、有害な反応が生じた際の安全を確保することだった。

最大で摂氏四〇度にも上る炎天下の中行われた一日がかりの長いトレーニングの終わりに、私たちは大きな輪になった。明らかに慣れた様子の五〇代半ばくらいのカップルに言われるがまま私たちは目を閉じ、二人がボランティア全員に燃え盛るセージの松明を振り回しながら理解不能な詠唱を唱え終わるのを待った。その後、私たちは二人組を作るよう指示された。そして、相手の目をじっと見つめながら、どれほどその人が見られていたかを伝えるのだ。見ていた、という意味ではない。相手が本当に美しくて、存在自体が慈愛そのものであると伝えなければならない。その後、今度は母なる地球に向かい、私たち人類が大地に生息することが許されている寛大さに感謝を伝えるのだ。

＊　訳注：アメリカ・ネバダ州の砂漠で毎年八月下旬に行われる大規模な芸術祭で、同じくさまざまなドラッグがふるまわれる。

さながら交霊会のような儀式が終わりを迎え、私は、「変な奴らがいるのはアメリカだけじゃないんだな」という考えに支配されていた。同時に、「なんてこった……」と思いながら下を向き、必死に誰とも目をあわせないようにしていたが、もう手遅れだった。私のアイルランド人の友だちニアムはまるで捕食者のような目つきで私を捉え、「こりゃヤバいところに来ちゃったな。おまえ、誰にも言うなよ。俺も言わないから」と無言で訴えかけてきた。彼に視線を返して以来、私たちの間でそのできごとはタブーになった。

こういったわずかにヤバい部分を除けば、ブーム・フェスティバル参加者の他の参加者に対する接し方には本当に目を見張るものがあった。人々は包み隠さず、笑い話、悩みごと、食べ物、ドラッグ、宿、セックスまで何でも共有した。参加者のあいだには、確かに強い精神的つながりがあった。また、参加者はみな誰にも非難されることなく、自分が望む自分でいることが許されていた。ブームでの体験のなかでもこれは特にすばらしく、感動的だった。フェスティバルが終わるとき、私は今よりもよい人間になりたいと考えるようになっていた。どうすれば、この貴重な経験を日常生活に活かすことができるだろうか、と。

ブーム・フェスティバルの主催者は無料かつ匿名の薬物検査を提供していた。これは、こういったイベントの主催者がどれほど参加者の安全に配慮しているか示す重要な指標と言えるだろう。参加者は、自分の所持している薬物の一部を提出することで、その薬物の成分と純度を検査することができた。検査によって参加者は不純物やかさ増しのための混ぜ物がないかを知ることができる。ほとんどの場合、薬物に混ぜられた不純物や異物は薬物そのものよりも危険で、これを検査することは使用する人たちの命を守ることに直結する。

残念なことに、私にブーム・フェスティバルを十分に楽しむ時間的な余裕はまったくなかった。コスミケアは休む間もなく活動し続けていたからだ。不安、精神病症状、不眠など、薬物による不快な反応に苦しむ若者が入れ代わり立ち代わり私たちのもとを訪れた。なかには特定の薬物を摂取しすぎてしまった人もいたし、複数種類の薬物を摂取してしまった人もいた。そのほかにも、ただ共感的に耳を傾けてほしいだけの人や、静かに横になることができる空間が必要なだけの人もいた。以下に、ある典型的な参加者を紹介しよう。

明け方四時一五分ごろ、パウロと名乗る二五歳のポルトガル人の青年がコスミケアを訪れた。彼の主訴は不眠だった。パウロは前日の夜一〇時半ごろMDMAを摂取していて、その用量は不明だった。その後、彼はLSDを二錠摂取したが、これも同じく用量は不明だ。彼の状況について精査していくうちに、彼が薬物による直接的な不快な反応に苦しめられているのではなく、彼自身の「無責任な薬物の使い方」を彼女に責められるのを心配しているのだ、とわかった。パウロの彼女はその日の午後一時ごろブームに到着する予定だった。

パウロはとても明晰で、ふるまいも適切だったし、ユーモアがあった。彼は、自分の彼女もコスミケアでカウンセリングを受けたほうがいい、なんて冗談も飛ばしていた。二時間ほどの仮眠の後、何本かタバコを吸って、彼はコスミケアに駆け込む必要もなかったと申し訳なさそうな顔をしながら去っていった。

幸いなことに、ブーム・フェスティバルの参加者の中で私たちの支援が必要だったのは全体の一パーセントにも満たなかった。この数字は、薬物使用はほとんどの場合何ら問題を生じることはない、という科学的なデータと一致している。それでも、一名が心停止で亡くなったのは事実だ。おそらくは複数の薬物を大量に摂取したことと、異常な気温の高さが関係しているだろう。亡くなった参加者がどの薬物をどのくらい摂取し、どの薬物が死に直結したのかは、私にはわからない。それでも、私にとってこの悲劇は、どうすれば薬物を使用する際に安全を確保し望む効果を得ることができるかといった、薬物使用に関する教育を充実させる必要性がある、という確信をいっそう強固にさせるできごととなったとは言える。

ブーム・フェスティバルが終わるころには、私は心身ともに限界を迎えていた。ひどく空腹だったし、体重も一〇ポンド〔約四・五キロ〕ほど落ちていた。ポルトガル最後の夜はリスボンの素敵なホテルで豪華な夕食をとるしかない、と私は自分に対するご褒美を正当化した。ホテルの部屋に到着し、夕食の前に荷ほどきをしていたとき、荷物のなかに2,5－ジメトキシン－4－ブロモフェネチルアミン（2C－B）を含む一〇ミリグラムの錠剤があるのを発見した。この幻覚剤について研究していた私の友人が、ブームで試してみてはどうかと数錠分けてくれたのだった。とても心地よい体験だった。この錠剤がまだ残っていたのがうれしかった。アメリカに持ち帰れば犯罪となる。私に残された選択は今晩のうちに摂取するか、それとも廃棄するかのどちらかだったが、後者を選ぶことはあまりに罰当たりなように思えてならなかった。

シャワーを終えた後、私は2C－Bの錠剤を摂取して友人との夕食のためリスボンの街に歩みを向けた。その夜はとても暖かく、人々が穏やかに行き交う街並みを友人とともに眺めながら、テラス席でとる夕食はこの上なく最高だった。2C－Bを摂取してから三〇分ほどが経ち、私の身体は緩やかな多幸感に満たされていた。本当にすばらしい体験だったと思う。

荒野でのボランティア経験について、私たちは笑いあった。文明社会に戻ってくることができたのが本当にうれしかったし、ホテルの豪華なベッドがこの上なく待ち遠しかった。同時に、目の前にいる夕食の相手との友情も誇らしかった。彼らは真に寛容な人たちだ、と私は思う。彼らは、薬物を娯楽目的で使用する人たちが誰にも非難されず、安全かつ快適な環境ですごすことができるよう、二週間にもわたって自分の時間と労力を提供した人たちだ。

2C－Bを摂取してから一時間ほど経過していた。食欲は次第に落ち着いていったが、友人たちに対する敬意は増す一方だった。2C-Bの効果は明らかだった。

夕食の後、私たちは解散し、ホテルに戻って就寝の準備をはじめた。2C-Bは依然としてまだ私の身体に残っているようだった。薬物の余韻に浸りながら、私はブーム・フェスティバルでの時間と、そのあとの夕食について思い返していた。室内にはニーナ・シモン*が歌う、キング牧師の殺害について嘆いた魂の名曲『Why?』が響きわたっていた。彼女の歌声は子どものころから何度も聴きなれていたが、2C-Bによって私はまるで初めてこの曲に触れたかのような感覚を味わっていた。かつてキング牧師が人々に説いた愛と自由は、まさにブーム・フェスティバルで私たちが経験した愛と自由そのものであると私は思った。これらはいずれも、人々の自由を侵してはならない、と謳った幸福追求の権利をいかにして保障するか、という問題に他ならない。ポルトガル政府は、薬物の非犯罪化政策に舵を切ったことによって正しい方向に歩みはじめた。これとは対照的に、アメリカ政府はいまだ独立宣言の誓いを守るために立ち上がっていない。ニーナがかつて、「私たちの国は崩れ落ちてしまうの？　それとも立ち上がることはできるの？　もう手遅れなのかしら？」と人々に真剣に問いかけていたことが思い出された。

アメリカに帰国してからも、この疑問は私を悩ませ続けた。私は、この先も自分の現在の薬物使用を隠し否定するという不誠実な行為に加担し続けなければいけないのか、決断を迫られていた。薬物使用者であると社会に知られることによってさまざまな不利益を被るのではないか、という恐怖は、賢明な大人たちが自身の薬物使用を隠し続ける状況を作り出していた。さらに酷いことに、こういった恐怖は、薬物を使用する人たちは無責任で魂が病んでいる人たちであるという社会のまちがった認識を強固なものにし、たちまち彼

＊　訳注：アメリカの公民権活動家兼歌手。

らを悪者として社会から疎外させてしまう。こういった人々のために私が立ち上がらなくていいのだろうか。彼らは私たちの仲間であり、あなたたちの仲間だ。私は、人々の自由のために立ち上がらずしていいのだろうか。

自由には責任が伴う

自由――ひいては、すべての人々が生まれ持つ自由権――には、必ず責任が伴う。私は、いわゆる一般に言われる水準において責任ある人間である、と自認している。私は自分の行動の結果が周囲や社会に与える影響について認識していなければならない。もしも私の行動が周囲の他の人々の自由の実践を阻害してしまうことがあれば、私にはその行動を改める責任がある。責任ある人々とは、そのようにして自分の行動を改めることのできる人たちを指している。責任を持つ、というのは決して簡単なことではない。責任を実践するためには批判的に自己を検証できなければいけないし、周囲の人々に対する健全な敬意を持たなければいけない。これは非常に大きな労力を要する行為だ。大人たちがみずからの責任をはたすのは、これによって自由を獲得し、自分の信じる価値に従って生きる権利を獲得することができるからだ。

責任をはたすもう一つの理由は、政府に考えを支配され、何を摂取するか決められ、どのように生きるかのすべてを政府に委ねるという、およそ責任を持つとは正反対の行為が非常に不愉快だ、ということもある。現実には、多くの人々がみずから考えることを放棄し、こういった現状を甘んじて受け入れてしまっているように思う。敵対する人々によって攻撃されることを恐れている人たちもいるだろう。彼らの頭のなかでは、責任を放棄することによって政府がみずからの安全を保障してくれる、という考えがあるかもしれない。

「平均的な人は、自由になどなりたいわけではない。安全にすごしたいだけだ」とはジャーナリストH・L・メンケンの言葉だ。当然のことながら、これは幻想にすぎない。完全に保障された安全などというものは存在しない。価値ある生には必ず何らかのリスクがつきものだ。だからこそ、自分の思うように生きてほしい、とあなたたちに提案したいのだ。そのほうが、少なくとも生きていると胸を張れるだろうから。

アメリカでは、自由は憲法によって守られた重要な権利である。この宣言によって、私には、たとえ家族に糖尿病の既往があったとしても、砂糖たっぷりのショートブレッドクッキーを食べる権利が保障されている。糖分を大量に摂取することは、私が糖尿病に関連した合併症で死亡するリスクを高めるだろう。そのため私は、次のクッキーを食べるべきか否か、リスクとベネフィットを秤にかけて判断する責任を負っている、と言える。しかし、政府も同時に一定の役割をはたさなければいけない。政府は、人々が正確な判断ができるよう、その商品のリスクとベネフィットに関する正確かつ中立な情報を提供する必要がある。食品の成分表示、お酒やタバコのパッケージに記載された健康上のリスクに関する注意書きなどはその一例だろう。

私たちは日々、潜在的なリスクとメリットを秤にかけながら自分たちの行動を選択している。これは、私たちの人生の基本的な原則だ。ある行動によって得られる利益と被る可能性のある被害とを計算して何をすべきか判断することは、私たちの権利であり、政府によって制限されるべきではないが、残念ながら、娯楽目的で使用される一部の薬物に対しては例外的にこの権利が守られていない。

科学者として、一部の薬物をめぐる例外主義はきわめてもどかしく、偽善的とさえ思う。特定の薬物の使用を禁止しようとする根拠は、多くの場合その薬物に本質的な有害性があるという主張を根拠にしている。たとえば、ヘロインの使用は銃の使用や自動車の運転といった合法的な行為よりも危険だと言われているが、それは事実だろうか。銃はそもそも誰かを殺すという目的を達成するために設計された物であることを、人々は忘れていないだろうか。これは、決して銃を所持するすべての人が誰かを殺す目的のためにこれを所持している、という意味ではない。新進気鋭の銃愛好家として、決してそうではないということは言っておきたい。それでも、アメリカでは年間四万人以上が銃によって亡くなっており、その半数以上は銃を用いた自殺であるのも事実だ。[2] これに対し、二〇一七年にはヘロイン関連死がピークを迎えたが、そのときでさえ死者数は一万五千人強と、銃に関連して死亡した人の数よりもはるかに少ない[3]（そして、改めて言っておくが、ヘロイン関連死の大半はフェンタニル類似物質などヘロインよりもずっと強力な意図しない成分が混入されていたり、アルコールや睡眠薬といった別の鎮静薬と一緒に摂取されたりした結果生じているのだ、ということを忘れないでほしい）。私は何も、銃の所持を禁止しろと言っているのではない。かつて、公民権運動家で反リンチ活動家として知られるアイダ・B・ウェルズ[*]は、「すべての黒人にウィンチェスターライフルを所持する栄誉が与えられるべきであり、黒人たちが銃を所持する栄誉を妨げようとする法律から守るために、この銃を使用すべきだ」と声高に主張した。そのことに私は全面的に同意する。ありがたいことに、アメリカ合衆国憲法修正第二条はこの権利を保障している。私が言いたいのは、ヘロイン使用が銃の使用よりも危険だと大真面目に主張するなど、真っ当な人には絶対にできない、ということだ。少なくとも、ここまでの話を踏まえて、以下の疑問について真面目に考えてみてほしいと思う。どうして銃は合法的に入手することができるのに、ヘロインはダメなのだろうか、と。

私のまわりにいるリベラル思想の友人たちはきっと私の主張に違和感を抱くだろうし、むしろ銃も薬物も喜んで禁止すべきだと考えていることだろう。そうならば、もっと別の、自動車を例にとって考えてみよう。自動車に乗ることは、たとえ運転手ではなかったとしても、潜在的にとても危険な行為だ。二〇一八年には、四万人以上が自動車事故で亡くなったが、この数字は過去三年間ほぼ横ばいで推移している。[4] しかしながら、誰一人として自動車を禁止すべきだと主張する人はいないし、またすべきでない。このような主張は滑稽だ。娯楽目的での薬物使用を禁じることと同様に。

ヘロインとアルコールを比較したとしても、ヘロインのほうが特に危険だという主張を正当化するのは困難だろう。ヘロインもアルコールもともに、特に使用した経験が過去になかったり、日常的に使用していなかったりする人が、一度に多量に摂取すれば呼吸抑制を生じ、死亡する可能性がある。ヘロインもアルコールもともに、慢性的な使用が急激に中断された場合に不快な離脱症状を生じることがある。さらに重要なのは、ヘロインの離脱症状が致死的になることはないものの、アルコールの場合は離脱症状によって死亡する可能性がある、ということだ。加えて、両者のうちアルコールにのみ、致死的な肝障害をもたらす危険性がある。アメリカでは毎年、アルコールに関連した死者はおよそ一〇万人にのぼると言われている。[5] くりかえすが、私はアルコールを禁止しろと言っているのではない。私はめったに飲酒しないが、不安を取り除いてくれるこの薬物を摂取できる権利を手放したいとは思わない。アルコールなくして、私は大学の研究科の長として出席を求められた宴席の数々を乗り越えることはできなかっただろう。責任ある飲酒は、この他にもさまざまな利益を私たちにもたらしてくれる。

それでは、どうしてアルコールは合法でヘロインは禁止されているのだろうか。ヘロイン使用による死者はアルコール使用による死者よりも格段に少ない。であるならば、ヘロインを禁止するという政策は、純粋な公衆衛生上の観点からは正当化することができない。ヘロインが合法であったならば、アルコール使用による死者など優に超えるだろう、と推測する人もいるかもしれない。しかし、少なくとも既存の科学的エビ

＊　訳注：一九〇〇年代末のアメリカで、白人による黒人に対する集団暴力に抗議していたジャーナリスト。

デンスはこの主張を支持しない。たとえば、ポルトガルでは薬物使用を非犯罪化したことにより、ヘロインを使用する人が一〇万人から二万五千人まで減少した。ちなみに、ポルトガルは西ヨーロッパのなかでも薬物関連死がもっとも少ない国の一つだ。より具体的な数字を示せば、二〇一六年におけるポルトガルの薬物関連死者数は六〇人であり、一〇万人当たりの死者数に換算すれば六人ということになる。かたやアメリカの一〇万人当たりの薬物関連死者数が三一二人である[6]、という事実を踏まえれば、この数字がいかに小さいかは簡単に理解できるだろう。

一つ明らかなのは、ヘロインなどの薬物が禁止されているかぎり、人々はたとえ相手が医療従事者であったとしても、みずからの薬物使用を進んで明らかにしようとはしない、ということだろう。先週末ヘロインを使用したと主治医に報告したら、一体何と言われるか想像してみてほしい。薬物使用を公にせず沈黙していれば、ヘロインに関するまちがった情報による被害を受けたり、医師と患者の関係を危うくしたりして、その人に予期せぬ健康上のリスクをもたらす危険があるはずだ。

研究科の長となったとき、同僚から教えられたことがある。それは、ロバート・ブッシュというよく知られた研究科のかつての責任者が一九七二年に薬物の中毒死で亡くなったという事実だ[7]。彼の死はどうやらヘロインが原因だったらしかった。ブッシュは死亡当時五一歳であり、今まさにこれを執筆している私と同じ年齢だ。彼は私と同様にマイノリティのコミュニティに属する人間だった。私は黒人であり、彼はゲイだった。今現在の私がそうであるように、彼は当時薬物に関する講義を受け持っていた。彼は大学の運営側と争い、一度は責任者の職を辞したが、ほどなくその職に再任された。私も同様の経験をしている。あまりにも似通った私とブッシュの状況のせいで、私は、彼の死を取り巻く状況に興味津々とならざるを得なかった。

まず、彼がオピオイドに関してどれほどの知識を持っていたのかが気になった。無知が彼の死に何らかの影響を与えていなかっただろうか。少なくとも今日のヘロイン関連死の多くは使用者に十分な知識がないことが関係している。ヘロインを使用する者の多くは、もはや自分たちが所持している薬物が本当にヘロインなのかさえわかっておらず、ヘロインよりもずっと危険な物質を譲り受けている可能性さえあるのだ。また、意図せずヘロインをザナックスなどのベンゾジアゼピン系薬物――もしくはその他の鎮静剤――と同時に摂取してしまうことも、特に使用経験の浅く、それゆえまだ耐性を形成していない人の中毒死リスクを高める。路上で手に入るヘロインの効果はまちまちだし、一九七〇年代ならば今以上に効果が予測しづらかったはずだ。この要因も、薬物を使用した人が予想外の作用に直面するリスクをさらに高めている。これらの要因のいずれも、ブッシュの死に関係しなかっただろうかと私は考えた。彼の死にどんな要因が関係していたとしても、もしもヘロインが合法であったなら、人々は命に関わる重大な情報にもっと容易にアクセスできたはず、という確信がある。現在の法規制は、禁止された薬物を使用する人たちと医療従事者とのコミュニケーションを阻害しているし、同様に、ヘロインに関する知識が豊富な使用者と社会一般とのあいだのコミュニケーションも妨害している。

話は内視鏡検査室に戻る。看護師は、問診に対する私の回答をつらつらと書き留めていた。「そうだね。あと、他には、コカイン、ヘロイン、モリー〔MDMAの俗称〕を時々使うかな」と私は彼女に伝えた。「はぁ!?」と彼女は叫び、それまでとはうって変わって私の言葉に関心を示しだした。彼女の大きく見開いた眼には、大胆にも私に対する不信感があらわになっていた。私は吹き出しそうだったが、何とかこらえていた。そのかわり、私はこう伝えて彼女を安心させた。私は、自分が多くの人が信じ込まされている、ステレオタイプなアディクトではない、と説明したのだ。「何も問題はないよ」と言い、さらに、「ここ最近は何も摂取していないよ」とつけ加えた。同時に私は、自分の専門分野について彼女に説明し、とりわけドラッグに関するさまざまな論文を発表していることも伝えた。看護師は戸惑いを隠せない様子ではあったが、必死に取り繕って、「そうですか。わかりました」と答えた。もはや彼女は事務的なやり方ではなく、積極的な関心を持って、私の仕事の内容や、どこに行ったことがあるか、何に興味を持っているのか、といった質問をするようになった。彼女は、ようやく私という存在を認識してくれたのだ。

終わってみれば、私は自分の薬物使用を隠さずにいたことで、正しい行いをしたのだ、と確信することができた。もちろんリスクはあるだろう。それどころか、恐怖さえある。しかし、ローザ・パークスは――そしてその他の多くの仲間たちは――私たちの社会における不正義な法律を正すために、私とは比較できないほどの危険を背負っていた。彼女たちの勇敢な行いによって利益を享受していることを知っていたからこそ、私は容易にこうした判断をすることができた。自分の薬物使用を隠すのは、とても臆病で不名誉なことと思えてならなかったのだ。なぜ私は自分が楽しいと感じていて、しかも、少しも他人に迷惑をかけていない行いを隠さなければならないのか。私は未熟な子どもではないし、子どものように扱われたいとも思わない。私たち黒人は、人種差別ゆえに、このアメリカ社会において子ども扱いされることがあまりにも多すぎるのだ。加えて、薬物使用という問題においても同じ扱いを受けるのを甘受せよ、というのは私にはあまりに苦しすぎる。だからこそ、私はこの先もずっと、自分の薬物使用を隠すことはしないだろう。

第3章　ハーム・リダクションのハームを超えて

地獄への道は善意で舗装されている。
――イギリスの諺

「イエスはあなたたち全員を愛している」。――穏やかな日曜の午後、私が訪れていたイギリス・マンチェスターのヒートン・パークではパークライフ・フェスティバル2018が開催されていて、こんなバナーを掲げた飛行機が頭上をぐるぐると周回していた。他の多くの音楽祭と同様に、パークライフでは夏のあいだの数日、多くの若者が集って語り合い、音楽に没頭し、踊り、その時間を満喫する。パークライフでの体験をより充実したものとするため、もちろん、なかには薬物を摂取する人たちもいる。

私はとりたてて信心深いタイプではないが、若いころは、よくフロリダ南部にあるバプテスト教会で日曜日をすごしたものだった。教会で徹底的に教え込まれたのは、キリストは特に貧困に苦しむ人、もっとも持たざる人たちのことを一番に気にかけており、私たちもまた同様にすべきだ、ということだった。飛行機を追いかけるバナーは、私が負っているこの責任について想起させた。バナーの出資者は、もしも対象となる人が薬物を使用していたとしても、人々が持ちうる知識と技術、そして活動を通じてその人の安全や健康を守ろう、という考えを支持してくれるだろうか。

私がパークライフに出席していたのは、この考えを実践に移す英国の組織に招待されたからだった。ザ・ループと名乗るその組織は、そのような信念を、信仰とは関係なしに実践していた。ザ・ループでは、薬物を使用する人に対する「ハーム・リダクション」なるサービスを提供していた。簡単に言えば、ハーム・リダクションとは薬物使用に伴う否定的な影響を減少させることを目的とした支援活動のことである。ハーム・リダクションの代表例としては、汚染された注射器の回し打ちによって血液感染症に罹患するリスクを低減すべく、静脈注射による薬物使用者に対して清潔な注射針や注射器を提供する、という実践がある。同様にして、MDMAやメタンフェタミンといった利尿作用のある薬物を摂取する人にたくさんの水分を提供し、水分補給を忘れないように助言することも、ハーム・リダクションの一例と言える。

薬物以外のあらゆる生活場面において、私たちは日常的に、病気を予防し、健康と安全を維持・増進するためのさまざまな対策を実践している。たとえば、歯を磨くこと、シートベルトを装着すること、コンドームを使うこと、運動することが挙げられるだろう。けれども、私たちはこれらの行為を決してハーム・リダクションとは呼ばず、常識、予防、教育など、もっと中立的な表現を使っているはずだ。何が言いたいかというと、「ハーム・リダクション」という言葉は、ほぼ薬物使用に限定して使われており、その言葉自体に否定的な意図が含まれている、ということだ。ハーム・リダクションと聞くと、人は、薬物を使用した結果、好戦的になったり、アディクションに陥ったりした人、あるいは、その他何らかの支援を必要としているような、あまり好ましくない薬物使用者の姿を連想することだろう。加えて、この言葉は、薬物を使用する人たちに対する支援（たとえば知識の提供）は、つねに薬物のもたらす潜在的な害と、いかにしてこれを防ぐかのみに焦点を置くべきである、と仄めかしている。一言で言えば、「ハーム・リダクション」という言葉は、より豊かな経験をしたり、多幸感を体験するなど、喜びを得るために多くの人は薬物を使用するのだ、という事実を社会に認識しづらくさせている。

「ハーム・リダクション」は終わりにしよう

歓喜に満ちたフェスティバルの参加者を観察するため、ヒートン・パークを歩き回っていた。ゴスペル調のオルガン演奏が、公園のなかをグルーヴ感で満たしていた。どこかで聴いたことがあるメロディーだ。それがどこだったかは思い出せないが、かといって無視できるほど耳慣れない音楽でもない。音楽に向けられていた私の注意は、ザ・ループのボランティアの一人からの呼びかけによって現実に引き戻された。この気さくな男性は、彼らがパークライフ・フェスティバルで提供しているハーム・リダクションのサービスについてうれしそうに説明し出した。ひときわ目立つ、カイゼル髭とサイドを短く刈り上げた兵士風の彼の風貌は、さながら南北戦争時代の南部連合国の軍人を私に連想させた。私は、彼を一瞥すると、ただちに南部諸州の州旗や記念碑といったものを連想した。それゆえ、南部出身の黒人にとっては、お世辞にも彼の第一印象がよいものだったとは言いがたい。けれども、これは私自身が解決すべき問題であり、彼の側に何らの落ち度もない。私は、彼の風貌以外の部分にできるかぎり意識を集中するよう努めた。彼の服装を見てみると、とてもカジュアルだった。赤縁の遠近両用メガネ、絞り染めしたTシャツ、七分丈のカーゴパンツという服装は、彼の髪型とあまりにミスマッチだった。彼のとても丁寧で敬意に満ちた態度に私も応じなければと思い、私はより注意深く彼の言葉に耳を傾けることにした。

ところが、パークのスピーカーから流れてくるアル・グリーンの一九七二年の名盤『Love and Happiness（ラブ・アンド・ハピネス）』によって、私の試みは瞬く間にかき消されてしまった。グリーンは、「Something that can make you do wrong, make you do right（過ちを犯してしまうこともある。正しく導いてくれることもある）」という歌詞を、悲嘆と信仰の喜びが入り混じった歌声で、完璧に歌い上げていた。愛することに対する苦悩と喜びを見事に伝える彼の歌声は、私の心にアンフェタミンのような衝撃をもたらしていた。

私は、ハーム・リダクションという概念について考えをめぐらせた。この言葉では、愛、戦争、薬物使用といった大人たちが行うさまざまな行為の複雑さを十分に捉えきれていない。その代わり、ハーム・リダクションという言葉は、薬物に関連した害で私たちの頭をいっぱいにしてしまう。ハーム・リダクションについて声高に叫べば叫ぶほど、人々は薬物使用とその有害性を強く結びつけてしまうことになる。こういったつながりが強くなるほど、薬物や薬物を使用する人に対する私たちの関係も、対話も、感情も、記憶も、認識も、狭い一面的なものに狭まってしまう。さらに残念なのは、ハーム・リダクションという言葉は、薬物を使用する人たちをより劣った存在へと貶めてしまう、ということだった。この言葉が示唆するような、本当に害しかもたらさない行為ならば、そこに足を踏み入れようとする者は、いうまでもなく真の愚か者ということになる。

隣にいたカイゼル髭をしたフェスティバルの主催者とともにアル・グリーンの言葉に耳を傾けながら、私は、「ハーム・リダクション」という言葉を使うのは終わりにしなければならないと考えた。ハーム・リダクションが歓迎される時代はとうの昔に終わっている。もっと別の言葉が、表現が必要だ。どのような言葉を使うかは、私たちの思考や行動様式に大きな影響を与える。薬物使用の持つ複雑さにもっと理解を示し、行動しなければならない。あたかも薬物使用はつねに不幸な結末しかもたらさないのだ、と考えるふりをするのは――こんな愚かなことは――終わりにする必要がある。

では、ハーム・リダクションに代わる言葉はどういったものがいいだろうか。皆目見当がつかない。しかし、ハーム・リダクションに代わる言葉は、薬物使用の多面性を適切に反映している必要がある。薬物使用のよい面と悪い面、さらには、そのどちらとも判断がつかない面も、すべてを包括できる柔軟性を持つ言葉でなければならない。そして、名曲『ラブ・アンド・ハピネス』のように、複雑——時に衝突を巻き起こすかもしれない複雑さ——を表現していることが必要だ。「健康と幸福」という言葉が私の頭に浮かんできた。悪くない。『ラブ・アンド・ハピネス（愛と幸福）』という曲名に通じるものがあるが、それだけでなく、「健康」という重要な言葉を含んでおり、私たちが行う多様な行動を含むことができる柔軟性に富んだ表現だ。

たとえば、自動車を使って移動することは、健康上のリスクを伴うとともに、その人の幸福によい影響も与えうる。シートベルトを装着すること、摩耗していないタイヤを使用すること、ワイパーやブレーキが正常に機能するよう整備することは、いずれも「健康と幸福《ヘルス・アンド・ハピネス》」に関わると言っていいだろう。同様に、精神刺激薬を使用した後に最低八時間は睡眠をとることも「健康と幸福」のために必要だと言える。

これに加えて、「健康と幸福」という言葉は、アメリカ独立宣言に記された崇高な理念をも想起させる。独立宣言には、生命・自由・幸福を追求することは誰にも侵すことのできない権利である、と記載されている。根底にあるのはこの思想だ。私を含め、数百万人のアメリカ人は、たとえそれが一時的であったとしても、特定の薬物がこの権利を追求するのに貢献しているのだ、とすでに知っているのだ。

私が関心を持つよりもはるか前から活動してきた人たちを差し置いて、この領域全体をどのように表現するか、自分はそれを決定する立場にないことは重々理解している。それは私の目的ではない。率直に言って、私はハーム・リダクションに特別な用語は必要ないと感じている。私たちの社会にはこれに相当する単語がすでにたくさん存在している。その言葉は、たとえば常識であったり、予防であったり、教育であったりする。どの言葉であろうとかまわないが、少なくとも薬物使用をきわめて危険な行為としてカテゴライズしない言葉であってほしい。さらにまた、その言葉は、薬物使用のよい面も反映した言葉であってほしいと思う。

オピオイド危機——データ収集と報告の危機

残念なことに、「ハーム・リダクション」という言葉を別の表現に置き換えたところで、薬物使用の行き着く先は死のみ、と言わんばかりのセンセーショナルなメディア報道に対抗するには、あまりに力不足だ。俗にオピオイド危機と呼ばれている現象に対する、混乱に満ちたメディア報道はまさにこの典型例だろう。ある記事の見出しは、「国連は、二〇一七年における薬物関連死のうち、三分の二はオピオイドによるものだと報告」となっていた。[1] 記事の執筆者は、「全世界の薬物関連死のうち、オピオイドが原因であるものは三分の二を占める」と結論づけていた。本当にそうだろうか？　私は決して、致死的な過剰服薬が起きないと言っているわけではない。死亡する危険性は確かにある。また私は、社会がこの問題に無関心でいてよいと言っているわけでもない。むしろしっかりと関心を向けるべきだ。私が指摘したいのは、この記事の主張を支持する科学的な根拠は、もし存在したとしてもきわめて弱い、ということなのだ。薬物関連死というのは、メディアによって報道され、多くの人々が信じているほど単純なものではなく、曖昧で、さまざまな要素が複雑に絡み合っている。

アメリカでは、疾病予防管理センター（Centers for Disease Control and Prevention: CDC）が、死亡証明から死因に関するデータを収集している。死亡証明の発行は、全国各地で、多様な人々によって行われている。各州は独自の死亡調査官の基準を設けており、結果として各州の死亡調査官の経験や技術には大きなばらつきがある。遺体の検案をするのは、監察医のこともあれば、検視官のこともある。監察医とは法医学の専門的な訓練を受けた医師であり、それとは対照的に、検視官（アーカンソー州、カンザス州、ミネソタ州、オハイオ州を除いて）の場合には、こういった医学的な訓練は必要とされていない。一般的に監察医はその地域の主席医務官（地域の医療体制の最高責任者）によって任命され、検視官は住民投票によって選ばれることが多い。驚くべきことに、どれほど死亡調査に関する知識がなくとも、投票権がある人であれば検視官になることが可能なのだ。さらにばかげたことに、アメリカの多くの地域は検視官制度を採用している。当然のことながら、こうしたばらつきは死因調査データに大きな影響を与え、その点については薬物過剰摂取とて例外でない。

明らかな制度的不備に加えて懸念されるのは、薬物関連死をめぐる状況の複雑さだ。多くの死亡事例では、死体から複数の薬物が検出されることがめずらしくないうえ、ほとんどの場合、その血中濃度を明らかにすることは不可能だ。死亡時にどの薬物が死亡に至る血中濃度だったのか、そもそもいずれかの薬物が致死的な濃度であったのか判断できないのであれば、死因を特定の薬物に絞り込むことは、不可能でないにしても、きわめて困難となる。もしも、ある薬物が死亡に関与した、というような公的な発表を目にしたら、あなたがまず疑うべきなのは、その薬物の濃度がどのくらいであったか、そして、他の薬物を同時に摂取していなかったのか、ということだ。さらにもう一つ指摘しておくと、複数の薬物摂取が関わる死亡事例では、一つの死亡事例が薬物の数に応じて複数件計上される可能性がある、という点にも注意が必要だ。たとえば、もしも死体から三種類の薬物が検出された場合、これは三件の別個の過剰服薬として計上されてしまうことがあるのだ。このような、きわめて「斬新な」計算方法では、過剰服薬に伴う死者の数が過大計上されかねないし、人々が問題の全体像を正確に把握することを妨げてしまう。

サイエンス誌に最近掲載されたある研究報告は、致死的な過剰服薬を把握する制度に関する、より重大な瑕疵を指摘している。[2] 驚くべきことに、過剰服薬死として計上されている死者のおよそ四分の一は、対象となった薬物が死亡証明に記載されていないのだ。その理由の一つに、いくつかの地域では死体の薬物検査を十分に実施していない、ということが挙げられる。仮に実施されていたとしても、ある特定の薬物のみを意図的に選択して検査していることもある。さらに、どの薬物を検査するか、さらには、検出された特定の薬物を対象者の死と関連づけるかについては、死亡調査官の裁量に委ねられており、その地域で流行していると言われる薬物に関する報道や、死亡調査官がどの薬物がもっとも危険と考えているか、といった主観的な情報に左右されてしまう。これに輪をかけて、死亡調査官が、薬物関連死において、死亡が事故だったのか、故意だったのかを正確に判断するための十分な訓練を受けていないことも、この問題を悪化させている。目の前の死体の死亡理由が事故だったのか、それとも自殺といった意図的なものだったのか判断するのは、決して容易なことではないのだ。

最後に、今日の薬物中毒死に関する報告のもっとも重大な問題は、飲酒の問題が完全に無視されている、ということである。[3] アルコールは、たとえ他の薬物と組み合わせなかったとしても、大量に摂取した場合に致死的な呼吸抑制を引き起こすことが知られている。さらに、オピオイドや他の鎮静薬と同時に摂取された場合には、より少ない量であったとしても死に至る危険性が高まる。[4] もしも今後あなたが、オピオイド関連死が急激に増えていることを示す、衝撃的なグラフや調査結果を目にする機会があったら、その数字のかなりの割合が、オピオイドそのものではなく、検査や報告の手法の影響を受けている、ということを思い出してほしい。

フェンタニルへの恐怖

過剰服薬の詳細を正確に把握できていない、という制度上の欠陥には、現在までのところどのメディアもまったくと言っていいほど関心を払っていない。そのせいで、人々がいわゆるオピオイド危機というものを誤解し、無用に震撼する事態を招いている。多くのメディアは、おびただしい数の死者はフェンタニルによって作り出されたものだ、と報じている。「母親に衝撃！　特殊部隊が押収したフェンタニルはなんと三万二〇〇〇人を殺害可能な量だった」[5]「メリーランドでフェンタニル関連死が〝急上昇〟を続ける」[6]「フェンタニル中毒死は毎年倍以上に増加」[7]といった見出しは、私たちが目にするメディアを占拠し続けている。

思い出してほしいのだが、フェンタニルはそもそもＦＤＡ（アメリカ食品医薬品局）によって認可された医薬品で、がんなどに伴う重度の痛みの治療に用いられている。アメリカ合衆国では、フェンタニルは一九六〇年からこの目的で使用され続けており、安全かつ効果的な処方薬だ。ではなぜ、六〇年以上も市場に流通している医薬品に対し、突如として恐怖しなければならないのだろうか。

フェンタニルはオピオイドで、オピオイドに特徴的なハイな状態をもたらすため、娯楽目的で薬物を使用したいと考える人にとって魅力的な選択肢に映るだろう。事実、オピオイドを娯楽目的で使用する人たちは、フェンタニルを購入し、長年にわたって安全に使用し続けてきた。フィリピンのロドリゴ・ドゥテルテ大統領も、ハイを体験するためにフェンタニルを使用していると公言した一人だ。彼は、「何も心配することはない、すべて上手くいくだろう、そんな至福の感情をもたらしてくれる」とフェンタニルのもたらす多幸感と不安低減効果を話していた。[8]

他方で、フェンタニルやその類似化合物――たとえばカルフェンタニル――は、ヘロインを含む大半のオピオイドよりも強力であり、期待する効果を得るために必要な薬物の量が少ない。もしも使用する人がそのことを知っているならば、この特徴はフェンタニルの一つのメリットだと考えるだろう。自身が期待する効果を得るために必要なフェンタニルが少量で足りるため、一度に多くの薬物を隠しておく必要がなくなる。しかし、同時に強調すべきなのは、致死的な過剰服薬をもたらす危険性や、呼吸抑制を引き起こす危険性については、フェンタニルのほうがヘロインよりもはるかに高い、ということだ。

こういったオピオイドの効果のちがいは非常に重要なテーマになりつつある。それは、ときとしてフェンタニルがヘロインと称されて密売されていたり、フェンタニルとヘロインが混ぜられていたり、別のオピオイド錠剤に加工されたものが出回ってしまっているからだ。このような事態を引き起こしている理由は、一部の違法ヘロイン製造者による不誠実な販売戦略にある。彼らは、フェンタニルないしその類似化合物をヘロインに混入させることによって製造コストを抑え、より高い販売益を上げられることに気づいた。残念なことに、多くの場合、こうした事実は、ヘロインを実際に消費者に販売している末端の密売者にまでは共有されていない。これは大きな問題だ。自身が摂取しているのがヘロインだと思っていた人にとっては、予期せず摂取量が増えてしまうことになるため、致死的ですらある。しかし、こういった場合であっても、問題はフェンタニルそのものではない。問題とすべきは、ヘロインにフェンタニルが混入していることであり、フェンタニルが別のオピオイド錠剤に偽証されている、ということなのだ。つまり、本当の問題は、知識がないこと、そして正しい情報が提供されていない、ということなのだ。

スコットランドやカナダも同様の問題に直面している。両国では、フェンタニル関連死が近年増加傾向にある、と報告されている。イングランドでは、意図しない成分が混入したパーティドラッグによる被害が、長年の懸案となってきた。現在、特に話題の中心に上っているのはＭＤＭＡと称する、通常よりもはるかに高濃度の薬剤や、潜在的に危険性が高い未知の成分が混入した薬剤であり、これが近年の死亡事例に関与していると言われる。どちらの場合であっても、薬物を摂取する人たちには、彼らが摂取する薬物に関する基本的かつ重大な情報が知らされていない。くりかえすが、問題は知識不足であり、これは解決可能なのだ。

薬物安全性検査

一つの現実的な解決策は、薬物安全性検査を誰もが利用できるようにすることだろう。手順はこうだ。薬物のサンプルを提出すれば、すぐに成分と含有量を調べてもらえるようにするのだ。そして、その情報を薬物使用者にフィードバックすれば、その人は、当該薬物を摂取すべきか否か、また、摂取するとすればどの程度の量とすべきなのかを判断することができる。このような賢明な手段は、オーストラリア、コロンビア、ルクセンブルグ、ポルトガル、スペイン、スイスをはじめとするいくつかの国で、すでに導入されている。[9]

しかし、不可解なことに、アメリカを含むほとんどの国では、薬物安全性検査を合法的に利用することが許容されていない。当初私は、こういった援助サービスが導入されないのは、単に医療専門職たちがこのような技術の存在を知らないからだと思っていた。しかし、それはまちがいだった。

二〇一八年五月、私はボルティモア市の衛生局長であるリアナ・ウェン博士とともに「オピオイド危機」に関する公的な討論に出席した。当初、私はあまり乗り気でなかった。私が知るかぎり、こういったフォーラムは、単に薬物使用の恐怖を煽る物語を延々と垂れ流すだけに終始するというのが、つねだったからだ。しかし、今回の公開討論は様相が違っていた。聴衆は主にサンフランシスコの住人たちで、彼らは社会のなかでくりかえされる、「薬物は悪だ！」という単純化された図式に辟易していた人たちだった。私は安堵した。

また、ウェン博士は思いやりがあり、真剣で信頼に足る人物のように思えた。衛生局長という肩書は彼女にピッタリだった。討論の場で、彼女は恐ろしい統計を読み上げた。ボルティモア市のフェンタニルが混入したヘロインによる死者は、二〇一三年は一二名だったが、二〇一七年には五七三名に増加しており、四年間の増加率は約五〇〇〇パーセントという驚くべき数字を示した。しかし、これに対する彼女の回答は、オピオイド中毒に対する拮抗薬であるナロキソンを普及させることだけだった。もちろん、彼女のこの提案は有益だ。しかし、これだけでは十分でもなければ理想的でもない。ナロキソンは誰かに投与してもらわなければならない。つまり、ナロキソンが有用となるのは、過剰服薬が生じた直後に、誰か周囲に人がいた場合だけだ。そもそも、ナロキソンの投与とは過剰服薬の直後に生じる問題に対処するために行われる事後的な対処法であり、過剰服薬を予防する方法ではない。

私は、ウェン博士に薬物安全性検査を導入してはどうか、と提案した。きっと、これは彼女が知らなかった新たな選択肢となるだろう、と。驚くべきことに、彼女はこれに反応を示さなかった。当惑した私は、討論が終わった後、楽屋で改めて彼女に質問した。彼女は薬物安全性検査についてすでに知っており、その上で私の提案を丁寧な口調で取り下げた。彼女のボルティモア市民の健康への熱意を直に感じていた私にとって、彼女の反応はとても不可解に思えた。約束した通り、私は薬物安全性検査の導入が薬物使用の危険性を低下させるのだと示す追加の情報を彼女に提供した。

その後もウェン博士は同じ統計をくりかえしメディアで紹介し、いかに多くの人々が意図せぬ成分が混入する薬物によって死んでいるかを主張した。しかし、彼女は一度たりとも、この問題に対する解決策として薬物安全性検査に言及することはなかった。彼女との楽屋での会話を振り返り、私に対する彼女の質問の数々を思い出すなかで、もしかすると彼女は、違法とされる薬物を使用することはその時点でただちにアディクションなのだ、というまちがった認識に支配されてしまっているのではないか――そう推測せざるを得なかった。この視点はあまりに無知だ。薬物を使用する人たち全員が治療を必要とするわけではない。おそらくこういうことなのだろう。事後においてナロキソンを提供するのは、彼女の誤解に満ちた倫理観には適った行動であるが、対して、意図しない成分が混入する薬物を使用しないよう事前にサービスを提供するのは、彼女には許容できない、と。

もう一つ、ウェン博士は、薬物安全性検査を導入してしまうと、彼女自身が薬物使用を容認しているのだと社会に受け止められかねないと懸念しているのではないか、と私には感じられた。率直に言って、彼女の姿勢は、人々の命を守るよりも、薬物使用を容認しているように思われないことに重きを置いているように思えた。私は、彼女の姿勢に強い嫌悪感を覚えた。

ボルティモア市民にとって幸運なことに、ウェン博士は二〇一八年九月に全米家族計画連盟*の代表に就任した。[10] しかし、彼女が一年足らずでその任を解かれたことは、私にとって何ら驚きでなかった。

残念ながら、アメリカの公衆衛生の専門家たちの大半は、薬物使用に対してウェン博士と同様の考えを共有している。薬物安全性検査がまったくと言っていいほどアメリカで利用できないのは、ひとえにこういった事情からだろう。

いくつかの国では、一般の人たちが気軽に使用できるよう認可されていないが、フェスティバルやナイト

＊　訳注：Planned Parenthood: アメリカを中心に世界で活動する性と生殖に関する非営利組織。

クラブなどでこういったサービスを利用できるよう規制に例外を設けている。私の考えではもちろん、薬物関連死を減らすには、そういった場所だけでなく、あらゆる状況で薬物安全性検査を利用できるようにしなければならない。薬物安全性検査が無料かつ匿名でどこでも利用できるようにすることは、人々に命の尊さに配慮しているのだと示すのと同義である。私が現在の立場ですべきことは、たとえ限定された状況であったとしても、こういった支援を提供している国を支持することだ。なぜなら、少なくともこれらの国々でとられている政策は、アメリカのばかばかしいほど厳しい方針と比べると、よほど賢明かつ妥当だからだ。そのような場面で薬物安全性検査を提供するということは、私たちの社会が、フェスティバルやナイトクラブなどでは薬物使用が決してめずらしいものではないと認め、人々の健康と幸福を保障するための積極的な方策に取り組んでいることを示すこととなるだろう。

英国で民間団体ザ・ループが行う薬物安全性検査は、このようなきわめてかぎられた環境だけだ。しかし、私はそれでも、こういった取り組みがいかに効果的で価値があるものなのかを、パークライフで目の当たりにした。音楽祭を通して、ザ・ループのボランティアたちは数百の薬剤を検査し、忍耐強く丁寧に検査結果を伝え、必要な知識を教え、医療従事者・警察・消防隊員に安全性に関する情報を提供していた。

予想通り、パークライフの参加者で薬物の否定的な影響を体験した者はごく少数にとどまった。この結果は、ほとんどの薬物使用は問題を生じないという科学的なエビデンスと矛盾しない。それでも、違法薬物市場は適切に管理されていないため、人々が購入する薬物の質には大きなばらつきが生じる危険性があり、ときには望ましくない反応が生じることだってある。

フェスティバルの期間中、ある若い女性が医療テントに運ばれてきたときに、私はこのことを実感した。彼女は、2C-Bという比較的マイルドなサイケデリック（幻覚剤）の錠剤を摂取した後から、過度な不安が生じるようになったと訴えていた。彼女を担当していた医師は2C－Bという薬物についての情報を持っておらず、どのように処置すべきか判断できずにいた。医師は残っていた薬剤をザ・ループが所有する移動式検査ラボに持ち込み、薬物についての情報を質問した。その場にいた主任化学者の助言をもとに、医師は彼女に最適な処置を施すことができた。

他のボランティアたちは、ソーシャルメディアでの投稿や会場でのチラシ掲示などを通して、検査結果をフェスティバルの参加者全体に共有した。すべての投稿にはその錠剤の成分と、検出された成分（ないし複数の場合は複数の成分）のおおよその含有量をわかりやすく記載していた。錠剤の写真も掲載されており、色、ロゴ、大きさがわかりやすく判別可能だった。

パークライフでは、パニッシャー*を連想させる形状にプレスされた青い錠剤が人気だった。この錠剤はMDMAとして販売されていたが、検査の結果成分上もそう呼称して差し支えなかった。しかし、この錠剤には、MDMAに相当する成分がおよそ二五〇ミリグラム含有されていた。二五〇ミリグラムは非常に多い。一般的に人々がMDMAによって快適な経験をするために必要な量は多くとも一〇〇ミリグラム程度であり、その倍以上がこの青い錠剤から検出されたのだ。パニッシャーが想定以上に強い効果があり、摂取量には十分に留意するよう、ザ・ループは参加者に注意喚起していた。

＊　訳注：アメリカ・マーベルコミックの人気キャラクターの一人。ドクロ様のロゴで有名。

ヘッドフォンから聴こえてくる「But I'm new here（俺はここでは新参者だ）」という歌詞に耳を傾けながら、私はピザを買うための長い列に並んでいた。何百人もの楽しそうな参加者がフェスティバル会場を行き交っている。なかには、パニッシャーの情報が載ったチラシを見ながら、何かを話し合っている人たちもいた。何度となく歌ったのであろう、ギル・スコット・ヘロンの「Will you show me around?（案内してくれないか）」という、年老いてしわがれた声が響きわたるなかで、参加者がどういった話をしているのか聴き取るのは困難だった。私は彼の『I'm New Here（新参者）』を聴いていた。

無知なアメリカ兵として沖縄に派兵されていた一九八五年ごろ、私はスコット・ヘロンに心酔していた。彼のアルバムはすべて購入し、あたかも聖書のごとく、自分の教科書として何度も聴いていた。彼は『Angola, Louisiana（アンゴラ・ルイジアナ）』で、アメリカの司法制度が、黒人ばかりでなく、その子どもたちに対してさえもいかに冷淡かつ残酷な搾取に満ちていたかを歌っていた。『Johannesburg（ヨハネスブルグ）』は、南アフリカにおいて行われた黒人に対するアパルトヘイトの、およそ人間の行いとは思えない残虐さに気づかせてくれた。彼の音楽を通して、私はブラック・ライブズ・マターという言葉の存在を、それが流行するよりもはるか以前に知ることができた。彼の音楽は、私に考えることの大切さを教えてくれた。彼は、私にこの世界のことを教えてくれた人物の一人だ。

後年、私はスコット・ヘロンが薬物を使用していたこと、そして薬物使用によって社会から数々の辱めを受けたことを知った。彼の薬物使用に対するメディアの報道は一貫して卑劣で、審判的だった。メディアは、彼について言及する際に二度にわたるコカイン所持の逮捕歴をつけ加えることを忘れなかったし、道徳主義的な勇み足の判事が彼に治療か刑罰かと、実質的にあってないような選択を迫ったときもそうだった。二〇一一年五月に生涯の幕を閉じるまで、スコット・ヘロンは一貫して、自身の薬物使用に何ら問題はない、という毅然とした態度を貫き続けた。

私は、二〇一〇年にスコット・ヘロンが新しいアルバム『I'm New Here』を発表したときの公開記念パーティーに招待されていたが、アメリカ国立衛生研究所（National Institute of Health: NIH）の助成金審査委員会のためサンフランシスコに来ており、出席することができなかった。今日まで、私はこの会に参加しなかったことを後悔し続けている。その後、スコット・ヘロンの所属事務所は私に発表されたばかりのアルバムを送ってくれた。楽曲『I'm New Here』から「案内してくれないか」という歌声が流れてくるたび、私は薬理学に関する私の専門的な知識を活用して、彼が私に授けてくれたもののほんの一部でも恩返しすることができたのではないか、と考えるのだった。

私は何も、自己憐憫からそう言っているわけではない。彼の曲は、周囲の他者に対する私の責任を思い起こさせてくれるのだ。私にとってのそれは、薬物を使用する人たちが健康で幸せでいられるよう、ほんのわずかなアドバイスを与えることだ。私が人々に伝えたいことをおおまかに分類すれば、それは、用量、摂取方法、セット、セッティングの四つになるだろう。[11]

用量

用量は簡単だ。どの程度その薬物を摂取したか。薬物による効果を予測する際には、おそらくこれがもっとも重要な要素となるだろう。フェンタニルを使用した際に平穏を味わうことができるか、それとも致死的な呼吸抑制を経験するかは、「摂取量」という要因にほぼ支配されている。一般論として、より多くの量を摂取すればするほど、その薬物の有害な作用を引き出しやすくなる。これは、薬理学のもっとも基本的な原則の一つだ。

類似する要素として、薬効というものがある。薬効とは、薬物が特定の効果を発現するために必要な量を指す。効果を得るために必要な薬物の量が少なければ少ないほど、その薬物は強い薬効を有していると言える。おそらく多くの人たちは、今日のマリファナは一九六〇年代のそれよりも〝一〇倍薬効〟が強い、といった主張を聴いたことがあるだろう。このメッセージの政治的意図は、かつて一九六〇年代のマリファナは安全だったかもしれないが、現在流通している物は危険だ、といったものだ。しかし、それはあまりに単純化されすぎているだろう。アメリカで流通している喫煙用のマリファナに関して言えば、薬効には大きなばらつきがある。中にはTHC濃度が一パーセント以下の低級な品物もあるし、かたやシンセミア〔未受粉の雌の花穂の意〕のようなTHC濃度が一一パーセントを超える高級品も流通している。一般的に流通しているマリファナのTHC濃度は、おおよそ三―六パーセントだ。

もう一つ重要な事実として、こういった薬効の差は古くから広く知られていたし、マリファナの多様な効果を示す、過去一五〇年にもおよぶ研究・文献・医学的説明の数々は、いずれも薬効の幅があることを踏まえた上で提示されている。一方で、アメリカのマリファナ農家では近年栽培技術が進歩しており、シンセミアが増えている――つまりよりTHC濃度の高い製品が増えている――のも事実だろう。

私たちが理解すべきなのは、特にあまりマリファナを摂取した経験がない人が、高濃度のTHCを含むマリファナを一度に大量に喫煙すれば、不安、精神病症状、重篤な低血圧症状といった有害な作用を経験するリスクがより高まる、ということだ。しかし、私を含むほとんどの人たちは、自分が摂取しようとしている製品がより高濃度のＴＨＣを含有しているとわかれば、自分が望む効果を得るために必要な使用量を減らし、より少ない量を摂取するようになるだろう。これはまったく同じ条件であれば、人々が四〇度のウォッカよりも五度のビールを多く飲むのと一緒だ。ウォッカ自体がビールよりも危険ということではなく、人々が飲料の用量のちがいを十分に理解していることが必要なのだ。用量は、もっとも重要な要因だろう。

摂取方法

用量は、おそらく多くの人たちが理解しやすい概念だろう。もう一つ、あまり知られていないが、薬物によって気分や行動を変えるためには、その薬物が脳に到達する必要があることを理解しておかねばならない。当然のことながら、薬物を直接脳に注入することはできず、血液によって輸送される必要がある。ここでもう一つ押さえておくべき重要な基本原則は、薬物が速く脳に到達すればするほど、その薬物は素早く、そして強力な効果をもたらす、ということだ。

薬物がどのように摂取されたかを知らずして、薬物がどのような効果をもたらすか正確に知ることはできない。薬理学では、これは「投与経路」と呼ばれている。その薬物の投与経路は、その薬物が脳に到達するまでの時間を決定するため、薬物の即効性や効果の強さに影響する。

ヘロインは、他の多くの薬物と同様に、いくつかの方法で摂取することができる。医薬品として痛みの緩和に用いる際には、ジアモルフィン塩酸塩という名前の錠剤として経口摂取するのが一般的だ。経口摂取はとても便利な方法だろう。特別な器具を必要としないし、周囲の目も気にする必要がない。また、この摂取方法は相対的に安全であることが多い。それは、もしも過剰服薬してしまった場合、経口であれば胃から吸い出すことができるのに対し、経鼻・喫煙・注射といった方法ではこれができないからだ。経口で摂取する際にひとつ懸念すべきことがあるとすれば、他の摂取方法と比べて薬物によるハイ（効果）がゆっくりと生じるということと、その強さが予測しづらいことが挙げられる。

経口で摂取した場合、ヘロインは胃で溶けた後に小腸から血中に吸収される。ヘロインを経口で摂取する直前に大量の食事を摂っていた場合、食物が薬物の吸収を遅らせるため、効果が発現するまでの時間も遅れることになる。逆に空腹状態でヘロインを経口摂取すれば、より速く吸収され、効果もより速く得られるようになる。おそらくあなたも、多くの人と同様に、すでにアルコールで思い当たる経験をしているのではないだろうか。

ヘロインが血中に吸収されると、脳に到達する前に肝臓を通過する必要がある。肝臓の重要な基本的機能の一つに、化学物質を分解し、身体への有害性を低下させるというものがある。このはたらきは代謝機能と呼ばれている。私たちの身体には、ヘロインを含むさまざまな化学物質を代謝するための分解酵素が備わっている。つまり、摂取したヘロインが脳に到達するまでに、肝臓の代謝機能によってヘロインの効果の一部は失われる、ということだ。この現象は初回通過効果と呼ばれ、これにより、経口摂取した薬物の身体への影響は顕著に緩和されることとなる。

このような理由から、薬物の使用経験が豊富な一部の人たちは、より強い効果を求めて経口以外の摂取方法を好む場合がある。たとえば、経鼻で摂取する方法であれば、鼻の血管から肝臓を経由せず直接脳に薬物を輸送することができる。経鼻の場合、およそ数分で薬物の効果が感じられるだろう。対照的に、ヘロインの錠剤を経口摂取した場合には、効果を感じられるまで長ければ四五分程度かかることもある。

ヘロインを血管に直接注射する方法では、経鼻よりもさらに速く薬物の効果を体験することになる。注射の場合、ヘロインは心臓を通過し、すぐに脳に到達するだろう。効果が発現するまでの時間は数秒にも満たない。しかし、ヘロインであっても、はたまた他のどんな薬物であっても、注射による摂取にはリスクを伴う。汚染された注射器を使用すれば、HIVをはじめとした血液感染症に罹患する危険性は高まるだろう。また、注射は過剰服薬となってしまうリスクも高い。

ヘロインの喫煙（煙を吸うこと）は、注射に伴うリスクを回避しつつ、即効性を求める場合に用いられる方法だ。喫煙の場合、肺の広い表面積に張りめぐらされた多くの血管から薬物を効率的に吸収し、かつ肝臓を経由せずに薬物を脳に届けることができる。

それぞれの投与方法のメリットとリスクを秤にかけたとき、あまり経験豊富でない人は注射によって摂取するのは控えることを強くお勧めしておきたい。もしも即効性を求めるのであれば、経鼻ないし喫煙という経路にすれば、注射によるリスクを回避しつつ、その目的を達成することができる。それでもなお、こうしたリスクを知り、他に代替方法があることを知ってもなお、注射という投与経路にこだわる人たちがいることも、私は知っている。こういった人たちのなかには、注射によって薬物を使用している、というアイデンティティそのものに意味を感じている人たちもいるだろう。注射という方法で使用する人たちとそうでない人たちのあいだに明確な境界線を設けることで、みずからを、他の方法で薬物を使用する人たちとは一線を画した存在として位置づけることができる。それ以外の場合でも、単に注射という摂取方法を長年実践しており、その方法に慣れているという事情もあるかもしれない。注射という摂取方法に慣れている人たちのなかには、どうすれば安全に使用することができ、清潔な環境を保ち、ケガを予防できるか知っている人たちも当然いる。

セットとセッティング

私がもっともよく受ける質問の一つに、どうして同じ薬物を、同じ用量で、同じ方法で摂取しているのにこんなにも人によって経験に差があるのか、というものがある。簡単に回答すれば、薬物の効果は単に薬理学的な要因のみによって決まらない、という理由に尽きるだろう。薬物を摂取する個々人の特徴に加え、どのような環境で薬物を摂取するかによっても薬物の効果は大きく変化するのだ。この概念は、「セットとセッティング」として広く知られている。

セット　「セット」とは、薬物を摂取するその人個人の要因を指す。ここには、摂取する際のその人の気分、身体的状態や、その薬物を摂取にあたって期待する効果が含まれる。たとえば、健康的でよく休息がとれており、栄養状態がいい人と、そうでない人とでは薬物を摂取した際の効果に大きな差が生じる。コカインの場合、その薬物は幸福感をもたらすことが知られているが、同時に睡眠を阻害し、食欲を低下させることによって不快な気分を生じさせる可能性もある。それゆえ、運動したり、栄養バランスを意識した食事をとったり、十分な睡眠をとる生活を続けていれば、コカイン（やその他の薬物）によってよい効果を体験できる可能性が高まる。丁寧に日々のセルフケアを実践することが、薬物のいい面を多く引き出すことにつながるのだ。

セットに関連する概念として、耐性についても触れておく必要がある。耐性とは、何度も同じ薬物を摂取することによって薬物の効果が減少する現象を指す。仮にある人物が五〇ミリグラムのヘロインを摂取したとして、その人が日常的にヘロインを使用することに慣れている場合と、過去に一度も使用したことがない人の場合では、その人が経験するハイは同等にはならない。もしも使用するのに慣れている場合には、薬物使用によって体験する快感はより少なくなるため、期待する効果を得るために必要な薬物の量が増加する可能性がある。しかし、耐性とは、決してその人が初めて薬物を使用したときと同じ快感を二度と体験できなくなる、ということでない。それは、真実ではないだろう。他方で、耐性は時にその薬物を使用する人に対して保護的に機能することもある。実際、ヘロインの耐性を獲得している人は、耐性を有していない人よりも過剰服薬で死亡する危険性が低くなるからだ。

セッティング　環境、もしくは「セッティング」、つまり、その人がどのような状況下で薬物を摂取するのかも、その人の使用体験に影響を与える。先述のようなフェスティバルでは薬物使用がめずらしくないので、参加者の安全に配慮している主催者であれば薬物に関する情報や医療的サービスを提供しているだろう。こういったサービスは、薬物を使用する人たちに対してフェスティバルでより安全かつ快適な環境を提供するのと同義である。そして、こういったサービスが提供される環境では、これがない場合と比べて、薬物使用によってより快適な体験をすることができるのは、読者も容易に想像できるだろう。

窮地に立たされる人たち

パークライフでの経験は、こういった薬物使用に関連したサービスや知識を得る機会が提供されない人たちの存在を私に思い起こさせた。こういったフェスティバルに参加するための費用は、入場券、旅費、食費などを含めれば決して安いとは言えないだろう。アメリカにおいて薬物関連死の比率がもっとも高いのは、アパラチア地域およびオクラホマ州を含む、もっとも大学進学率が低く、経済的困窮度合いの大きい地域であるというのは決して驚きではない[12]。オピオイド（ないし他の薬物）が人々を死に追いやっている、といった人々の注意をひく報道は誤りだ。人々を殺しているのは無知と貧困であり、この状況は何世紀にもわたって不変だ。

パークライフを訪れる数週間前、私は友人バフとクリスに会いに、北アイルランドのベルファストに立ち寄った。目的は、彼らの仕事について教えてもらうためだ。二人は、チームメンバーのソーシャルワーカーたちとともに夜な夜な市街地を歩き、困窮した人たちの話に耳を傾けたり、薬物に関する知識を提供したり、清潔な注射器を提供したりしていた。彼らの支援は、失業率が高く住宅事情が安定していない地域に暮らすアメリカの人々にとってもどれほど有益だろうか。

バフとクリスは対照的な二人だ。二人は、それぞれが今日まで北アイルランドを二分している宗教的対立の両極において育ってきた。バフは独身で、子どももいない。一九〇センチメートルを超える長身にサイドを短く刈り上げたミリタリーカット、そして慎重そうな態度は、特に初対面の人に対して威圧的な印象を与えるだろう。しかし、実際の彼は私が会ったなかでも指折りの穏やかな人物だ。これに対してクリスは既婚者で、子どももいる。クリスはバフよりも小柄で細身だし、ブロンドの髪、青い目、屈託のない笑顔、そしてボーイッシュな顔は柔和な印象を人々に与えていた。二人を結びつけていたのは、その人の置かれている立場にかかわらず、薬物使用は大人たちの権利として守られるべきだ、というゆるぎない信念だ。二月のある寒い夜、彼らとともに街中を見回っているときに、私は彼らの信念がどのように結実しているのかを目撃することができた。ケイティはチームのソーシャルワーカーの一人で、身長一五〇センチメートルほどの小柄な女性だったが、彼女は何ら躊躇することなく暗い路地に足を踏み入れ、なかにいた長身でボロボロの洋服を着た男性に、穏やかな口調で話しかけていた。数分間の会話の後、彼女はこちらに戻ってきて私にこんな話をしてくれた。彼らが支援する人の多くは安定した住居を確保できていないため、人目につかない場所であればところかまわず薬物を摂取しており、そのなかには路地や公衆トイレなど、お世辞にも清潔とは言えない場所も含まれていた。こういった場所で使用すれば、当然のことながら、過剰服薬だけでなく、感染症や膿瘍のリスクを高めることになる。今回会った男性の場合は、彼女はこの男性が最低限清潔な注射器を所持していることを確認したかったようだった。

清潔な器具とナロキソンを人々に提供するのに加え、ベルファストのチームは、安全に薬物を使用できるように見守る者がいる施設を立ち上げるよう、市にロビー活動を行っていた。一般にこういった施設は、薬物を使用する人たちのなかでも、特に医療・福祉サービスにつながっていない人たちによって利用されることを想定している。施設の必要性を訴える人々は、これらの施設をアディクション・精神疾患・ＨＩＶ／エイズ・肝炎に苦しむ人に対して持続的なケアに提供するものだと考えている。施設のなかで、利用者はみずからが望む薬物を、医療スタッフの監督のもと使用することができる。ここでいう監督とは、もちろん、横柄なものでも押しつけがましいものでもない。過剰服薬が生じた際に――もちろんこういった施設でも時折発生するが――それが知識のある人間の監督下で起きるか否かは文字通りその人の命運を分ける。利用者はまた、注射器、パイプなど、清潔な器具を無条件で入手することができる。ベルファストではまだ利用できないが、このような施設はカナダやスイスをはじめとした国々で少しずつ導入されはじめている。[13]

話はパークライフに戻る。私はこの音楽フェスティバルの参加者が薬物を摂取している環境と、ベルファストの人々が薬物を摂取している環境のちがいを思い返していた。

薬物安全性検査はもっと多くの場所で利用できなければいけないと、私はこれまで以上に強く感じた。想像してみてほしい。もしも世界中の人々が、自分が摂取しようとしている薬物が安全か、検査することができたならどうだろうか。汚染された薬物によって命を落とす人々は、まちがいなく劇的に減ることだろう。

折衷的な薬物安全性検査が抱える問題

二つ、英国で認められている薬物安全性検査の問題点を警告したい。まず第一に、ザ・ループが検査できるのは、参加者が入場前にアムネスティ・ボックス*に投棄した薬物と、警察や医師が没収した薬物だけだ。つまり、フェスティバルの参加者が、自分が持っている薬物を検査のために直接ザ・ループに提出することは認められていないため、この検査体制の利益を享受できる人は非常にかぎられている。検査結果はソーシャルメディアや掲示物など誰もが閲覧可能なかたちで公開されるため、自身が所持している薬剤が（ロゴ・色・大きさなどから）まったく同一であると判断できる場合のみ、この情報は役に立つだろう。二つ目の懸念は、英国の薬物安全性検査は警察の協力によって実施されている、ということだ。規制当局の関与は、人々がザ・ループをはじめとしたサービスを利用することに対してまちがいなく抑制的に働く。想像してみてほしい。もしあなたがMDMAを摂取するといった違法な行為に関与するとして、警察が関与するサービスを利用しようと思うだろうか。この問いに対する答えを考える前に、ザ・ループの白人同僚たちとともにパークライフに入場したときの警察の対応を聴いてほしい。

私を見るなり、警官は私に警察犬を仕向けた。警察犬は、私に向かって歩みを進め、足元で臭いを嗅いだ後、先に進んでいった。突如として私は、警官のなかで容疑者となったのだ。私は、薬物を所持していないかの追加の検査を強要された。解放されるまでの屈辱は数分におよび、私は靴を脱ぎ、両足を開いて検査に耐えなければならなかった。

これは本当に屈辱的な体験だった。見た目のせいで私だけがターゲットにされたのは、私だけでなく、ともに来場していたザ・ループの面々からみても明らかだった。私は、「このバカ警官は、手に入れようと思えばどんな薬物でも手に入る検査場所に今まさに向かっている最中なのに、私が何か薬物を所持してないか検査してるのか」と考えていた。また私は、麻薬探知犬に関する研究論文から、探知犬はハンドラー〔探知犬とペアで活動する捜査官〕から発せられるさまざまなサインに応じて行動していることを知っていた。[14] もしもハンドラーが人種差別主義者であったなら、どういった人たちが捜査の対象になりやすいか、それは容易に想像がつくだろう。

要点はこうだ。薬物使用をよい体験とするためには、さまざまな要因を考慮する必要がある。そのなかには、摂取量、耐性の程度、そして薬物を使用する環境がある。好むと好まざるとにかかわらず、薬物使用は私たちの社会の一部であり、薬物を使用する人の健康と幸福が守られるよう知恵を絞るのは、社会全体が負うべき責任だ。彼らの安全を守ることは、私たちがはたすべき責務の一つであり、より安全な代替策が存在しているにもかかわらず、それを実践せずに人々を影に押しやり、その尊い命を危険に晒すような真似をす

＊　訳注：所持を発見されれば何らかの責任を負わされる可能性のある物を、匿名のまま破棄できる箱。主に公的機関が薬物、銃器、輸入規制のかけられた動植物を回収するほか、一部企業では従業員が誤って毀損した商品などを投入する目的で設置されていることが多い。

べきではない。

第４章　薬物のアディクションは脳の病気ではない

辛抱強く堅実に考え続けることのできる人は少ない。安易な答えや中途半端な解決策に人々が飛びつこうとするのは、普遍的な探求である、とさえ言える。
――マーティン・ルーサー・キングJr.

「いやぁ……」。私の目の前にいる、大人であるはずの彼の言葉に耳を疑った。私は、ボブ・スミス博士がそそくさと私の前から去るのを、信じられないという表情で見送った。当時、ボブはNIDAの上級科学者で、私たちは薬物乱用国家諮問委員会の年次会議が始まるのを待っている最中だった。

一八人のメンバーで構成されたこの諮問委員会は、精神作用物質を専門とする研究者たちで構成されていた。また、国民代表として会議に参加していた者も数名いた。この会議の表向きの目的は、NIDA所長であるノラ・ヴォルコフ博士に対して、今後の研究の方向性や研究資金助成のあり方について、各委員の専門性にもとづいて助言をすることにある。しかし、実態はノラの意向を追認することであり、そのことは、あの場に参加している全員にとって暗黙の事実だった。

ノラは大成した研究者であり、この業界でも、もっとも著名な学術誌に数々の研究業績が掲載されている人物だ。しかし、それ以上に多くの人が知る彼女の評判とは、アディクションを脳の病気とする考えへの過剰なまでの固執と、薬物およびNIDAに関して彼女の意向に異を唱える者たちに対する強硬な姿勢だろう。NIDAに勤務する者を含め、薬物について研究している多くの科学者たちは、彼女が薬物の娯楽的使用の否定的な面を長年にわたって過剰に強調し続けており、薬物使用がもたらすよい面を無視し続けていると理解している。しかし、研究者たちは研究助成に悪影響が生じたり、NIDAから何らかの横やりが入ったりするのではないかと恐れ、この考えを公にしない。事実、本書に登場する薬物に関する研究の九〇パーセント以上は、NIDAから研究助成金を得ている。彼女は、まさにこの世界の君主だ。そして、なかには彼女のことを圧政者だ、と捉えている人たちもいる。

委員会の会議にはボブのようなNIDAの研究者も参加していた。ノラの見解に沿う意見以外は一切発言しないよう縮こまっている出席者たちの様子は、さながらクリスマスツリーの装飾品のようだった。そんな様子だったから、私の隣に座っていたボブが、「メタンフェタミンと脳についての君の研究、私はとってもいいと思ったよ。でも、私がそう言ったのは内緒にしておいてくれ。ここじゃあんまり歓迎されないことだからな」といったとき、彼が何を恐れているのか私には容易に想像できた。それでも、私はショックだった。どうして一人の専門家が、同僚に口封じをしなければいけないほど、自分の見解を世に知られるのに脅えなければいけないのだろうか。そういったふるまいは、大人の、少なくとも私が尊敬するような大人のとるべき態度とは言いがたかった。それは未熟な子どもの行動でしかないが、同時にNIDA職員に期待される行動規範でもある。彼は、何か特段侮蔑的なことを述べたわけでも、非倫理的なことを述べたわけでも、違法な行為を働いたわけでもない。彼は単に、自分が専門性を有する分野に関する研究論文に関して、自身の見解を述べただけだ。

ボブが言っていたのは最近出版された研究論文のことであり、その論文において私は、過去の研究を精査し、収集されたデータから飛躍した解釈をしていれば、容赦なく批判した。[1] これまでの多くの研究は、メタンフェタミンを使用している人たちの脳は損傷を受けていると結論づけていたが、これを支持するエビデンスはきわめて脆弱だった。私たちの研究では、こういった点を含む既存の研究の問題点の数々を指摘した。その中には、ノラの名前が掲載されている研究も含まれている。

この研究が発表される以前、私とノラの関係は比較的良好だった。二〇〇七年に私は何度か、彼女が登壇する、高校生やその保護者を対象とした、薬物がテーマの対話方式の講演会を手伝ったことがあった。私が諮問委員会のメンバーに誘われたのも、おそらくは彼女との関係性からだろう。決して深い絆で結ばれた仲ではなかったが、友好的であったのはまちがいない。そんななかで、私の研究で示された考察は彼女にしてみれば一種の背信行為と映ったらしい。諮問委員会のメンバーとしての三年の任期が、このようなかたちで始まるとは予想だにしていなかったが、科学の世界で洗脳がどのようにして行われるのかを直接目にする、またとない機会とはなった。

簡単に言えば、ノラの見解――すなわちNIDAの見解――は、薬物を娯楽目的で日常的に使用すると脳がダメージを負う、というものだ。では、責任ある科学者として、一体どのようにしてこれに反論し、時に薬物使用にはメリットすらあるのだ、と主張すればいいだろうか。本章で、私は読者にこれを示そうと思う。あちこちで目にするお洒落な脳の画像について批判的に検証することを通して、たとえ節度を持った使用方法であっても、薬物を使用すると脳にダメージを負ってしまうという通説に対し、私は異論を唱えたい。脳を画像化する技術を用いれば、休んでいたり、複雑な問題を解いているときの人間の脳の様子を観察したりすることが可能だ。もちろん、これはよいことだ。しかし、いくらよいことであっても、限界はある。脳画像検査はとても流行しており、近年では特に薬物に関する研究で脳画像を用いていないものを探すのが難しいほど、一般的なものとなっている。多くの一般の人や、なかには一部の研究者も、脳画像を使用すれば研究やその結果に対する科学的な信頼性が高まる、と考えている。しかし、そんなことはない。ノラや彼女の同僚が世間を震え上がらせるために使う色っぽい画像の数々が、実際には何ら正確なデータを提示していないのだと、本書の読者は知るだろう。そして、何のデータも示さない、ただ権威性に依拠しているだけの画像から導き出されるさまざまな主張など、もはや科学とは呼べない。

本章を読み進めていくにあたり、神経科学に関する専門的な知識を持たない読者は、一部の専門用語の読み解きを困難に感じるかもしれない。専門用語は可能なかぎり少なくしたが、なかには一部説明するうえで不可欠な単語も含まれてしまうことを許してほしい。諦めずに辛抱強く本章を読み進めてくれたならば、脳へのダメージの証拠として人々を惑わしてきた画像の数々に、読者は今後二度と騙されなくなる、と請け負うつもりだ。

高校生だった一九八〇年代、私は薬物の娯楽的使用は脳にダメージを与えるのだと信じて疑わなかった。薬物は脳に作用することによって効果を発揮するのだから、この考えを支持する画像を見る必要性すら感じていなかった。薬物は悪いものだと私は教えられてきたからだ。だからこそ、薬物は脳にとっても悪影響なのだ、と。一方で、多くの人が予想するように、この時点で私はすでにマリファナを何度となく喫煙していた。私のなかでは、煙を深く吸い込みすぎず、吸う回数を少なく抑えておけば、そこまで多くの脳神経細胞*が破壊されることはないだろう、という理屈を立てていた。同時に、私はアルコールも摂取していたし、タバコも吸っていたが、当時は、こういった行為もまったく同じ薬物の娯楽的使用なのだ、と理解するほどの賢さを持ち合わせていなかった。

私は、薬物使用がもたらす恐怖を、親族など、きわめて身近な関係のなかで目撃していた。たとえば、私のいとこのマイケルとアントニーは、クラック・コカインを吸いはじめるまでは本当に人当たりがよく、しっかりとした人物だった。少なくとも当時の私はそう思っていた。クラック〔コカイン〕にハマりはじめてから、彼らはホームレスの犯罪者になり、自分の母親からも盗みを働くようになってしまった。私の母親が、「ドラッグなんてやるもんじゃないよ！　ドラッグがあんたのいとこをどれだけボロボロにしたか、みてみな！」と言ったのを今でもありありと覚えている。薬物によって脳が変わってしまい、彼らを悪行に走らせているのだという説明は疑いようがない事実のように思えた。彼らは親族の恥さらしで、その元凶は薬物だった。

一方で、クラックの使用をはじめる前のマイケルとアントニーがどんな社会的状況で悪戦苦闘していたか、少しでも立ち止まって考えようとする者は誰一人としていなかった。二人は、ともに中学校や高等学校でかなりの苦戦を強いられていた。アントニーに至っては学校を中途退学し、今もなお黒人を差別し続ける労働市場によって慢性的な失業状態に追いやられていた。マイケルの状況もさしたるちがいがあったわけではなく、彼も長続きしない職や人間関係を転々とする生活が続いていた。二人とも、空軍に入隊することができた私とはちがい、みずからの生活を立て直すために地元を離れる機会にさえ恵まれなかった。ただ一つ、刑務所に入っていた時期を除いて。

私の場合は、軍がこれ以上ないほど支持的な環境を提供してくれたおかげで、新しい技術を習得したり、さまざまな領域で成功体験を積んだりすることができた。そして、何十年もの月日を要してようやく理解できたのは、私のいとこ、あるいは、〝クラック・ヘッド〟などといった侮蔑的な言葉で蔑まれ、社会から見

＊　脳の神経細胞は、ニューロンとも呼ばれる。

捨てられてしまった人たちの場合、取り巻く環境や社会的状況からの影響がいかに重大なものであったのか、ということだった。

いとこたちに対する想い入れもあり、軍での四年間を終えて高等教育を修了したのち、私は「薬物問題」を解決する唯一の手段であると信じ、神経科学の分野に飛び込んで研究をはじめた。私が育った資源の乏しい地域で、これほどまでに犯罪と貧困が蔓延っていた原因は、娯楽目的での薬物使用やアディクションを差し置いて考えられなかった。もしも人々の破壊された脳を修復することにより薬物使用を防ぐことができれば、私の育ったコミュニティを貧困と犯罪から救うことができる、と信じていた。

あなたは、「多少の知識があるのは危険なことだ（A little knowledge is a dangerous thing）」という諺を聞いたことがあるだろうか。これはまさに当時の私にピッタリの言葉だった。私はあまりにも無知であり、世間知らずで、それにもかかわらず自信に満ち溢れていた。こんなに危険な条件はない。大学院で、私は神経解剖学、神経化学とともに、薬物がラットの脳にどのような影響を与えるかに関していくばくかの知識を得た。当時の私は、これらの知識に興奮を覚えた。高校生のころに教わった、「薬物はあなたの脳を破壊する」という情報の科学的根拠を知ることができた、という実感があったからだ。大学院での学びを通して、私は薬物が脳のどのニューロン（神経細胞）に作用するのかを明らかにする技術を身に着けた。

たとえば、脳の前方の基底部には側坐核という部位がある。側坐核にはドーパミンという神経伝達物質*が多く分布しており、快の感覚に深く関係していることが知られている。過度に単純化された理論によれば、娯楽目的での薬物使用のように快感をもたらす経験をすると、側坐核のドーパミンニューロンが活性化すると言われている。たとえば、メタンフェタミンは脳のなかでも側坐核で多くのドーパミンを放出させ、この作用によって人々は快感を体験すると言われている。こういった一般的だがきわめて不完全な知識によって、私を含む多くの研究者たちは、薬物を使用する人とそうでない人の脳に、明確に識別可能なちがいがあるはずだと結論づけた。そして私は、このちがいこそがアディクションやその他の薬物関連問題の原因であるはずだ、と考えたのだ。

このような科学的立場は、一九九七年、当時のNIDA所長であったアラン・レシュナー博士によって雄弁に語られていた。彼は、一流科学雑誌サイエンスに「アディクションは脳の病気であり、非常に重要な事実だ」という論説を寄稿している[2]。この論文のなかで彼は、「アディクションは脳の構造と機能を変化させることから、薬物に対するアディクションは基本的に脳の病気だと考えるべきだ」と主張した。アランの論文によって、私のなかの「薬物は脳に悪影響を与える」という主張はより強固なものとなった。彼の主張を心の底から信じていたし、彼が執筆したこの文章は私にとっての聖書に他ならなかった。

時を同じくして、私はイェール大学のエリノア・マッケンス・カッツ博士の研究室で博士研究員としての勤務をはじめた。エリノアは、現在、アメリカ保健福祉局のアレックス・アザー長官に健康的行動に関するさまざまな助言をする、政府の要職に就いている。政治的主張こそ異なっていたものの、私はエリノアのことを、研究室の面々を大切にしてくれる、とても厳格な科学者である、と認識していた。彼女の研究室は、どういうわけかいつも「ザ・ジェリー・スプリンガー・ショー」**が放送されているような状態だった。しかし、ひとたび、椅子から室内の備品まで投げ合うような、その日の激論を終えると、私たちは本当に有意義

* ニューロン（脳の神経）同士がコミュニケーションをとるために必要な化学物質。ドーパミンは数ある神経伝達物質の一つ。

** 訳注：アメリカで一九九一年から二〇一八年まで放送されていた、問題を抱えた一般人が番組に登場し、会場で激しい口論を繰り広げるテレビ番組。

な研究を遂行することができた。

ある研究で私たちは、コカインを静脈注射した場合と、コカエチレン（コカインとアルコールを同時に摂取した際に体内で生成される代謝産物）を静脈注射した場合の行動および身体への変化を比較した。この研究で私たちは、研究の参加者に二回、それぞれ量のちがうコカインを投与し、コカエチレンでも同じ手続きを実施した。また、別の日にはプラセボ（偽薬）として生理食塩水を投与した。そして、合計五日の投与日に、それぞれ心拍数、血圧、気分を測定し、これらの薬物による効果のちがいを測定しようと試みたわけだ。当時の一般的な認識では、コカエチレンはコカインよりも危険だと考えられていた。一部の研究者は、コカエチレンは血圧と心拍を高め、心臓発作や脳卒中のリスクを急激に高めるのではないか、と考えていた。

この研究の成果は二〇〇〇年に論文として刊行された。[3] 私たちはまちがっていたのだ。コカエチレンはコカインよりも心血管系への影響が少なく、結果的に心臓発作や脳卒中のリスクも低くなるのではないか、と考察せざるを得なかった。薬物に関する私の知識がまちがっていたと判明したのはこのときだけではない。しかし、このときの研究こそが、私の研究者としてのキャリアにおける大きな転換点になったように思う。この研究を通して、私が疑いようのないものと信じてきた、薬物に関するさまざまな知識が、実際にはまちがっているかもしれない、と否応なしに気づかされたからだ。薬物に関して信じられている情報の多くは、実際には十分な科学的根拠はなく、権威ある人物によって語られた空想や憶測にすぎないことが明らかになったからだ。

上記の研究で私たちは、コカインのアディクトを対象にさまざまな量のコカインやコカエチレンを投与したが、不適切なふるまいをした人物は一人もいなかった。参加者はみな定められたスケジュールに沿って行動できていたし、その他の参加に際して守られなければいけない厳しいルールも順守していた。研究の参加者が一貫して適切なふるまいを続けていた、という事実は、それまでの私が抱いていたコカイン・アディクトに対するイメージや、コカインは人間を大きく変えてしまうという偏見とは、あまりにかけ離れているものだった。研究をはじめた当初、私はきっと参加者はみな時間にだらしなく、平気で無断欠席をし、不適切にふるまい、研究の手続きを無視し、もっとコカインをよこせとせがむだろうと考えていた。だから、私は、彼らの行動に強い戸惑いを覚えたのだ。当時の私はなんと無知だったことだろう。薬物を使用する人たちに対する、何ら根拠がないのみならず、有害ですらある否定的なステレオタイプを私が乗り越えるまでには、一〇年近い月日を要した。

こういった研究を実施するために、ＮＩＤＡは何百万ドルもの税金を私たち研究者に与えている。よく考えてみてほしいのだが、もしもコカインがそんなに神経毒性*の強い物質であったとしたら、どうして研究者たちはこの薬物を人々に投与することを許されるのだろうか。薬物を投与するのがすでにアディクションを呈している人たちで、すでに彼らの脳は修復不可能なほど破壊されているからこそ、ことさらに多少のコカインを投与したとしても何ら問題ない、ということだろうか。薬物に対するアディクションを発症してしまった人たちはすでに深い傷を負っていて、これ以上の傷を負っても社会は気に留めない、ということだろうか。ＮＩＤＡをはじめとした研究者たちはこの倫理的なジレンマをどのようにして乗り越えたのだろうか。それが私にはわからない。

一つだけ確かなことがあった。それは、これらの薬物による害はきわめて誇張されている、ということだった。これについて現在は確信を持っているが、この事実にたどり着くまで、私は三〇年近く薬物に関する

＊　神経に損傷を与えたり、殺してしまう特性のこと。

研究を続ける必要があった。もう一つ私たちが知っておくべきなのは、NIDAのような連邦政府に関連した組織においては、政治と科学とを完全に切り離すのはきわめて困難だ、ということだろう。つい最近まで、NIDAのミッションは、「薬物乱用やアディクションに抗うために、科学の力をもって国を導くこと」だと宣言されていた。[4] 薬物乱用やアディクションは薬物によってもたらされる数々の作用の一つにすぎないにもかかわらず、NIDAのこの宣言は、組織自体を、薬物によってもたらされる利益の一切を無視するという視野狭窄に陥らせている気がする。しかし現実には、私たちが行ってきた研究成果の大半は、薬物使用がもたらすメリットの大きさを示しているのだ。

一部の科学者は、自分たちの研究の社会における注目度を上げ、研究助成を受けやすくするために、薬物の否定的な影響を過剰なまでに強調しようとする。問題が大きければ大きいほど、彼らの研究は強い影響力を持つことができるからだ。これに加担しない他の研究者たちにしてみれば、彼らの行動は道を踏み外してしまっているように映るだろう。言い換えるならば、彼らにとって望ましいのは、ありとあらゆる潜在的な危険性——間接的なものも含め——を強調することであり、同時に、たとえそれが誰の目にも明らかなものであったとしても、薬物使用のもたらすメリットについては可能なかぎり取り上げないことなのだ。こういった行為は、薬物に対する片面的な情報だけを恣意的に提示したからといって、何ら深刻な害を生じないだろう、という誤った憶測にもとづいている。しかし、それは大きなまちがいだ。ジャーナリストたちは、このような偏った情報から記事を執筆している。もしもあなたが嗜好用の薬物に関する新聞記事を検索したならば、ほぼすべての記事が薬物の否定的な影響しか取り上げていない実態を知るだろう。映画や公共サービスの広告は、記事において描写された、歪んだ薬物使用者像をそのまま採用してしまう。アメリカの有名な薬物乱用防止キャンペーンを例にとれば、そうした広告が発するメッセージは、たった一回でもメタンフェタミンを使用すれば、脳は取り返しのつかないダメージを負う、というものだ。念のため言っておくと、メタンフェタミンや、メタンフェタミンと化学的にほぼ同一の物質であるアデロールは、FDAによって認可された、注意欠如・多動症（ADHD）を治療するためのれっきとした医薬品なのだ。また、メタンフェタミンとアデロールは、それぞれ肥満症とナルコレプシーの治療薬でもある。

まちがった薬物政策は、ほとんどの場合このように誇張された情報にもとづいている。一九八〇年代には、暴力のまん延、高い失業率、新生児死亡、そして児童に対する育児放棄まで、ありとあらゆる問題の原因はコカインにある、と言われていた。もっと恐ろしいことに、一度でもコカインを使用すればただちにアディクションになってしまうという、ばかばかしいとしか思えないような、真実とはほど遠い言説が叫ばれていた。たった一度使用しただけでアディクションになってしまう薬物など存在しない。それにもかかわらず、神経科学を専門とする薬物の研究者たちもこの言説に加担した。一九八六年六月一六日のニューズウィークの記事では、イェール大学の精神科教授フランク・ガウィン*の、「コカインに対する脳の一部のニューロンの反応を変えるためには、神に脳の構造を変えてもらうよう祈るしかない」というコメントが引用されていた。

科学的根拠が乏しいにもかかわらず、薬物に関する「神経科学的」な主張をすることは、有害と言わざる

＊　皮肉なことに、ガウィン博士は薬物戦争の被害者となってしまった。彼は現在すでに第一線を退いているが、この二五年の間、ライム病（マダニによって媒介される感染症。数年に渡って関節炎や重度の皮膚症状を呈する）に伴う疼痛の管理のため、大量のオピオイドを処方されていた。しかし、オピオイド処方薬に関する新しい規制によって、突如、医師から処方されるオピオイドの量を急激に減らされてしまった。最近のインタビューでガウィン博士は「本当に痛い。満身創痍だ。自分が自分でないみたいだ」と語っていた。[5]

を得ない。こういった主張は、すでに社会から周縁化された人々から薬物を取り上げるという、不当かつ非現実的な目標――しかもその目的のために人々の私権を制限したり、不条理な法律を制定したりすること――を正当化させる土壌を作り出してしまった。その結果、一九八六年に米国議会はクラック・コカインの密売にパウダー・コカインよりも一〇〇倍厳しい刑罰を科す悪法を通過させてしまったのだ。薬理学的な観点から見れば、パウダー・コカインよりもクラック・コカインのほうが有害ということはあり得ない。両者はまったく同じ薬物だ。唯一のちがいと言えば摂取方法くらいで、クラックは喫煙するが、パウダーは経鼻ないし液体に溶かして注射する、といった程度だろう。しかし、そんなことはおかまいなしに、一九八八年の本法の厳罰化は初犯者や単純所持者にも拡大された。また、この法律には、アメリカは一九九五年までに薬物を完全に排除することができるとも書かれていた。娯楽目的の薬物使用を社会から排除するのは非現実的だし、不可能だ。人類史上、薬物がない社会など存在したことはなく、今後も存在することはあり得ないし、何より誰もそんなつまらない世界に自分の身を置きたいなどとは思うわけがない。アルコールも、カフェインも、抗うつ薬も、鎮痛薬も何も存在しない世界を想像できるだろうか。少なくとも私には見当もつかない。

クラック－パウダー法は二〇一〇年に法改正され、クラック・コカインとパウダー・コカインの間の刑罰の差は一〇〇対一から一八対一まで縮小された。コカイン使用者の大半が白人であるにもかかわらず、クラック・コカイン関連の犯罪で摘発される者の八割以上が黒人であることを考えれば、このような法改正では不十分と言わざるを得ない。

神経科学上のデータを過剰に演出することによって社会に与える悪影響は、何もアメリカだけにとどまらない。フィリピン大統領ロドリゴ・ドゥテルテの行いはもっとも極端な例だろう。大統領の任期が一年ほど経過したころには、違法薬物を使用ないし販売した人たちがすでに数千人規模で処刑されていた。ドゥテルテは、メタンフェタミンを使用すると脳が萎縮してしまい、もはや治療を施したところで何ら効果は望めない、と自身の行為を正当化した。[6]

ドゥテルテとその周辺の者たちはいったい何を根拠にこんな荒唐無稽な着想を得たのだろうか。もしかすると、彼らはＮＩＤＡが出資したり、ノラたちが関わった研究論文に目を通したりしていたのかもしれない。二〇一六年にノラと同僚たちが発表した研究では、こんなことが書かれている。「もしも薬物使用を早期に発見できなければ、使用者たちの脳は変化し、薬物を摂取しようとする衝動をコントロールする力が浸食されてしまう危険性がある」。[7]この一文の前半部分は、人々の薬物使用を管理したいと考える者たちが、ありとあらゆる薬物使用に対して――それが現実には薬物使用の大多数を占める、何ら問題を生じない娯楽的な使用であったとしても――妄想的なまでに過剰に反応することを促している。このような文章を目にすることによって、親たちがかられる病的な恐怖は、おそらくどんな薬物を使用することよりも悪影響を及ぼすだろう。後半部分はより悪質だ。この文章は、薬物使用によって自己制御する能力を失うような脳の変化があたかも不可避であるかのように書かれているが、このような主張を正当化する科学的根拠など誓って存在しない。しかし残念なことに、この研究はニュー・イングランド・ジャーナル・オブ・メディシンという、世界でももっとも幅広く読まれる医学雑誌に掲載されており、その影響は計りしれないのだ。

より悲惨なのは、脳が長期にわたって変化してしまうという言説は、精神疾患の診断統計のゴールドスタンダードである、米国精神医学会『精神疾患の診断・統計マニュアル　第五版』（ＤＳＭ－５）にまで浸食してしまっている、ということだ。「物質使用症の重要な特徴の一つに、特に重症度の高い者において、解毒後も持続する脳の回路の変化が挙げられる」[8]と記載されているのだ。このような、もはや悪意に満ちているとしか考えられない、狡猾で制裁的な洗脳行為は、何ら神経解剖学的な根拠が提示されていないにもかかわらず、自分たちの脳が薬物使用によってダメージを受けてしまっているのではないかという、著しい苦悶に人々を陥れるだろう。しかし、信じてほしいのだが、そのような根拠はどこを探しても存在しないのだ。[9]

薬物使用に関する、何ら根拠のない神経科学的主張は巷にあふれている。こうした情報を真に受けてしまうことによって生じる、さまざまな被害を最小化するためには、その主張が記された論文の方法と結果の部分を読む技術を身に着ける必要がある。今から、この部分をどのように読めばいいのか教えよう。手はじめに、序論と考察は無視してかまわない。ここに記されているのはいわばプロパガンダであり、研究者が自分たちの研究やアイデアをプロモーションする部分だ。個々の研究を掘り下げて読むことにあまり関心のない人たちのために、これだけは伝えておきたい。健康な人が節度をもって薬物を娯楽目的で使用したとして、これが脳に異常をもたらすという研究データは一つとして存在しない。信じてほしい。もしもこれが真実でなかったら、私は、自分の生涯にわたる薬物使用経験を、この本のなかで誇りをもって開示することなど絶対にしないはずだ。

個々の研究についてさらに深く読み込みたいと思う人たちのために、脳画像検査に関する基本的な情報を伝えておく必要がある。大まかに、脳を画像化する技術は脳の構造に着目するものと、機能に着目するものの二種類に大別される。核磁気共鳴画像法（Magnetic Resonance Imaging: MRI）は構造に関する検査の代表だ。ＭＲＩは脳を高い分解能で形態の特徴を明らかにする手法であり、脳腫瘍や神経細胞の死滅といった構造的な異常の検出に適している。また、ＭＲＩは放射性物質を投与する必要がないため、非侵襲的である（身体への害がない）、という特徴もある。他方で、ＭＲＩの大きな欠点の一つは、脳がどのように機能しているかについては何ら情報を得られない、ということだ。つまり、ＭＲＩによって脳の容積（大きさ）を知ることができるものの、その脳が特定の課題をどのように処理しているのかを知ることはできない。もしも仮に私の側坐核があなたのそれよりも大きかったとして、私があなたよりも強い快感を経験しているというわけではない。

陽電子放射断層撮影（Positron Emission Tomography; PET）と核磁気共鳴機能画像法（functional Magnetic Resonance Imaging; fMRI）は機能的な脳画像検査の代表に分類される。これらの手法では、単に脳を解剖学的に観察しているだけでは判別できない、脳の活動に関する情報を得ることができる。たとえば、ＰＥＴ検査を行えば、特定の神経伝達物質の活動の仕方を把握することができるわけだ。反対に、ＰＥＴもｆＭＲＩも脳の解剖学的な情報を収集することには適していない。しかし、これ以上に大きなＰＥＴ検査の欠点は、被検査者に放射性物質――ごく少量であり、人体への影響は限定的だが――を、投与する必要がある、という点だろう。

薬物に関する研究では、一般にある薬物を使用している人と、使用していない人という二群を比較するという手法がとられ、使用していない人が対照群（薬物使用の影響を測定するための基準となる対象）に設定される。研究のなかで、それぞれの研究参加者の脳を一度スキャンした後、認知機能に関する検査などを行ってその人の実際の行動を測定する。こういった検査を実施すれば、二つのグループのあいだにおける行動上のちがいを比較することができる。そして、もしも両グループに差が確認された場合、二つのグループの脳画像のちがいが認知機能検査の差と関連づけられる。しかし、通常、脳画像検査を使用するのは、研究のなかでも一回切りであることが多く、観察された脳画像上の差が特定の薬物使用によってもたらされたものだ、と判断するのはほぼ不可能と言っていい。観察された差は、もしかしたら薬物使用よりも前から存在していたかもしれない。もしもあなたが論文を読み進めるなかで、変化とか、萎縮とか、機能低下とか、縮小といった、あたかも変化が起きたことを示唆するかのような単語を目にすることがあれば、それは専門用語を不適切に使用しているかもしれない、と警戒したほうがいい。変化を測定しようと思うならば、複数回にわたって検査を行わなければならないはずだからだ。目の前の人物にたった一度しか会ったことがなかったとして、その人の髪型が変わったかを、あなたに判断することはできるだろうか。

「大麻の喫煙で変化する若者の脳」。二〇一四年四月一五日のボストン・グローブ誌に掲載された記事にはそんな見出しがついていた。記事には、当時の全米アディクション医学会（American Society of Addiction Medicine）会長のスチュアート・ギトロウ博士による「マリファナが脳の構造を変えてしまうというのはきわめて妥当な結論だろう。（中略）このような構造的な変化は、他の研究によって報告されている認知機能の変化の、少なくとも一因であると言えるだろう」というコメントも引用されていた。

記事に掲載された主張の根拠となったのが、マサチューセッツ総合病院とノースウェスタン大学の共同研究だ。[10] 研究者たちは、脳画像検査を用いて二〇人の大麻使用者と対照群となる非使用者二〇人の脳をそれぞれ一回ずつ検査した。研究参加者の平均年齢はおよそ二一歳。大麻を使用していた群は週に三、四日大麻を喫煙していた他、対照群と比べてタバコも頻繁に吸っていたし、飲酒量も多かった。研究の主な発見は、大麻を使用していた群は側坐核が対照群よりもわずかに大きく、かつ大麻の使用量は側坐核の大きさと相関関係にあった、ということだった。ただ、観測された側坐核の大きさのちがいはきわめて小さく、もしも二群の画像を一つに合わせてシャッフルしようものなら、どちらの脳画像が大麻を使用した人のそれで、どちらがそうでないか判別するのはおよそ不可能なほどだった。それにもかかわらず、研究者たちは「形態計測上の異常」が存在していると躊躇なく結論づけ、その上で、脳がマリファナに暴露されることによって、量依存的に脳の報酬系に変化が生じる、と考察していたのだ。

論文の著者らの考察や、ボストン・グローブに掲載されていた記事は、両群から一度しか計測されていないデータから結論を導き出しており、きわめて不適切だ。この手法では「変化」があったと証明することはできない。変化を調べるには、一定の時間間隔をおいて、複数回にわたって、それぞれの参加者の脳画像を検査しなければいけないはずだ。もう一つ重要な点として、両群のあいだには、大麻使用以前より差が存在していた可能性だって否定できないだろう。つまり、薬物使用よりも前から、ごくわずかなちがいが両群の側坐核にあった可能性がある。このようなまちがいは薬物研究では決してめずらしいものではない。

もう一つ、多くの研究ではタバコの喫煙と飲酒の影響がしばしば見逃されている。タバコとアルコールの影響を切り離し、純粋に脳に対する大麻の影響を分析しようと思うのであれば、研究者らは比較のためにもう一つ別のグループを用意すべきだ。しかし、こういった研究の妥当性を高めるための手続きは、ほぼすべて脳画像研究で行われていない。理想を言えば、大麻を使用しないがタバコの喫煙や飲酒をしている人たちで第三のグループが構成されることが望ましい。もしもこの第三群の脳を検査した結果が大麻を使用する群と似た結果を示せば、観測された差は大麻使用によってもたらされたものではないと結論づけることができる。

さらに重要な点として、この研究で観察された脳のごくわずかな構造的な差が、実質的にどれほど意味のあるちがいなのかを判断する方法がない、という問題もある。なかには側坐核が大きい人もいれば、小さい人もいる。身長差が存在しているように、脳の大きさにもある程度の差があることは、正常な現象であると考えられている。なかには身長の低い人もいるだろうが、ある女性の身長が一五〇センチだからと言ってその人の身長が病的に異常であるとはだれも言わないだろう。

批判すべき点はまだある。彼らの研究では、参加者の行動や認知機能を測定する検査を一切実施していない。単に二つのグループの脳構造の大きさにちがいがあったからと言って、それが脳全体の統合的な機能や脳の構造全体にちがいがあることを示すわけではない。たとえば、どちらの群も複雑な学習課題や記憶能力などを測定する検査で同等の成績を収めたであろう可能性は高い。両群ともに、検査の実施日に遅参することはなく、研究の手順も順守し、研究に最後まで参加していた。このように研究参加者としての責任をはたしていたこと自体、大麻を使用していた人たちが一定の社会的機能を有していることを示唆している。とはいえ、研究者たちが、認知機能を測定する何らかの検査を実施することにより、特定の知的活動の指標となる情報を収集しており、かつ脳の機能的な差を示す結果も得られていれば、彼らはそのように考察することができたかもしれない。研究者（そしてジャーナリスト）はしばしば、認知機能など、測定したいと思う行動を直接かつ丁寧に測定することなく、人々の行動の神経学的基盤に関する不当な憶測を語る誘惑に囚われてしまっている。人々の行動を測っていないのであれば、人々の行動についてとやかく述べるべきでない。

悲運なことにこの研究に対するメディアの取り上げ方は、この研究と同じくらい無責任だった。ワシントンポスト紙は「ほんの微量でも、大麻の喫煙はあなたの脳を変えてしまう」と、タイム誌は「最新の研究より、大麻の娯楽的使用は若者の脳に悪影響を与えることが判明」という見出しで研究成果を大々的に報道した。薬物を使用する人たちを対象とした研究は特に、こういった見出しに話題が占拠されてしまうことがめずらしくない。実際には、ほとんどの研究には無視することのできない研究手法上の限界があり、研究から得られたデータが、研究者が主張する結論と整合性が取れていないことも稀ならずあるのだ。これに輪をかけるようにして、報道機関は、誤解を招きかねない見出しで親たちを脅し、そして、恐怖にかられた親たちは政策決定者たちに、「薬物問題」に対処すべきだと懇願することとなる。

このような不当な警告は、薬物への暴露が胎児の脳に与える影響に関する話題になると、さらに悪化していく。一般に信じられている言説は、出生前に薬物に暴露されると、胎児の脳には不可避的にダメージが生じるというものだ。この言説はあまりに深く根づいてしまっており、薬物使用の胎児へのダメージを報告する研究は、特に脳画像を用いようものなら、研究を投稿した際に受ける審査で大きな恩恵を受けることができる。要するに、脳画像を用いて「薬物は胎児の脳に悪影響だ」という言説を支持する研究は、より査読を通過しやすく、出版される可能性が高い、ということだ。

この傾向に私が気づいたのは、数年前、胎児期の薬物への暴露がその後の子どもたちの認知機能に与える影響に関する、大学院生を対象とした授業を担当していたときだった。この授業で私たちは、最近発行されたばかりの二編の研究論文を、一五週かけて批判的に読み込み、議論していた。学期末の課題として、ありきたりな一五から二〇ページのレポート提出を求めるのではなく、どこかの科学雑誌に短報を投稿させることにした。短報は、胎児の薬物への暴露を取り扱った、近年発行された何らかの研究に対する反論を記したものであり、講義の中で触れた話題やコンセプト、理論を組み込んだものでなければならない、と指示した。すると学生たちは、「この研究の手法から、因果関係を推論してもよいのか」とか、「この研究の結論は、研究結果から導き出されたものとして適当でしょうか。データと一貫していると言えるのか」「研究の目的を達成するために、この研究手続きは適当と言えるのか」といった疑問を短報にしたため、その雑誌の編集委員に投稿した。

喜ぶべきことに、何人かの学生が投稿した短報は、いくつかの一流科学雑誌に掲載された。その一方で、私が戸惑ったのは、胎児の薬物への暴露に関連した研究が出版される際に、その考察が明らかに経験則的な内容に偏っている、ということだった。ある研究を紹介しよう。カリフォルニア大学デービス校、メリーランド大学、そしてＮＩＤＡの研究者たちは、ｆＭＲＩを用いて、胎児期に複数の薬物に曝露された児童二七名と、曝露されていない児童二〇名とのあいだで脳活動の比較を試みた[11]。その研究では、リーキングメモリという認知機能を測る検査を実施している際の子どもたちの脳の活動を、ｆＭＲＩを用いて測定する、という手法がとられた。胎児期に暴露された薬物には、アルコール、タバコ、コカイン、ヘロインが含まれた。ちなみに、薬物への暴露はほとんどの場合妊娠初期（最初の三カ月間）に集中しており、妊娠期間が進むにつれて暴露は顕著に減少していった。妊娠が進むにつれて薬物使用が減少していくというパターンは、薬物を使用する女性たちの使用パターンに関する既存の研究結果に合致する傾向だ。

対照群となった、薬物に曝露されていない児童二〇名と、薬物に曝露された児童二七名の脳の活動には、いくつかの領域でごくわずかなちがいを認めたが、その差は正常の範囲内といって差し支えなかった。また、ワーキングメモリの検査成績は両群で同程度であった。これらの結果は、脳の活動は両群ともに正常である、という見解を支持するものであった。しかしながら、研究者らは特にワーキングメモリの結果について、「行動的指標〔ワーキングメモリの検査〕の結果は、ＰＤＥ群〔胎児期に薬物に暴露された児童〕の注意や反応を維持する能力に微小な変化をもたらした可能性を示唆する」（強調は筆者）と、驚くほど病的な考察をしていたのだ。ワーキングメモリの検査が同程度の結果を示したにもかかわらず、なぜあるグループ（ここでは、胎児期に薬物に暴露された児童）には否定的な影響があり、対照群（胎児期に薬物に暴露されていない児童）にはなかったと結論づけられるのか、私は理解できない。こういった考察を可能にするのは、そもそも偏った考えにもとづいて考察を組み立てている場合だけだろう。

最終的に、この研究の実施者らは、彼らの研究データが「胎児期に薬物に暴露された児童において、計画的に応答する能力を司る脳の神経ネットワークを変化させたことにより、その能力を低下させていること」を示唆している、と結論づけた。これに対して、私の授業に出ていた学生デロン・マカリスターは、この結論は研究手法と収集されたデータからあまりに飛躍していると指摘する短報を、この研究論文が掲載された雑誌に投稿し、その短報は見事に掲載された。[12] この短報ではつまるところ、論文の著者は自分たちで収集したデータを無視し、偏見にもとづいて独自の物語を展開した、という事実を穏当な表現で指摘している。もしも研究の対象とする行動を測定する検査（この研究の場合は、ワーキングメモリ）で差が確認できなかったのであれば、そのような差があったことを示唆する主張は排除されなければならない。それはまるで、男女ともに思考しているということを根拠に、男性は女性よりも優れた思想家であると結論づけるようなものだ。さらにつけ加えるならば、行動上の変化が観察されなかったにもかかわらず、あるグループが機能的に劣っていると主張するために、この脳画像上の差を根拠とするだけでは不十分である。ワーキングメモリの検査を実施している際に測定された脳活動の、両群におけるちがいはあくまで正常の範囲内であったのだから。

残念なことに、脳画像を用いた研究におけるこの手のバイアスを最小化するために、私が十分な数の学生に講義を行っているのかと言えば、現実にはそうとは言いがたい。しかしながら、ここで説明した例を知ることによって、今後、読者諸君がさまざまな文献を、より批判的な視点で読む助けにはなるはずだ。そして、こうした情報に触れることによって、軽率な研究者の数々や、「薬物は危険だ」というウイルスに侵された者たちによってあなたが欺かれる危険性が、わずかでも少なくなることを期待している。

もう一つ、MRIやfMRIを用いた研究について知っておいたほうがよい重要な情報として、ほぼすべての研究が追試験によって検証されていない、ということが挙げられる。先行研究の結果を追試験により再現するのは、科学の実践のためにきわめて重要であり、その健全さの証明でもある。再現性を確認することにより、単一の研究から導き出された、実際には薬物使用とは関係のない偽りの研究データに振り回されてしまうのを防ぐこともできる。センセーショナルな見出しで報じられる、脳に関する新たな発見は、その研究結果が別の研究者によって再現されるまで、話半分程度の理解にとどめておくべきだろう。

私はここまで、脳画像のデータがどのように恣意的に解釈され、誤用されているかを例示してきた。今度は、この対極に位置する、きわめて精巧に実施され、適切な結論が導き出された優れた研究を紹介しよう。[13] この研究は、ウェイン州立大学に当時勤務していたクリス・エリン・ヨハンソン博士とその亡夫ボブ・シュスター博士などによって実施されたものだ。念のため言っておくが、この研究はＮＩＤＡの助成を受けており、またボブは一九八六年から一九九二年までＮＩＤＡの所長を務めていた人物でもある。要するに、ＮＩＤＡの助成を受けた研究が一律に偏っており、ＮＩＤＡに関係する人物全員が悪い研究者であると考えるのはまちがいだ、ということは明言しておかなければならない。

クリス・エリンらはＰＥＴ検査を用いて、メタンフェタミンに対するアディクションを有する人とそうでない人の脳を比較した。メタンフェタミンを使用している人は平均して一〇年ほどの使用歴があり、アルコール、コカイン、マリファナを含む他の薬物も日常的に使用していた。対照群はメタンフェタミンの使用歴がなく、過去に何らかの薬物に対するアディクションを発症していたこともなく、マリファナ以外の違法薬物の使用経験もなかった。研究者らは研究の参加者に複数の認知機能検査を実施し、両群の検査結果を比較した。この研究や、他の研究をより深く理解するため、まずはＰＥＴ検査について説明しよう。

ＰＥＴ検査では、まず放射性薬剤を血中に投与し、薬剤の分布をスキャンするコンピューター機材を用いて、薬剤が脳のどの部位にどの程度分布しているかを視覚化する。先ほどの研究では、ドーパミン受容体に親和性を持つ放射性薬剤を投与することにより、それぞれの研究参加者の脳のドーパミン活動を視覚的に分析することが可能となっていた。

この研究は、精神薬理学雑誌に掲載された。研究の結果、メタンフェタミンを使用していた群と対照群は、ともにほとんどの認知機能検査で同程度の成績を収めた。他方、メタンフェタミンを使用していた群は、注意の持続、短期記憶や長期記憶といった領域で対照群よりも検査成績が悪かった。それでも、メタンフェタミンを使用していた群の検査結果は、年齢や教育歴を考慮した上での正常の範囲内であったことはつけ加えておく必要がある。要約すると、メタンフェタミンを使用していた人たちは、いくつかの検査で使用していない人よりも検査成績で劣っていたが、認知機能はあくまで正常なレベルだった、ということになる。

では、脳画像データはどうだろうか。メタンフェタミンを使用していた群は、対照群と比較して中脳の一部の領域のドーパミンの結合強度が平均して一〇―一五パーセント程度弱かった。しかしながら、両群の画像データはかなりの重なりがあり、メタンフェタミンを使用していた人のなかには使用していない人と同程度か、それよりもドーパミンの結合強度が強い参加者も含まれていた。つまり、この結果は、もしも両群の脳画像データを一つに混ぜ合わせた場合、ある画像がメタンフェタミンを使用していた人のものか、それとも対照群の人のものか判別することはできない、ということを意味している。これらの結果から、研究者はメタンフェタミンを使用していた群とそうでない群との機能的な差（もしくはその日常生活への影響）はたとえあったとしてもきわめて小さいものであると結論づけた。その根拠としては、ほとんどの認知機能検査で同程度の成績を収めていたこと、そして、画像データと認知機能検査の結果とのあいだに関連が見いだせなかったことを挙げた。

ご想像の通り、この研究はあまりメディアから注目されなかったし、この分野でもっとも厳格な手続きを経て行われた研究の一つであるにもかかわらず、ニュー・イングランド・ジャーナル・オブ・メディシン誌やネイチャー誌といった一流雑誌に掲載されることもなかった。その理由の一つに――他の厳格な手順に則って実施された良質な研究も同様だが――研究の実施者たちが薬物の否定的な影響を騒ぎ立てる世の流れに従わないことを選んだせいで、メディアの関心を引きつけることができなかった、という可能性があるだろう。その代わりに、研究を実施した者たちは偏りなく、私情を挟まずに、慎重な用語を用いて研究結果を考察することを選択したことになる。これは、科学者が学術雑誌を通して情報を発信する際に最低限守るべき態度でもある。

古くから政治家たちは、公共の恐怖心を煽ることによって政治的・経済的活動を進めていくための通貨を収集できるのだ、と考えてきた。この文脈において、「薬物問題」ほど使い勝手のよい多年草は存在しない。現在、取り沙汰されているのはオピオイドだ。そして、また明日には別の薬物になっているかもしれない。問題があると人々に訴え、力説する政治家のもとに票も、予算も、影響力も集中する。薬物問題を誇張することで、政治家は英雄や救世主になることができる。もちろん、彼らが提示する解決策が現実に効果的であることはほとんどないのだが。

いわゆる薬物問題はまた、ジャーナリストや映画製作者に対しても、深入りしすぎることなく、ほどよいスリルを体験させてくれる。こういった職業に就く者の多くは中流階級の出身で、道徳的な問題があるか、危険な行動にみずから手を染めたことはないものの、そういった行為に関心を持っている者が少なくない。ヘロインの使用がよい例だ。歌手ジョニ・ミッチェルは『A Case of You（ア・ケイス・オブ・ユー）』という曲で「I'm frightened by the devil. And I'm drawn to those ones that ain't afraid（私は悪魔が怖い。同時に怖いと感じない人のことがとても魅力的にも映る）」と歌い、この心情を的確に描写した。ヘロインのアディクションに関する記事を執筆し、映画を製作することによって、彼らはアディクトを疑似体験し、製作を終えたら自分たちの世界に戻ることができる。お手軽にスリルを体験できる、というわけだ。

ほとんどの薬物使用は——たとえそれがヘロインであっても——アディクションを生じない。しかし、クラック・コカインやヘロインといった違法薬物に関する物語や映像作品で、アディションに焦点をあてていないものを探せと言われたら、おそらくそれは相当困難な作業になるだろう。それはなぜだろうか。理由は簡単で、アディクションはノン・アディクションよりもスリリングだからだ。夜、ヘロインを使って、翌朝定時に出勤し、問題なく社会的責任をはたしている人を描写した映画など、いったいどこの誰が観たいと思うだろうか。おそらくほとんどの人はこういった様子に物足りなさを覚えるだろうし、ジャーナリストや映画製作者はそのことを知っている。つまり、極端なまでにアディクションに偏った作品を生み出すのは、製作者にとってウィン-ウィンな状況なのだ。好奇心旺盛な人々は生み出された作品を熱心に消費するし、ジャーナリストや映画製作者たちは恰好つけて知ったかぶりできる、という算段だ。

　多くの政治家やジャーナリストの行いはもちろん許容できないが、だからと言って彼らの過ちが悪意に満ちている、とは思わない。こういった人たちはさまざまな社会的危機が渦巻く環境の中で活動することを強いられており、しかも、わずかな情報を頼りに、ただちに解決策を提示することを絶えず求められている。社会が直面しているさまざまな危機の責を薬物に求めることによって、明快な解決策を人々に提示することができるし、多くの人々を、ほとんどの場合複雑な、真に解決すべき問題に向き合わなくて済むよう解放してくれる。私が思う科学者の責務とは、少なくともその一部は、政治家やジャーナリストが犯したまちがいを修正することだ。私が科学者になることを選んだ理由の一つでもある。私は、薬物が人々の脳や行動に与える影響を公平な視点から記述するために、多くの労力を割き、慎重に考察を重ねることが楽しいと感じている。

　残念なことに、このような守られるべき由緒ある科学的営みは今日、特に薬物の脳への影響を専門とする研究者らによるフィアモンガリング*に取って代わられているのが実情だ。科学者には、本来、政治家やジャーナリストよりも高い水準で客観性を維持することが求められているにもかかわらず、このような印象操作が現在ではまかり通ってしまっている。本章の前半部分で例示されたような、研究者による研究結果の誤った解釈は、薬物使用者と見なされている人たちへの社会の向き合い方に影響を与えるだけでなく、彼らに誤ったステレオタイプを植えつけ、血の通わない、誇張された政治的主張や有害な政策をもたらすという点において、言語道断な行為だろう。ドナルド・トランプはしばしば――そのなかには違法な処刑行為といった策略も含まれているにもかかわらず――ドゥテルテをはじめとした残忍な指導者による薬物使用者や販売者への扱いを「すばらしい功績だ」と称賛している。クラック・コカインにパウダー・コカインよりも一〇〇倍重い刑罰を科すことを定めたかつてのアメリカの法律も、まさにこのような美辞麗句に端を発していることを忘れてはいけない。

今日、クラック・コカインの有害性を過度に強調し、人種差別的に運用されるクラック‐パウダー法に対して、多くの人々は嫌悪感を抱いている。しかしながら、このような法律が制定される背景にある思想の形成において、科学者コミュニティがはたした役割を批判的に分析する者は少ない。

薬物に関する規制当局の人種差別的なふるまいを、科学者コミュニティは長年にわたって無視し続けてきた。研究者の大半は中流階級の白人であり、みずからの行動の結果に向き合う必要がない。しかし、私にはこんな贅沢を味わう余地がない。日々子どもの顔を目にし、自分が生まれ育った地に足を踏み入れるたびに、ろくな科学的根拠のない薬物関連法を根拠に横行する、人種差別がもたらす凄惨な被害に、私は否応なしに直面させられているからだ。

私たちは、薬物に対する私たち自身の見解、薬物政策、そして薬物研究の研究助成資金や研究のあり方を、これ以上脳至上主義に委ねてはいけない。賭け金があまりに高すぎるし、人々にもたらされる被害は想像を絶するものだ。

＊　訳注：危機が迫っていると印象づけることによって人々に恐怖を植え付けるような情報操作、恐怖喧伝。

第５章　アンフェタミン
——共感、活力、エクスタシー

私からすべてを奪ってもかまわない。けれども、喜びだけは奪わないで
これさえあれば、私はまわりのどの男たちよりも豊かでいることができる。
——エミリー・ディキンソン

「絶対に殺してやるからな。空港に到着したらおまえを暗殺してやる。フィリピン空港にはドゥテルテ大統領を支持する俺のスパイがたくさんいる」。フィリピン・マニラにあるニノイ・アキノ国際空港の出発ロビーに着き、フェイスブックにログインした際に私に届いたのは、こんなメッセージだった。私は、この一週間ほどのフィリピンでのできごとを振り返りながら、予定を数日切り上げて、この国から脱出するための深夜便を不安な気持ちで待っていた。

私は、ＮｏＢｏｘ*と無料の法的援助および死刑に反対する特別委員会という二つの地元の人権団体に招待され、マニラの薬物政策フォーラムで講演をするためフィリピンを訪れていた。同国では薬物使用や販売が疑われる者を司法手続きも経ずに殺戮する状況が続いており、今やフィリピンの薬物政策の悪しき象徴と化

＊　訳注：薬物政策やハーム・リダクションに取り組むフィリピンの民間団体。

した、この惨状に対する代替策を話し合うため、フォーラムの主催者は国内外から専門家を招いていた。主催者は私に、私の専門領域の一つでもある、メタンフェタミンの人体への影響に関する最新の科学的知見を提供してほしい、と要望してきた。彼らは、私が以前にタイでも同様のトピックについて講演をしていたのを知っていた。タイは、フィリピンと同様に、メタンフェタミンがもっとも社会の注目を集めている国の一つだ。タイ社会はメタンフェタミン関連の問題を極端ともいえるほど重大に受け止めており、政府はメタンフェタミン関連の犯罪の刑罰をヘロインよりも一〇倍近く重く設定する法律を制定したほどだった。その結果、同国における薬物の単純所持による刑期は、私が知るなかでも前代未聞の長さに設定される、という惨状を呈するに至った。

スパッタ・ルエンルンという女性の話をしよう。二〇一〇年六月七日、ルエンルンさんは、一錠半のメタンフェタミン錠剤、わずかに五ドル相当を密輸した罪で、二五年の刑期を言いわたされた。メタンフェタミンの含有量はおよそ三五ミリグラムであり、低から中程度の用量だ。比較のために説明をすると、この量はアメリカ合衆国でＡＤＨＤの治療目的で子どもに処方可能な最大量（六〇ミリグラム）さえもはるかに下回る。ルエンルンさんの話はとりたててめずらしいものでもない。タイでの滞在期間中、ウドンタニ中央刑務所を訪れた際には、少なくとも二〇人以上の男女が同程度のメタンフェタミン所持によって二五から三〇年の刑に服しているのを知った。タイの厳しい薬物関連法の結果、同国は収監される女性の割合が世界でもっとも高い国になってしまった。[1] タイの刑務所に収監される女性の八〇パーセント以上は薬物関連の犯罪によって検挙されている。[2] 男女を通してみても、タイは世界で六番目に刑務所人口が大きい国となっており、その大半は薬物関連の犯罪によって服役させられている。

より衝撃的なことに、二〇〇〇年代初頭のタイの薬物に対する取り締まりは今以上に過激で、薬物の使用者や販売者の多くが死んでいった。二〇〇三年だけを見ても、二千人以上が裁判にかけられることもなく殺害されている。[3]

私も参加した、二〇一六年にバンコクで開催された、前代未聞の大規模な薬物問題に関するカンファレンスには、こういった社会背景があったのだ。タイ最高裁判所、法務省、パッチャラキッティヤパー王女殿下、そしてその他大勢の人々が会議を主催し、神経精神薬理学、物質使用症の治療、司法制度、国際的な薬物法、規制当局などの専門家を世界中から招聘していた。

二日間にわたる討議ののち、タイ政府は新たな薬物規制法を起案することを決定した。タイ法務省は、同法案は最新の科学的知見にもとづき、国民に対する思いやりと効果的な薬物規制との平衡が達成されるよう努力を尽くす、と宣言した。目覚ましい進歩がもたらされたのだ。

フィリピンのドゥテルテ大統領による、メタンフェタミンやこれを使用する人たちに対する無知な発言の数々はもちろん承知していたが、マニラでのフォーラムも、バンコクのときと同様、有意義な場になってほしい、と私は期待していた。二〇一六年八月一七日、大統領に就任してから二カ月足らずで、ドゥテルテは、「シャブ（メタンフェタミン）を使えば、一年ほどで人間の脳は縮んでしまう。一度そうなったら、もはやリハビリなどしても無意味だ」と宣言した。[4] 表向き従順なフィリピン政府関係者や警察関係者の前で、ドゥテルテは薬物使用者や販売者に対する殺意に満ちた政策を正当化したのだ。私がフィリピンの薬物フォーラムで講義をするまでの期間に、すでに五千人以上がドゥテルテの血塗られた薬物戦争によって超法規的に殺戮されていた。[5]

政府関係者もこのフォーラムに出席する、と聞いていたため、私は、講演に先立って自分の主張を明確かつ正確に整理する必要がある、と考えていた。メタンフェタミンや他の精神作用物質に関して客観的な議論ができるように、誰かを非難したり、激昂させたりしたくはなかった。他方で、会議に参加する政府関係者は、科学者か、さもなければ少なくとも医師であると聞いていたので、過剰に心配してはいなかった。結局のところ、フォーラムは学術集会であり、誰かが発信した空想上の物語よりも科学的・実証的なエビデンスが共通言語となる場だ。たとえ、その迷信が一国の大統領から語られたものであったとしても。私はあくまで、科学の世界で真実と考えられている、実験によって得られた事実のみに焦点をおいて話をすることを考えていた。

マニラを訪れたのはこのときが初めてというわけではなかった。私はすでにこの国で科学的な講演を何度も行った経験があったし、そのなかにはメタンフェタミンをテーマにしたものも含まれていた。もちろん、激しい議論を巻き起こしたものもあったが、その時点で確認されていたもっとも信頼性の高いエビデンスは、大抵、参加者の支持を得た。そのため、今回のフォーラムだけが例外だと考える理由など、私にはなかったのだ。

フォーラムの主催者が、開催の前の週までに私の主張を教えてほしい、と言っていたことに若干の違和感を覚えたが、こういった注文をつけられることもまったく経験がなかったわけでもなかった。どんなイベントであっても、私はこの要望には応じたことはない。当時の保健長官ポーリン・ジーン・B・ロセル＝ユビアルが、私の講演の直後に反証を示す予定であったため、論旨を組み立てるにあたって事前に私の主張を報告するよう指示していたと知ったのは、フォーラムの後だった。ロセル＝ユビアル博士はドゥテルテ政権の科学者代表だった。結局、彼女はフォーラムに現れず、他の政府関係者が出席した。

自分の講演を終えた後、国連特別報告者アニエス・カラマールは一万人ほどの彼女のフォロワーに向け、「カール・ハート教授：シャブが人を暴力的にしたり脳に障害をもたらしたりする、というエビデンスはな

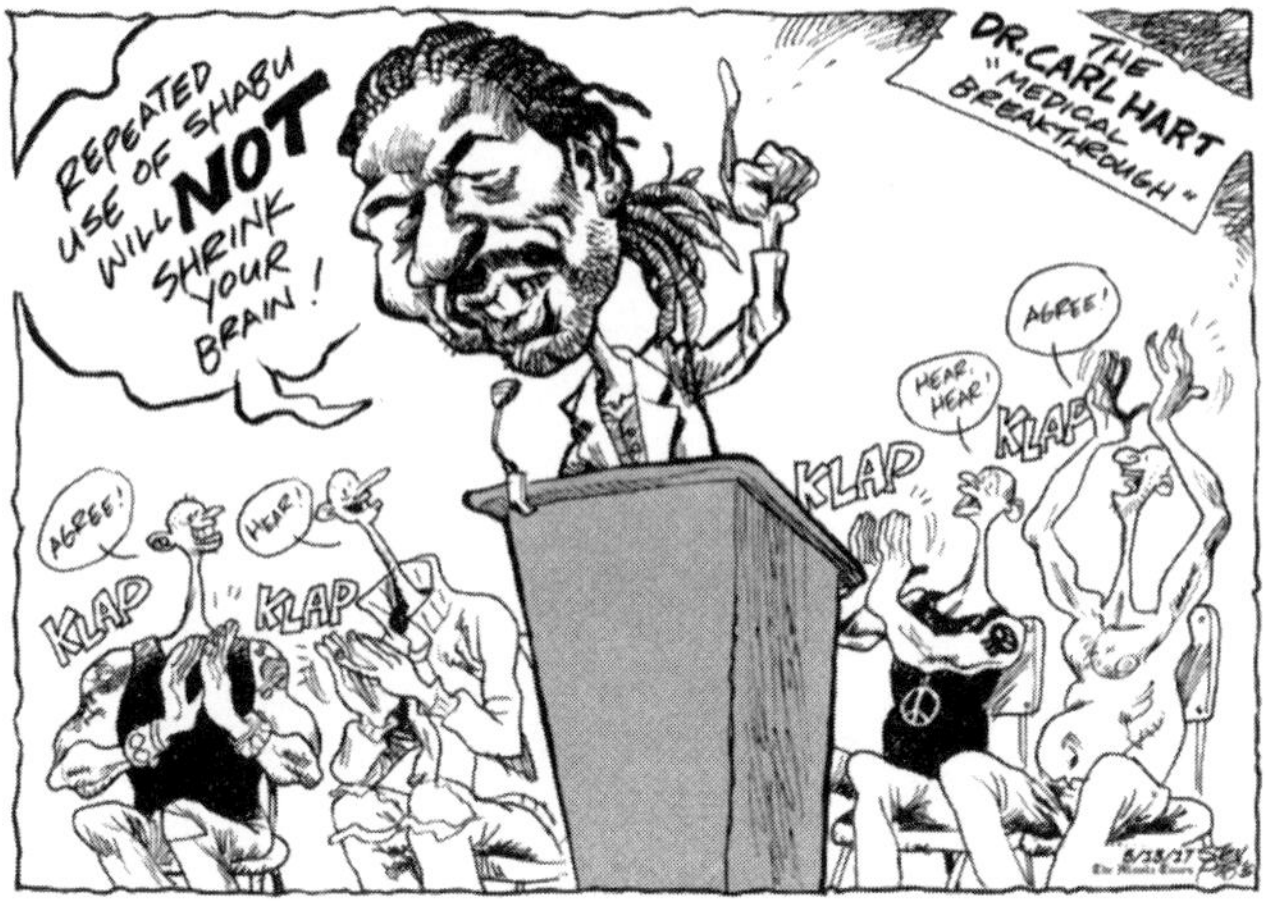
REPEATED USE OF SHABU WILL NOT SHRINK YOUR BRAIN!
THE DR. CARL HART "MEDICAL BREAKTHROUGH"
AGREE!
HEAR, HEAR!
KLAP
KLAP
AGREE!
HEAR!
KLAP
KLAP

〔カール・ハートが「シャブをくりかえし使っても脳が縮むことはない！」と「大発見」をしたと主張したことに対し，脳が縮んだ者たちが拍手をしている〕

い」と私の講演のメッセージを引用してツイートした。もちろん、数十字程度のメッセージから、五五分にわたる私の講演すべての文脈をくみ取るのは不可能だろう。しかし、この短い文章は、一つの重要な結論を人々に伝えることには成功した。

ツイートへの反応は迅速かつ容赦ないものであった。ドゥテルテ政権の支持者はカラマール――そして、発言の発端である私――を早々に国家の敵として認定した。私と彼女は、脅迫じみたメールやＳＮＳメッセージを多数受け取り、フィリピンでもっとも広く読まれる新聞マニラ・タイムズ紙には、編集部による私を嘲笑する風刺画が掲載された（上図）。

講演で伝えた見解をより正確に理解してもらうため、ラップラー・トークというフィリピンのウェブ番組のインタビューを受けることにした。目的は、薬物の実際の効果と、根拠のない煽動目的の主張とをどのように見きわめるかを、視聴者に教えることだった。人々が両者を区別できるようになれば、高い貧困率・失業状態など、一部の切実な人々を犯罪に走らせる、フィリピンの人々が本当に解決すべき問題に着手できるようになると、私は説明した。ラップラーでのインタビューはうまくいったという手ごたえがあった。カラマールのツイートに端を発する人々の怒りが、これによっていくぶんでも鎮まってくれるのではないか、と期待していた。しかし、それは大きなまちがいだった。

インタビューが公開されるや否や、ドゥテルテみずから口撃をしてきた。彼は、カラマールがあんなことをツイートしたのは私たちが男女の仲だからだ、と非難した。「彼女はあの黒人と新婚旅行にでも行ったほうがいい。旅費は私持ちだ」と。ドゥテルテは、私がメタンフェタミンを使用したとしても、特に通常人々が摂取する量であれば、脳が縮んだりダメージを受けることはない、と主張したことを受けて、「あいつは完全に頭が狂ってる」と私にも矛先を向けた。

ドゥテルテ自身は、みずから公言している通り、長年にわたるオピオイド使用者だ。彼の主張によれば、彼がオピオイドを使用しているのは、慢性的な疼痛に対処するためだそうだ。これはおそらく事実なのだろう。しかし彼は、自身の薬物使用と、他者の薬物使用への中傷とのあいだに存在する本質的な矛盾に、まったく気づいていない。

私は空港のラウンジに座って、さまざまなソーシャルメディア上の脅迫を見返していた。科学にもとづく事実をただ述べただけで、人々が安全にすごすための情報を提供しただけで私を殺そうと憤るのは、いったいどんな人たちなのだろうか。

初めて全米規模のテレビに出演した、二〇一三年六月九日のできごとを思い出していた。撮影が終わってスタジオから出たとき、テレビに出ていたもう一人のゲスト出演者、ビル・マーフィーが私に名刺を手渡してきた。彼はボルティモアを拠点に活動する弁護士で、のちにフレディ・ゲリー*の家族がボルティモア市を相手どった民事訴訟を提訴した際に、家族の代理人を務めた人物だ。「これを持っておいたほうがいい。たぶん必要になると思う」と彼は述べた。ビルは、私の意見に同意する一方で、薬物は危険だと盲目的に信じている人たちによって私の安全が脅かされてしまうのではないか、と心配していた。私は、彼の優しさに免じて名刺を受け取りつつも、さすがに映画の見すぎではないかと軽く考えていた。しかし、彼は決して大げさではなかったと、私は今さらになってようやくそのことを理解した。

警戒気味に、私は空港のラウンジを見渡した。私は、どんな状況であっても平静を保つことに矜持を持っている。高校時代、DJをやっていたとき、私は「クール・カール」の名前で通っていた。しかし、少なくとも今の私は「クール」からはほど遠い状態だ。私が今いるこの場所は母国アメリカではない。私には、この国では物事がどのように運んでいくものなのか十分にイメージできない、という不安があった。今の私はフィリピンという異国にいる。この国は一年前にドゥテルテを大統領に選出し、この人物は素手で誰かを殺したことを公の場で武勇伝のように語り、薬物の使用者や販売者に対する暴力を公然と推奨し、彼が掲げる戦争に抗議する政敵を問答無用で投獄する人物だ。

出国の数日前、私はフィリピンの政治家たちと昼食をとり、そこでドゥテルテの人権侵害の実情を耳にしていた。私がオンライン上で脅迫の数々を受けていると伝えると、昼食の主催者たちは真剣に私の身の安全を案じてくれた。フィリピンでは、違法な嘱託殺人がときとして一件あたり一〇〇ドル程度で実行されることもある、と忠告してくれた。事実、空港についた直後、ほんのつい先刻も、警備員との奇妙なやり取りが

＊　訳注：二〇一五年四月一二日に発生した、ボルティモア市警察が黒人の青年フレディ・ゲリーを殺害した事件。貧困や薬物使用に苦しむ地域で生活していたフレディは、見回り中の警官によってナイフを所持していた罪で逮捕され、警察署に移送される際に六人の警官によって激しい暴行を受け、頚椎損傷により死亡した。

あった。その警備員は、私が手荷物検査を受けている際、一直線に私のもとを訪れ、私が一体誰なのか把握済みだと前置きしたうえで、大統領に逆らうべきではない、と不気味な笑顔で私に警告した。私が反応するよりも早く、彼はどこかに消えていた。

これは本当にヤバいかもしれない、と私は考えた。私のパソコンに映し出された殺害予告の数々を見ながら、さまざまな考えが私の頭を去来した。ずっと尾行されていたのだろうか。もしかしたら、殺害予告はさっき会ったあの警備員からのものかもしれない。はたまた空港の従業員からだろうか。強い恐怖にかられた私は、今にもその場から逃げ出したかった。私は、死角から監視されないように、大きな窓に面した席から離れ、壁際の座席に移動し、周囲を見回した。

恐怖を打ち消すため、私はヘッドフォンから流れる音楽に集中することにした。ゴスペルの王ジェームズ・クリーブランド牧師の「Nobody told me that the road would be easy（誰も、道のりが簡単だなんて言っていなかった）」という歌声が流れ出した。彼の名盤『I Don't Feel No Ways Tired（疲れてなんかいないさ）』は、私の気持ちをこの上なく穏やかにした。

クリーブランドの歌声は、他のゴスペル同様、ロビンと二人だけの時間を楽しむときに欠かせなかった。一日ほどのステイケーションで私たちは外界を完全に遮断し、自分が望む精神作用物質を摂取して二人だけの親密な時間を楽しんだ。

二人で味わう休息の時間の尊さを指摘したのは、ロビンだった。敬虔なカトリックとして育った彼女は、日曜のミサを欠かさない幼少期をすごした。教会での結婚式に先立って、私たちは一緒に教会に行くこともあったし、教会が求める婚前カウンセリングにも取り組んだ。これらはすべて、二人の愛の実践だ。

ひとつひとつの瞬間がとても神聖で、かけがえのない超越的体験だった。そして、それぞれの体験に即した精神作用物質は、その経験をより尊いものにするために欠かすことのできない役割をはたしている。

私たちが経験する心地よさは、宗教的な観点からもっとも正確に説明できる。オハイオ・プレイヤーズが歌う「Heaven Must Be Like This（天国はこんな場所にちがいない）」がまさにその情景を描写している。私たちだけの聖域について、ロビンはたびたび、「この瞬間が、普遍的な善（すなわち神）は実在するんだなって一番実感できる」と言っている。はっきり言っておくが、私がどんな薬物を摂取したとしても、神の実在に対する彼女の信心に勝ることはないだろう。ロビンも私も、私たちをより豊かな人間にしてくれる物や行為を支持する立場であり、これによって世界がすべての人にとってよりすごしやすい場所になると考えている。こう言ってもよい。私たちは、自分たちなりに、より思いやりと人間性に満ちた人でありたい、という願いを成就するための手段を見つけ出したのだ、と。

二人だけの大切な時間をすごそうと思うとき、アンフェタミンこそが私たち最大のお気に入り物質であるのは疑いようがない。かつての私は、ドゥテルテと同じように、いや、さすがに彼ほどではないにしても、アンフェタミンに関して無知だった。たとえば私は、この薬物が、d-アンフェタミンという、ADHDの治療薬として広く知られるアデロールの活性体を含んでいることを知らなかった。アデロールはアンフェタミンとd-アンフェタミン塩とを含有する薬物だ。アンフェタミンの仲間には、メタンフェタミン、MDMA、2-フルオロメタンフェタミン（2-FMA）、6-（2-アミノプロピル）ベンゾフラン（6-APB）などの薬物がある。

みずからの無知ゆえに、私は長きにわたってアンフェタミン類を忌避し続けており、初めてこれを使用したのは、すでに四〇歳をすぎたころだった。これは、あまりに恥ずべきことだろう。さらに情けないことに、なぜアンフェタミンを使用しないのかと人々に問われた際、過去の私は次のように答えていた。「そんな薬は必要ないし、どんな薬であっても不要だ」。もちろん、薬物を摂取する必要はない。それは、必ずしも移動に車や飛行機を使う必要がないのと同じだ。徒歩で移動すればいいだけの話だが、遠方まで行こうと思ったとき、他の交通手段を使った方がより実用的で、快適な場合もある。

一部の薬物——もちろん、そのなかにはアンフェタミンも含まれるが——は、喜び・開放性・親密性・活力・性的満足といった、人が日々求めるさまざまな体験を増幅してくれる。性的パフォーマンスを増大させるためにバイアグラやシアリスを服用することに批判的な人はほとんどいないだろうが、性的経験をよりよいものとするためにアンフェタミンを使用するとなると、多くの人は批判的になる傾向がある。なぜこのようなことが起こるのか、私には到底理解できない。思うに、その背景には見当外れの禁欲的教育と、それによって不相応に私たちの行動が統制されてしまっていることが関係している可能性がある。つまり、おそらくジャーナリストH・L・メンケンが定義する、「誰かがどこかで幸せになってしまっている、という抗しがたい恐怖」という禁欲主義こそが、私たちを支配しているのだろう。

初めてアンフェタミンを使用したときのことを、私は今でも昨日のことのように覚えている。あれは私の四〇歳の誕生日——二〇〇六年一〇月三〇日——のことで、その日私は、NIDAが主催する会議に向かっていた。

その日の首都ワシントンDCの空港からシルバースプリングに向かう地下鉄の長い道のりは、いつになないほど快適に感じられた。私の顔に彩られた満面の笑みと、誘うようなアイコンタクトは、まちがいなく乗客の何人かに不審感を抱かせていたことだろう。低用量のメタンフェタミンを摂取してから、およそ一時間が経過していた。私の友人ロレインはこの薬を処方されていて、彼女は私に何錠かプレゼントしてくれたのだった。ロレインはよく、アンフェタミン類の専門家であるにもかかわらず、アンフェタミン類を使用したことがない私のことをからかったものだった。電車に乗っている私は明らかに覚醒している感覚があり、精神的に高揚し、幸福感に満ちた静寂を味わっていた。「私だけでなく、他の多くの人もこの感覚を味わってもらうことができたらどんなにいいだろうか」と私は思案した。「そうすれば、きっともっと幸福な、よい世界が訪れるのに」。その瞬間、私にとって世界は完璧な場所だった。

数時間ほどして薬の効果が切れてきたころ、私は、「確かにあれはよかった」と思いながら、二日にわたる生産的な会議を楽しむことができた。（NIDAの会議を楽しんだ、というのはやや誇張しすぎた表現かもしれないが……。）その後、私が渇望に襲われることはなかったし、ただちに再摂取しないとだめだと感じることもなかった。もちろん、その後、異常な行動を起こすこともなかった。一般の人たちが揶揄するようなステレオタイプな「シャブ中」行動とはほど遠い。

それではなぜ、ドゥテルテは――そして多くの一般市民は――この薬物に関して、私とはまったく異なる、極端な考えを抱いているのだろうか。

おそらくは、一般の人にメタンフェタミンを使用しないよう伝える予防啓発キャンペーンが関係しているのだろう。こうしたキャンペーンでは、多くの場合、視覚的な教材を用いて人々の恐怖を煽ろうとする。たとえば貧困に苦しむ若い人がメタンフェタミンを使用したことによって、最終的には誰もが、売春をしたり、両親からお金を盗んだり、みずからの生命を脅かすようなセルフネグレクトをしたり、薬物を購入するために見知らぬ人に強盗を働いたり、といった異常行動を呈するかのように描かれる。あるキャンペーン広告では、最後に「Meth – not even once（覚せい剤 たった一度が身を滅ぼす）」というロゴが大書されている。また私たちは、あたかもそれがメタンフェタミン使用の直接の結果であるかのように誤って示される、悪名高いメス・マウス*の写真を目にしたこともあるだろう。

もちろん、口渇がメタンフェタミンの使用に伴う副作用の一つであることは事実だ。同時に、口渇はいくつかの抗うつ薬の副作用でもあるし、アデロールの副作用でもある。何百万人もの患者たちが日々この薬剤を摂取しているが、使用に伴う歯科的問題が報告されることはない。メス・マウスという現象は、メタンフェタミンそのものの薬理学的な作用というよりも、薬理学以外の影響、たとえば劣悪な口腔衛生状態やメディアによるセンセーショナルな報道による部分が大きいのだ。メス・マウスは、おそらく事実ではなく、こじつけに近い現象だろう。

おそらく読者のなかには、有名なアメリカのテレビドラマ『ブレイキング・バッド』を観たことがある人も多いのではないだろうか。主演俳優ブライアン・クランストンは同作で、高校の科学教師からメタンフェタミン密造・密売者に転身する様子を熱演した。どうやら、薬物やアディクションの専門家として認識されるためには、テレビ番組でメス**の売人を演じれば十分らしい。少なくとも、ザ・デイリー・ショー***に二〇一〇年にクランストンが出演した際には、視聴者はそのように受け取ったようだ。

「メスは本当にヤバい薬だよ」。メタンフェタミンを使用すると、想像上の虫が皮膚の下を這いずり回り、これを潰すために皮膚をかきむしるようになるのだ、ということを根拠に、クランストンは当時の司会者ジョン・スチュアートにこう言い放った。テレビを消してしまいたい衝動を必死に抑えながら、私はクランストンが説明を続けるのを辛抱強く観察し続けた。彼は、人々がどうしてメタンフェタミンに対するアディクションを生じてしまうのか、神経化学的な説明をはじめた。「まず最初に」。彼は自信満々に語りはじめた。「人々の脳はふだんからドーパミンを出してる。そこにこの薬が加わると、この上ない快感を創り出すんだ」。彼の言説によれば、数回使用した後、メタンフェタミンは快感をもたらさなくなり、アディクションだけがそこに残るのだそうだ。鋭い視点や本質を突いた質問をすることで知られる司会者のスチュアートも、このときは何も突っ込まなかった。

こういった嘘は、メタンフェタミン使用の予防にも使用を減らすことにもつながらないばかりか、薬物の効果に関する真実さえ何ら伝えていない。この情報は、薬物に関する誤った認識を無意味に生き永らえさせるだけだ。そして、これとまったく同じ手法が、他の薬物でも同様に、「教育」と銘打って人々に伝えられている。

こういった情報に影響を受けた一般の人々は、メタンフェタミンに関してまったくと言っていいほど無知だ。アンフェタミン系の薬物はすべて同じ分類に属していて、メタンフェタミンはアデロールとほぼ同じ効果を有しているのだ、ということをほとんどの人は知らない。[6] そう。驚いたかもしれないが、読んだ通りなのだ。

この説明には、確かにもう少し捕捉が必要かもしれない。

私は何も、アデロールを現在処方されている人たちは今後例外なくアディクションを発症するだろうから、全員、即刻断薬すべきと言っているのではない。むしろ、メタンフェタミンを*d*-アンフェタミンと同じように捉えてほしいのだ。メタンフェタミンも、*d*-アンフェタミンと同じように、人々の生活の質と機能を高めるために使うことが可能なのだ（というよりも、すでに使われている、と言ったほうが正確かもしれない）。メタンフェタミンも*d*-アンフェタミンもともにFDAによって認可された医薬品である。付言するならば、

*　訳注：Meth Mouth: 恐怖を喚起するために、メタンフェタミンを使用しているとして呈示される人の口腔状態。

**　訳注：メタンフェタミンの俗称。

***　訳注：一九九六年から続く、アメリカの深夜の人気トーク番組。時事テーマやその時々の流行に合わせた著名人をゲストに招いている。

図1　アンフェタミンの化学構造（左）とメタンフェタミンの化学構造（右）

メタンフェタミンは肥満の治療に用いられているし、*d*-アンフェタミンはナルコレプシー（過眠症）の治療に用いられている。どちらの薬も、過去何世紀にもわたって、抗うつ薬として効果的に用いられてきた。特筆すべきことに、*d*-アンフェタミンは――法的には適用外だが――一部の精神科において現在もうつ病の治療に用いられている。

先ほども言ったように、かつては私も、両者の化学構造はほとんど一緒であるにもかかわらず、メタンフェタミンは*d*-アンフェタミンよりもはるかに危険な物質だと考えていた（図1を参照）。*d*-アンフェタミンと比較すると、メタンフェタミンはメチル基が一つ結合されている。一九九〇年代後半、まだ私が博士課程の学生であったころ、私はメチル基が追加されたメタンフェタミンは脂溶性が高まる（つまり、より急速に脳に到達する）ため、*d*-アンフェタミンよりも依存性が高まると説明されたし、私はその説明を疑いもしなかった。学習途上の科学者として、私は科学的な証拠を参照しないまま薬物に関する説明を受け入れることに、もっと懐疑的でなければならなかったと思う。

信仰にもとづいた私の認識が科学的エビデンス――それは私自身の研究だけでなく、他のさまざまな研究者によって実施された研究もあった――によって粉々に打ち砕かれたのは、大学院を修了して何年か経った後だった。

私たちが実施した研究のひとつでは、メタンフェタミンを日常的に使用する人たちを研究に招き入れた。[7] 二重盲検化*の後、私たちは、メタンフェタミン・*d*-アンフェタミン・偽薬をそれぞれ別日に経鼻投与した。薬物の投与は何度もくりかえされ、同一人物に対して、異なる日に異なる投与量が与えられた。

d-アンフェタミンと同様に、メタンフェタミンも参加者の活力を増大し、集中力を持続させただけでなく、疲労感を減少させ、倦怠感や睡眠不足に伴う認知機能の低下を抑制した。[8] また、どちらの薬物も心拍数や血圧を増大させた。こういった効果が、わが国をはじめとした多くの国家で、*d*-アンフェタミンの兵士への支給を正当化する根拠になっているのは言うまでもない。[9] 同時にこの精神作用物質が大学生、専門家やその他責任ある大人たちによって広く愛用されている理由でもある。

また、薬物か現金のいずれかを選んでよいと伝えた際の、*d*-アンフェタミンとメタンフェタミンを選んだ参加者の数はほぼ同程度であった。さらに、メタンフェタミンの使用経験が豊富な参加者であっても、自身が摂取したのがメタンフェタミンだったのか、そうでなかったかを正しく判別することはできなかった(メチル基がメタンフェタミンの脂溶性を高める可能性は十分にあり得るが、このちがいが使用する人々に与える影響はごくわずかではないかと考えられる)。

メタンフェタミンを喫煙摂取するほうが、*d*-アンフェタミンを含有する錠剤を経口で摂取するよりも強い効果が生じるのは事実だろう。しかし、そのような効果のちがいは薬物そのものによるというよりも、摂取方法に起因するものだ。もしも*d*-アンフェタミンを喫煙すれば、メタンフェタミンを喫煙したときとほぼ同程度の効果を生じることになる。これは、両方の薬物を経鼻で吸引したとしても同じだ。

ワシントンDCを離れてニューヨーク市の自宅に向かうあいだ、私はこれまでメタンフェタミンの危険性について騒ぎ立て、人々を欺いていた自身の行いを後悔していた。ある別の研究で、私は薬物の強い習慣性

＊ 訳注：研究の効果を正確に測定するための手続き。投与する薬物を研究者にも参加者にも判別できないようにするといった方法が通常行われる。

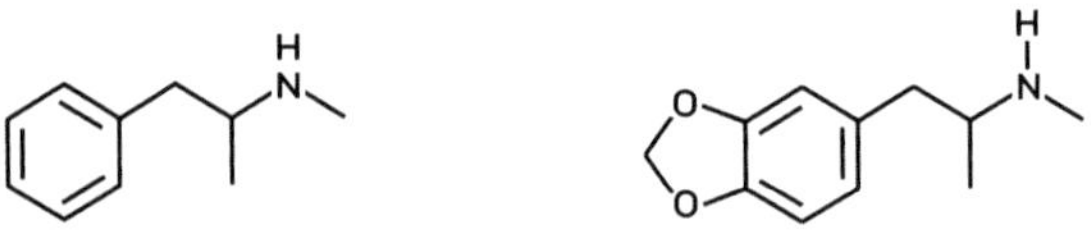

図2　メタンフェタミンの化学構造（左）と3,4-メチレンジオキシメタンフェタミン（MDMA）の化学構造（右）

を証明しようとして、少量（一〇ミリグラム）のメタンフェタミンの投与か、現金一ドルのどちらかを参加者が任意で選ぶよう求めたところ、メタンフェタミン使用者のおよそ半分は薬物を選んだ。[10]二〇〇一年時点で私は、この薬物には強い習慣性があると考察した。しかし、実際にはこの考察は私の無知と偏見を示していたにすぎなかった。後年の研究で私は、現金の額をわずかに五ドルに増やしただけで、ほぼすべての人がメタンフェタミンではなく現金——しかも、その現金を得るには、研究が終わるまで数週間待たなければいけなかったにもかかわらず——を選んでいた。[11]

d-アンフェタミンとメタンフェタミンがほぼ同一の効果を有している、という発見から、メタンフェタミンはもしやＭＤＭＡとも類似した効果を有しているのではないかという仮説を、私は立てた。それは決しておかしな話でない。両者はきわめて酷似した化学構造を有していて、ちがいと言えば、ＭＤＭＡにはメチレンジオキシ環が結合されていることくらいだ（図2を参照）。

この仮説を検証するため、私は研究計画を書き上げ、同一人物に対するメタンフェタミンとＭＤＭＡの効果を比較する二重盲検試験の研究資金助成をＮＩＤＡから獲得した。この研究は、それぞれ別の日に、参加者にメタンフェタミンか、ＭＤＭＡか、偽薬のいずれかを投与した。この手続きは、先のメタンフェタミンと*d*-アンフェタミンの研究と同様に、すべての参加者が三つの薬物すべてを二回、それぞれ異なる二種類の用量を投与されるまで続けられた。

研究助成金が得られることがわかり、私は隣の部屋にいた同僚サラ・ウーリーのもとに駆け込み、このニュースと、私の仮説を伝えた。このとき私は自分自身に満足していたし、ほぼまちがいなく自信満々な様子だっただろう。今になって振り返ってみると、これが私にとって誇るべき瞬間でなかったのは明白だ。

サラは薬物を研究しているわけではない。彼女は鳴禽類の研究をしており、そのなかでも鳥たちが音を奏でる際の脳内メカニズムを専門としていた。要は、薬物は専門外であったにもかかわらず、彼女は私の仮説に対してすでに懐疑的だった。彼女は臆することなく、私の目をじっと見て、「あなた、気は確か？」と優しく諭すような口調で私に語りかけた。

私とサラはほぼ同時期に心理学科に迎えられた。当時、学科における教員の年齢中央値は一〇五歳くらいじゃないかと思えるほどで、すでに定年を迎え、どれほど自身の教育力や社会的相互交流の能力が衰えても、なおもポストにしがみついて離れない教員たちが多かったが、私たちはそうした教員たちの悪癖を一緒に小ばかにして盛り上がったものだ。四〇歳前後の教員は私たちを含め四、五名在籍していたが、テニュア（終身雇用）を勝ち取れた者は誰一人としていなかった。私たちの研究科では、すでに二〇年以上新たなテニュアを与えられた実績がなかったこともあり、私もサラもそのチャンスが訪れることはないだろうと諦めていた。そうした不安は私たちの絆をより強くさせたし、同時に、薬物に関する話題でも私たちのあいだには強い絆があった。

忌々しいことに、サラはＭＤＭＡとメタンフェタミンについて一つ二つ、私に講義をせんばかりの勢いだった。彼女は、両方の薬物を何度も使用したことがある芸術家の友人の話を私に語った。彼女は、両方の薬物を一度でも摂取したことがある人や、摂取した人を見たことがある人ならば、この二つの薬物が同じ効果をもたらす、などといった主張は絶対にしないだろう、と力説した。私が人生で一度もＭＤＭＡを使用したことがないと知っている彼女は、この話題に関しては、自分のほうが一枚上手であることをよく理解していた。私はとっさに防衛的に応答した。「まぁ、確かにそうかもしれない」。かすかな苛立ちが含まれたトーンで、私は、「けれど、経験談はエビデンスとはちがうものだよね」と反撃した。すると彼女は、「じゃあ、あなたのエビデンスはどこ？」と即座に切り返してきた。もちろん、私に提示できるエビデンスなど一つもない。少なくとも現時点では。同時にまた、私には彼女に反論できるような経験談も持ち合わせていなかった。この議論は、私たちの一五年以上続く関係のなかで行われた他の議論の数々と同じように、最後は彼女の勝利で幕を閉じた。

私が防衛的になったのは、私の専門性に疑義がかけられたように感じられたからだろう。彼女は私の友人だ。その点については疑う余地はない。しかし、友人であることと同じくらい大切なのは、彼女が有能な科学者の一人であり、私が尊敬する人物でもある、ということだ。そして、私は彼女にも、同様に、私の専門性について尊重してほしかった。また、彼女に自分が正しいのだと示したい気持ちもあった。私にだって競争心はあるし、頑固な面もないわけではない。このときの私は、使用者の語る経験談が、一定の限界はあるにせよ、時に貴重な情報となりうる、ということをまだ理解できていなかった。

私は真実を明らかにすることに着手した。この研究では、一三日間にわたって研究参加者を外部から隔離された施設に入所させた[12]。研究参加者は全員MDMAを過去に使用した経験があり、彼らに対して、アンフェタミンもしくは偽薬を投与すると私たちは説明した。しかし、実際には二重盲検化された条件下で、メタンフェタミン、アンフェタミン、MDMA、偽薬のいずれかが、参加者それぞれ別の日に与えられた。実験は何日かにわたって行われ、それぞれの日に投与されたメタンフェタミンの量には差があったが、MDMAはつねに同じ量（一〇〇ミリグラム）が与えられた。

両方の薬物は、血圧と心拍を上昇させ、食欲を低下させた。また、両薬物ともに多幸感をもたらした。これらの効果は精神刺激薬の主要な効果であり、多くの人がそもそもメタンフェタミンやMDMAを摂取する理由でもあったから、驚きはなかった。しかし、特筆すべきは、MDMAにのみ注意集中の低下を認めたことだった。加えて、MDMAではなくメタンフェタミンのみが認知機能や言語能力を高め、それから睡眠を妨害した。要約すると、メタンフェタミンとMDMAとのあいだには共通する効果と、そうでない効果があったのだ。

それでも、この結果だけでは、どうしてこの二つの薬物がそんなにも別の物質として認識されているのかを説明するには不十分だ。多くの人たちが、他者との精神的なつながりや感情的な開放性という点では、MDMAは他のどんなアンフェタミン類とも異なる効果がある、と主張していた。そして同様に多くの人たちが、MDMAは使用した翌日以降に独特の一時的な抑うつ状態——MDMAを使用する人たちのあいだでは「Suicide Tuesday（死にたくなる火曜日）」*と言われる——を呈する、と語っていた。しかし、こういったMDMAに独自の効果は、私たちの研究では確認できなかった。

なぜ私が取得したデータは人々が語る薬物に関する体験談と異なっているのだろうか。薬物が実際に使用される状況と実験環境が合致していなかったのだろうか。その可能性はある。私たちが参加者を招き入れたのは味気ない研究施設で、最低でも一〇数台のカメラが参加者の一挙手一投足を、二週間にわたって記録していた。しかも、そんな環境で、MDMAという違法薬物を与え、どんな気持ちか報告することを求めたわ

＊　訳注：MDMAが主に週末のパーティーで使用されるため、金・土のパーティーで使用し、切れ目が生じるのがちょうど火曜日あたりであることから、このように名づけられた。

けである。どう考えても、この環境は、参加者が存分にみずからを開放するに適しているとは言いがたい。

こういうときこそ、セットとセッティングの概念に立ち戻るべきだろう。過去の章のくりかえしになるが、セットとは使用する人の考え方、摂取しようとしている物質に対する認識、期待する効果、気分、そして生理的状況を指す。セッティングとは、環境のことであり、薬物を使用する社会的、文化的、そして物理的な状況を意味する。この二つの要因があらゆる薬物の使用経験に影響を与え、その効果を大きく左右する、というのは、言うまでもない。薬物の効果とは、単純な薬理学的作用（薬物が脳の特定の受容体に結合すること）だけで規定されるものではない、ということを理解しておく必要がある。薬物の使用経験は、生物学的要因と環境要因双方によって決定される。ある薬物の使用によってどれだけのドーパミンやセロトニンが放出されたかを知ったところで、人間の行動や気分に対するその薬物の影響を知るのにまったく役に立たないのは、まさにこういった背景があるからだ。ある物質の効果を知ろうと思うなら、環境要因についてもつねに考慮しなければならない。

これに気づいた私は、ロビンとともに、二人だけの神聖な空間でMDMA（一〇〇ミリグラムと一五〇ミリグラム）とメタンフェタミン（二五ミリグラムと五〇ミリグラム）を使ってみることを思いついた。そう考えた理由は単純だった。第一に、この環境は、私が知るかぎり、私にとってはもっとも慣れ親しんでいて、快適と感じられる、理想的なセッティングだ。この状況であれば、不安をはじめとする、異質な感情を最小化することができる。第二に、この環境はつねに一定であり、薬物の効果に対する環境要因の影響を考慮する必要がないため、両方の薬物を別々の機会に摂取することで、その効果を比較しやすいはずだ。

研究参加者と同じく、MDMAとメタンフェタミンはともに私とロビンに顕著な多幸感をもたらした。私たち二人はともに活力にあふれ、二人ですごし、会話をする時間を心から楽しんでいた。自分の子どもたちや、二人で築き上げた人生の誇らしさを共有した。しかし、メタンフェタミンを摂取したときと比較すれば、MDMAの影響下における私はより共感的になり、親密さを感じ、開放的になった。

二つの薬物のちがいに関してもう一つ衝撃的だったのは、若者たちがローリングとかウェーブと呼んでいる現象のことだった。管見のかぎりでは、ローリングはMDMAに特異的な効果であると思う。ローリングとは、断続的に訪れる強い快感・感謝の気持ち・活力と説明される現象だ。ローリングを経験している最中、私は深く息を吸い込んでこの瞬間をただ味わっていたいと感じた。ただただ呼吸をすること自体が、これ以上ないほど心地よいもののように感じられた。これだけでなく、これ以外のMDMAに特有のさまざまな効果は、もし研究のなかでしかMDMAに触れていなかったら知ることはできなかっただろう。ようやく理解したのは、MDMA未体験だったころの私は、この薬物を研究対象とする際の、最適なリサーチクエスチョンを設定できないほど無知だった、ということだった。そして、こうした経験はまた私に、薬物使用に関する個々人の体験談により耳を傾ける必要があることを教えてくれた。

MDMAに特異的な効果を正確に描写するのは容易ではない。まだMDMAに対する認識が甘かったころのロレインとのやり取りを思い出していた。私は彼女に、MDMAとアンフェタミン類とのちがいを説明してほしい、とお願いをしたことがある。すると、彼女はひどく落胆した様子で、憐れむように私の目を見つめ、「あなたさぁ、もしそれがわからないんだったら、たぶん一生わかることはないよ」と答えた。当時の私は、「はぁ？　一体何が言いたいんだ？」ととっさに応えたが、今なら彼女の言っていた意味が理解できる。

しかし、私には、MDMAを使用しない人たちにもこうしたちがいを説明する責務が残っているはずだ。もしかしたら、音楽に関するこのたとえ話がわかりやすいかもしれない。二〇一五年の一一月の寒い夜、音楽家でもある友人スティーブンは、リバプールのホテルでアル・グリーンの『Jesus is Waiting（ジーザスは待っている）』のユーチューブ動画を再生していた。彼が観ていたのは、一九七四年四月六日のソウル・トレイン*でのグリーンの演奏だった。その当時、ソウル・トレインはアメリカの黒人音楽およびダンスを扱ったもっとも人気があるテレビ番組だった。しかし、グリーンはその日、ソウル・トレインの陽気なダンサーたちを、一瞬にして神聖な黒人教会にワープさせたのだ。

折れた片腕を包帯で吊ったまま、彼は観客の前で神の祈りを捧げはじめた。グリーンは、曲の大半で目を閉じ、顔からは汗を滴らせながら、私がこれまでに観たソウル・トレインの他の演奏やその他あらゆる舞台と比較しても、圧倒的な、卓越したパフォーマンスを披露して見せた。彼は私に、どうして夫婦だけの神聖な場所を大切にしなければならないかを思い出させてくれた。彼はこう歌っていた。「私は言った。もし打ちひしがれても、大いなる神は待っている。自分に対する希望を失ってはいけない」

一九七〇年代、グリーンは母のお気に入りのアーティストの一人だった。私は、小さいころから何度もこの曲を聴いたことがあった。子ども時代のプレイリストであり、今でも私のお気に入りの曲だ。しかし、断言するが、このときのソウル・トレインでの『Jesus is Waiting』のパフォーマンスは、他のあらゆるレコーディングと比べても圧倒的に卓越した、心を揺さぶるすばらしいものだった。要するに、これがMDMAとメタンフェタミンのちがいなのだ。

研究で得られたメタンフェタミンとMDMAのデータを見返してみて、私は多くのまちがいを犯していたことに気づいた。もしも研究の参加者が、プライバシーの確保された空間で、親密なパートナーと一緒にそれぞれの薬物を摂取できていたら、薬物の効果のちがいをより明確に記録することができただろう。もちろん、MDMAを使用した人たちが訴える、共感性、親密さ、開放性といった独自の効果を直接測定する尺度を加えることもできたはずだ。今日、実験室で行われる多くの研究は、娯楽目的の薬物使用に関する重要な側面を正確に捕捉することができていないのだ。

アンフェタミンに対する自身の偏見に気づくまでに、私は二〇年以上の月日を要し、そのあいだに神経精神薬理学に関する科学論文を何十本も発表しなければならなかった。せめて読者のみなさんには、私のような長い年月と膨大な研究活動を要することなく、一部の責任ある大人たちがこの種の薬物を使用することに理解を示せるようになってほしいものである。

そうした知識は、アンフェタミン類の使用者を頭ごなしに批判するのではなく、思いやりを示せるようになることにつながる、と信じている。

ソウルに向けてマニラ空港を離陸する大韓航空機に搭乗し、窓の外を眺めた私は強い葛藤を感じていた。もう自分の命の心配をする必要がなくなり、安堵していた反面、私はフィリピンの人たち、特に貧困に苦しむ人たちに申し訳ないと感じた。彼らは、ドゥテルテのメタンフェタミン戦争の最大の標的だが、同時にメタンフェタミンは、医療現場で患者の人生を改善するためにも使用されている。娯楽目的でこの薬物を使用する人たちは、そこから快感や活力を得ている。端的に言えば、アンフェタミン類は人々の気分をよくしてくれるものだ。幸福を追求するという行為に対して、私たちは何のために抗っているのだろうか。機内に腰を落ち着けたばかりの私の耳には、ヘッドフォンから流れるアイズレー・ブラザーズの「Dress me up for battle, when all I want is peace... Nation after nation, turning into beast（戦いに備えよう。平和を望んでいるからこそ……次から次へと、国という国が猛獣に変わっていく）」という歌声が響きわたっていた。

＊ 訳注：一九七一年から二〇〇六年まで放送されていたアメリカのソウル音楽番組。

第6章　新精神作用物質
——混じりけのない至福を求めて

一番大切なことを言うわ。自由のために戦うなら、楽しまなきゃダメ
いつだって勝利できるとはかぎらないのだから。
——モリー・アイヴィンス

「正直に言うけど」、ロビンはささやくように言った。「これが一番のお気に入りだわ」。私たちは二人きりでベッドに横になり、ビル・ウィザーズが『Granma's Hand（おばあちゃんの手）』を歌うのを聴いていた。私たちは、二人の周囲で最近起きていたいくつかの困難な体験を振り返っていた。二時間前、私たち二人は6－APBを一五〇ミリグラム摂取していた。6－APBは新精神作用物質*と呼ばれるジャンルに分類される薬物で、MDMAに似た化学構造をしている（図3）。薬物の効果はちょうどピークを迎え、ロビンがみずからの心のうちを打ち明ける援助をしていた。彼女は、6－APBが自分の弱さを恐れるのをやめて、受け入れるよう助けてくれていると語った。日々のささいなできごとに気持ちを煩わされることなく、本当に大切にしたいと思うことに気持ちを集中できているのだ、と。彼女は、穏やかな、思いやりに満ちたトーン

＊　訳注：わが国では、一般に「脱法ドラッグ」や「危険ドラッグ」と呼ばれることが多い。

図3　3,4-メチレンジオキシメタンフェタミン（MDMA）の化学構造（左）と
6-［2-アミノプロピル］ベンゾフラン（6-APB）の化学構造（右）

で自身の体験をこう振り返った。「この、6-APBの体験は……そうね……養育的で……守られている感じで……まさにおばあちゃんの手のなかにいる、みたいな感じ」

私は辛抱強く（これは私にとってまちがいなく苦手なことの一つだ）、「そうだね」と頷いた。このような受け答えを可能にしたのもまた6-APBであり、この薬物によって、私は口をはさむことなく、目を見開いて穏やかに彼女の話に耳を傾けることができた。いつも私の頭のなかを支配していた、悲嘆に満ちた非生産的思考は消え去っていた。ただ呼吸に集中するだけで、私は心地よさに満たされていた。「6-APB……この上ない幸福感……の六倍くらい！」。彼女が六倍と言ったのは、この薬物によってもたらされるハイが驚くほど穏やかで、長く続いたからだった。時は二〇一九年二月二二日、ちょうど日付が変わろうとしていたころだった。

私の新精神作用物質との出会い

ここでいう「新精神作用物質」とは、合成カンナビノイドや合成精神刺激薬から、ほとんど知られていない、さまざまな気分を変える精神作用物質までを含む、包括的なカテゴリーを指す。これらの化学物質に共通するのは、アンフェタミンやマリファナなど、すでに確立された既存の〝伝統的〟薬物に化学構造ないし心理的効果が類似している、ということだ。同時に、多くの物質は登場してからまだ比較的日が浅く、規制当局にも十分に把握されていない。そのため、一部の物質はインターネットなどの手段を通じて合法的に入手可能な場合もある。

二〇一六年以前の私は、6－APBやその他のポピュラーな新精神作用物質について十分な知識を持っていなかった。しかし、この状況は、ある二人のカタルーニャ人との予期しない出会いによって、大きく変わった。

「カール・ハート……カール・ハート！」。ニューヨークにある国連の拠点からタクシー乗り場に一直線に向かっているとき、遠くにいた女性がスペイン風のアクセントで私の名前を叫んでいるのに気づいた。二〇一六年四月一九日、私は国連麻薬特別委員会（またの名をUNGASSで知られる）でのプレゼンテーションを終えたばかりだった。この会議の目的は、国際的な薬物問題について関係諸国で協調し、足並みを揃えてバランスのよい対策を導き出すことにある。しかし、現実には、本書で紹介してきたような薬物をこの世界から排除する、という目的を達成するために、国際的なキャンペーンを広報する場でしかなかった。なんとはてしない時間の無駄だっただろうか。

私に声をかけてきた女性は——アラセリという名を知ったのは後のことだったが——急いで私のもとに駆け寄り、建物の出口を開けようとした私の行く手を遮った。その柔和な黒色の目からは興奮した様子が感じられた。彼女は、「あなたに会いに来たの！」と勢いよく話し出した。アラセリはバルセロナにあるエナジー・コントロールという非営利組織で仕事をしていた。私はその組織のことをあまり知らないと告白すると、彼女はうろたえることもなく、違法薬物の使用者に対して無料かつ匿名の薬物安全性検査を提供している団体である、と説明してくれた。こういったサービスを提供することによって、薬物を使用する人たちは自分が摂取しようとしている物質の化学成分を知ることができるため、より安全に薬物を使用することができる。

「それはすばらしい活動だ」と私は思った。

しかし、私がカタルーニャ州の州都を訪れたことがなかったという事実には、彼女も驚きを隠せなかったらしい。彼女の瞳は、私に対する憐れみでいっぱいだった。「薬物の専門家なのに、バルセロナに行ったことがないって、一体どういうことなの?」と彼女は問いかけた。彼女は、もしもスペイン人がアメリカ人と同じくらい傲慢であったら、その斬新で人間的な薬物政策からスペインは、それもとりわけバルセロナは「薬物対策における世界の中心地」と呼ばれていただろう、と語った。アラセリはまた、スペインでは一九七三年時点ですでにすべての薬物が非犯罪化されており、これはポルトガルの二〇〇〇年よりもはるか昔のことである、と教えてくれた。UNGASSでの地獄のような時間は、アラセリと会えたことですでに帳消しにされていた。

その年の後半、八月に訪れたポルトガルのブーム・フェスティバルで私はもう一人のカタルーニャ人、ホセに出会った。アラセリと同じく、ホセもエナジー・コントロールに所属していた。彼もまた、薬物に真剣に関心を持っている人であればバルセロナは必ず訪れるべき場所だ、と強く勧めてきた。ちなみに、6-APBを私に教えてくれたのもホセだった。その際、彼が言ったことを、私は今でも覚えている。「MDMAの改良版さ」。さらに続けて、「魂を優しく愛撫してくれるんだ。こうして優しく撫でてもらっていると、他の人にも同じように接することができるようになる」。最終的に、ホセとアラセリは結託して私にバルセロナを訪れるよう説得した。

私が初めて伯爵の街バルセロナを訪れたのは二〇一八年四月、UNGASSの実に二年後だった。訪問の表向きの理由は、ホセとともに助成金の申請を遂行するためだった。私たちは、アメリカにおける薬物関連死の増加を食い止める解決策を検討すべく、コロンビア大学で大規模な会議を開催することを目指していて、そのための資金助成に奔走していた。薬物に関する多くの典型的な学術集会とはちがい、私たちが目指す会議は、精神作用物質を使用することは人類史と同じくらい長くから存在している、人々にとってあたりまえの娯楽的行為である、という基本的な理念にもとづいていた。私たち人類から薬物使用を切り離して考えるなど、こんなばかげた話はない。政府の責任は、人々の根源的な欲求と公共の健康・安全との適切なバランスを達成することにある。私たちが主催する会議の主要な目標の一つは、匿名の薬物安全性検査について話し合うことだ。このサービスは研究者たちのあいだではまだ十分に注目されておらず、特にアメリカの場合、ほぼ無視されていると言っても過言ではない状況にある。薬物安全性検査を導入すれば、薬物に混入されている予想外の成分によって健康被害に遭う人を減らすことができる。経験的にそうしたことが知られているにもかかわらず、無視される状況は依然続いている。

会議のもう一つの目的は、過度に厳罰主義的な薬物関連法が新精神作用物質の急速な拡大をもたらしている、という科学的エビデンスについて議論することだった。新精神作用物質の急速な拡大はまた使用者の健康を危機に陥れるが、他方で、ある薬物を禁止さえすれば、その薬物（もしくはその薬物によって得られる効果）に対する需要はなくなるはずだ――人々はそう信じているのだろう。しかし、それはあまりに真実からかけ離れている。現実には、幸福感を高め、人々を苦しみから解放してくれる薬物に対する需要が消えることはない。6‐APBをはじめとする数々の新精神作用物質は、この点において傑出している。さまざまな物質が増え続けている一つの理由がこれだ。いわゆる伝統的なドラッグに対する厳しい規制を回避するため、違法な製造業者はいとも簡単に新たな精神作用物質を合成し、代替品として販売する。たとえば、MDMAと似た効果を有しており、やや効果時間が短いメフェドロンは、MDMAの代替物として販売されている。[1]

しかしながら、これはどんな新たな薬物にも言えることだが、伝統的な精神作用物質と比較すると、新製品は使用に伴ってどのようなリスクがあるのか十分に明らかになっていないことが多い。さらに、新規の薬物を既存の薬物であると偽って販売されてしまうと、特に両者の薬理学的特性が顕著に異なる場合には、使用者に有害な効果をもたらす危険性がある。たとえば、前の章でも述べた通り、もしもある人が、フェンタニルの代わりに混入していることの多い新精神作用物質カルフェンタニルを、そうだと知らずに大量に摂取してしまうと、その被害はときとして命に関わる。このような事態は、今やごくあたりまえのように生じているが、ヘロイン厳禁政策の当然の帰結であり、そもそもは十分に予見可能かつ予防可能なものであったのだ。

てきぱきと助成金の申請を終えたのち、私はバルセロナでの薬物の学習会へと移った。アラセリとホセは私にエネルギー・コントロールを案内し、同団体が実施する薬物安全性検査の裏側を説明してくれた。彼らは、ガス・クロマトグラフという手法を用いて年に数千もの薬物のサンプルを検査し、匿名の消費者に対して詳細な成分分析結果を伝えていた。エネルギー・コントロールの従業員はまた、使用量や危険な薬物の組み合わせなどの、安全な薬物使用に関する基本的な教育も提供していた。これらはすべて、スペインの人たちが無料で利用できる。他の国で見聞きしてきた薬物安全性検査とはちがい、エネルギー・コントロールが実施していたそれは、より包括的な取り組みだった。彼らの洗練された実直な姿勢に私は度肝を抜かれた。彼らの最大の目的は、薬物を使用する人たちの安全を確保することであり、人々を自分の面倒を見ることができない赤子のように扱うのではなく、彼らの自律性を尊重することであった。

施設見学に続き、私たちは複数の友人や同僚のもとを訪問した。全員が何らかのかたちで薬物に関連した業務に従事していた。化学者、薬理学者、医師もいたし、なかには活動家やハーム・リダクション・ワーカーもいた。一人一人が独自の専門性を有しており、自身の活動について詳細に語っていた。たとえば、そのなかの一人であるパブロは発明家だった。彼が発明したもののなかには、血中の酸素濃度が一定以下になると自動的にナロキソンを注入する装置もあった。オピオイドの過剰服薬を経験しうるすべての人にとって、このような装置による救命の可能性は自明であろう。

多くを見学したなかで、私がもっとも強く印象づけられたのは、すべての従業員が自分が使用する分の薬物を持っていたことだった。アメリカとは異なり、スペインでは自分が使用する分の薬物を所持していたからといって犯罪に問われることはない。薬物は非犯罪化されている。さらにつけ加えるなら、彼らが所持していた薬物はいずれもエナジー・コントロールの検査によって薬理学的特徴が明らかにされたものだった。「これこそが、自由のあるべき姿だ」という考えが、私の頭を支配した。

カタリーナは手招くように、「あなたに魔法をかけてあげましょうか?」と言いながら、雪のように白い粉の入ったプラスチックの袋を私の前に掲げた。彼女がはたして本当に私に魔法をかけようとしているのか、それとも何かの薬物をわたそうとしているのか、それとも両方なのか、私には判別することができなかった。私の間の抜けた表情から、彼女が私の当惑を察知するのはさほど難しいことではなかっただろう。彼女は笑いを隠し切れないといった様子で、「あなたに・魔法《hex》を・かけて・あげましょうか?」とひとつひとつの言葉をはっきりとくりかえした。この時点で私は魔法《hex》という言葉が一体何を意味しているのかも、この質問にどのように答えるべきかも、まったく見当がついていなかった。「はぁ? 一体何のことなんだ?」と私は反応した。

カタリーナは、この薬物がヘクセドロン(hexedrone)という名前で、ヘックス*という略称で呼ばれている

* 訳注:hex は英語で〝魔法〟を意味する。

と教えてくれた。ヘックスはカチノンの合成誘導体だ。カチノンはアンフェタミンに構造が類似しており、東アフリカに生息するカートという灌木の主要な精神作用物質として知られる。一部の人々は、カートの葉を噛むことによって精神刺激薬として活用している。合成カチノンはアンフェタミン、コカインやＭＤＭＡに類似した気分変動効果が得られるため、一五年ほど前から広く普及しはじめている。Ｎ‐エチルペンテドロン、3,4‐メチレンジオキシピロバレロン（ＭＤＰＶ）、メチロン、メフェドロンは、娯楽目的で使用される合成カチノンの一例にすぎない。

アメリカでは、これらの薬物は厳罰主義的な薬物関連法の規制を逃れるため、一般的に〝バスソルト〟という名称に偽装され販売されていた歴史がある。読者のなかには、初期報道の段階でバスソルトが原因であると報道された、マイアミの食人鬼事件を思い出す人もいるかもしれない。二〇一二年五月二六日、感情的に不安定だった三一歳のルディ・ユージンは、人々が多く行き交うマイアミの路上で、突如としてロナルド・ポッポという六五歳のホームレスの男性に襲いかかった。[2] 二〇分ほどの襲撃のあいだ、ユージンはポッポの顔面にくりかえし噛みついた。警察が臨場し、ユージンを射殺するころには、ポッポは顔面のおよそ半分と眼球を一つ失っていた。

地元警察署のアルマンド・アギラール署長は早々に、さしたる根拠もないまま「バスソルト」がおぞましい犯行を引き起こした、と騒ぎ立てた。彼は、これらの薬物が「使用した人に狂気をもたらし、暴力性を極度に高めた」と主張したのだ。彼はまた、火に油を注ぐかのごとく、ＡＢＣニュースの取材に対して、他にもバスソルトが関与した暴力犯罪を複数確認しているとも発表した。アギラールはある音楽祭での事件について、「犯人を制止するのに一五人以上を動員せざるを得ず、テーザー銃で彼を感電させた際、彼は自分のことを銃殺してほしいと私たちにせがんだ」と話していた。救急救命医として働くポール・アダムスもまた、アギラールの主張につけ加えるように、バスソルトが超人的な力を生み出している、と話した。ＡＢＣニュースの取材に答えたアダムスは、「これはまさに新たなＬＳＤと言って差し支えないだろう」と話した。さらに、「彼らは理性を失っており、衝動性が高く、一般の人たちよりも力が強い。救急治療の現場では、彼らを抑制するのに通常四、五人が必要になることも稀ではなく、中には拘束具を破壊してしまう人たちもいる」とも語った。

アギラールとアダムスはともに、ユージンが合成カチノン（または別の何らかの薬物）を摂取したことを示す薬物検査の結果を提示しなかったが、そのことはさておき、研究データによれば、バスソルトと言われる薬物の効果は、本来、彼らのような社会的信用が高い公的機関の職員が主張するものとは大きくかけ離れている。つまり、合成カチノンは、精神刺激薬に似た効果を有しているだけなのだ。娯楽目的で使用されるいかなる薬物であっても、超人的な力を生み出すこともなければ、アギラールやアダムスが説明するような種類の暴力行為を誘発することもない。

残念ながら、こういったあまりにも明瞭な事実にもかかわらず、メディアの狂乱ぶりは留まるところを知らなかった。「新たなゾンビ・ドラッグ、〝バスソルト〟がアメリカ人を食人鬼に変える」や、「顔面を食べた犯行の原因は〝バスソルト〟と当局が分析」[3]といった、身の毛もよだつような見出しがメディアを占拠した。記事の中身はもっと醜悪だった。ナターシア・スワルブとルース・デフォスターは、この事件に関する主要なメディアの報道を批判的に分析している[4]。彼女らの分析によれば、メディアは犯行や合成カチノンによるとされる影響をセンセーショナルに騒ぎ立てるものばかりだった。複数の報道は、バスソルトはすでにエピデミックの域に達しており——実際にはまったくそのようなことはない——この薬物に対するさらなる厳格な規制が必要だと主張した。その一方で、合成カチノンに関する科学的エビデンスに言及した報道は、皆無と言って差し支えない状況であった。

事件から一カ月後の二〇一二年六月二七日、ユージンの薬物検査の結果が公開された。合成カチノンは、彼の身体からは検出されなかった。唯一検出されたのは、マリファナの主要な精神作用物質であるΔ^9－テトラヒドロカンナビジオール（THC）のみであった。しかし、ユージンの体内から検出されたTHCはごく微量に留まり、彼が加害に及んだ日にマリファナを喫煙していたとは考えづらかった。何がユージンを凶行に走らせたのか、いまだに真実は明らかになっていない。しかし、少なくとも薬物が原因でないことは確かだ。一部報道が指摘したように、何らかのメンタルヘルス上の課題や、過剰な宗教熱が関係していた可能性は考えられないだろうか。否定はできない。しかし、この視点を支持するエビデンスもまた、かぎられているのが実情だ。

また、フランク・オーウェン記者の精力的な取材にも感謝すべきだろう。私たちは、彼の取材のおかげで、警察署長アギラールが薬物によって誘発された食人事件という話を喧伝することによって、ある問題から人々の注意を逸らしたかったのだ、と知ることができた。オーウェンの仮説によれば、黒人であったユージン氏がラテン系警官ホセ・ラミレスによって殺害された、という事実が、マイアミ市警察の信用問題に発展するのを避けるため、アギラール署長は地元の記者に人種という視点に注意を向けさせず、まったく別の、人々が反論できない代わりの物語を提示したのだという。要するに、その代わりの物語というのが、まさに先ほど語られたような、バスソルトというまったく新しい邪悪な薬物によって人肉を食らう怪物が誕生し、ホームレスの男性の顔面を貪り食った、というものだった。

使い古された「薬によって狂気に支配された黒人悪魔たち」の物語が今もなお人々の間で信じられているというのは、本当に残念でならない。アギラールのような法執行機関の人間が、薬物をめぐる厚かましくも荒唐無稽な妄想を吹聴できるのも、こういった話を信じる人たちがいるからだろう。

犯行と合成カチノンとの関連に関する真実はほどなく明らかになったが、それでも被害は大きかった。ユージンの薬物検査結果が公表されたのとまったく同じ日、メフェドロンを含む多くの新精神作用物質を禁止薬物に指定する合成麻薬乱用防止法が連邦政府によって制定されてしまったのは、その一例にすぎない。マイアミの事件で合成カチノンがまったく検出されなかったにもかかわらず、メディアはこの事件が同法の議会の通過に寄与したと次から次へと報じていった。CBSニュースに至っては、事件からすでに三年が経過した二〇一五年四月二日、事実関係が明らかになっていたにもかかわらず、判を押したような報道をくりかえした。[5] ジャーナリストのジェイコブ・サラムは、このトピックについて広範かつ責任感ある姿勢で取材を行い、「ゾンビ・ドラッグの迷信は、パニックを引き起こすジャーナリストが、それが真実であるか検証することもせず、人々の関心を惹くストーリーに我先にと飛びつくことによって、文字通りゾンビのように広まっていく」と主張した。[6]

合成カチノンに関する私の知識をもとに、カタリーナが提供してくれた情報を考慮し、私は彼女の申し出を喜んで受け入れることにした。「ぜひとも使ってみよう！」。彼女は細心の注意を払い、その魔法の粉を三〇ミリグラムから五〇ミリグラムまでいくつか測り、それぞれをライン状に仕立て上げた。一五分ほどで、心地よい感覚が体の中に現れはじめた。多幸感や、活力が現れはじめ、頭がスッキリとし、社会性が増している感覚があった。これはとっっっっっっても心地よい、まるでコカインのようだ。重要な点として、ヘックスの効果は決して私を圧倒するものでも、ましてや思慮分別を失わせることもなく、むしろこの薬物は、ヘックスをはじめとするさまざまな薬物に関する議論を促し、生産的なものにしてくれた。数時間ほどして薬物の効果が抜けてきたころには、不快な気分を生じることもなければ、その他の注意を要するような残遺症状の兆候も感じられなかった。疑いの余地もなく、すばらしい体験だった。当然ながら、誰かの顔面にかじりつきたくなるような衝動に支配されることもなかった。

　むしろ、この体験は私にとって本当に心地よく、バルセロナでの残りの滞在期間の間にN‐エチルペンテドロンや2‐メチルメトカチノンといった他の合成カチノンも試してみようと私に思わせた。他の薬物も非常に心地よかったが、ヘックスのそれは私に格別の印象を残した。ヘックスは現在では、研究者間の歓迎会や関係部署の祝日のパーティーなど、苦痛でしかない社交場に出席する直前には、ぜひとも摂取しておきたい候補薬物の一つとなっている。ヘックスは、アルコールと同様に、社交性、多幸感、そして活力を高めてくれる薬物であり、パーティーのような空間では最適だ。こういった場で、同僚などパーティーの参加者がこぞってアルコールに耽溺するなか、私一人だけがヘックスを使用してよいかと悩むのは、実に奇妙な話だ。社交性を高めてくれる薬物が他にもたくさんあるにもかかわらず、どうして使用可能な薬物がアルコールだけに限定されなければならないのだろうか。

　私はまたバルセロナで初めてアヘン（もちろん新精神作用物質ではないが）を喫煙し、これまでにない静謐で、緩やかで、黙想的な体験をした。自分たちも薬物を使用する、責任ある専門家たちのコミュニティに招かれたことを、私は心底幸運に感じた。そのコミュニティには子どもを持つ親の立場にある者もいた。余談ながら、その人たちの子どもたちは健康的かつ幸せそうで、とても愛され、十分に世話されていたことは明らかだった。彼らは、隠すことなく、過去のではなく、現在の薬物使用について話していた。薬物のよさを話し合うよくある場面とはちがい、私たちのやりとりが緊張感やぎこちなさに支配されることもなかった。その代わり、精神作用物質によるもてなしを受けた喜びはもちろんのこと、私が関心を抱く話題について、すがすがしいほど自由にアイデアや情報をやり取りし合う、至福のひとときを体験することができたのだった。

アメリカの地に生まれて

同時に私は、一つの事実をめぐって深刻に考え込んでしまった。それは、自分が現在アメリカに住んでいて、私抜きに、そして私のおよび知らぬ場所で、精神作用物質を楽しむ羨ましいコミュニティが広がりを見せている、という事実だった。

帰国してから、その考えはさらにいっそう強まった。わが母国は、合成カンナビノイドを新たな恐怖の対象として大々的に騒ぎ立てる報道によって占拠されていた。二〇一八年五月二〇日発行のニューヨーク・タイムズ紙は、「合成カンナビノイドの使用は広く蔓延しており、その撲滅は困難をきわめている」と主張していた。[7] ある程度の思考力のある人であれば、すべての合成カンナビノイドを排除するなど到底不可能である、ということは理解できるはずだ。合成カンナビノイドに分類される薬物はきわめて膨大であり、しかもそこには、てんかん治療薬として知られるカンナビジオール（CBD）を含む、数多くの医薬品も含まれているのだ。苛立ちとともに、私の頭には、「また始まった」という考えがよぎるのを禁じ得なかった。

私たちの国で繰り広げられる合成カンナビノイドの恐怖神話を考えるにつれ、皮肉にもこの物語は、アメリカ式の薬物厳禁政策がいかにまちがっているかを見事に証明しているとしか思えなくなった。合成カンナビノイドはもっとも急速に拡大し、大きなグループに成長している新精神作用物質である以上、ここで私が、この一群の薬物について説明をしないのは職務怠慢となってしまうだろう。

最初にこの化学物質が合成されたのは、ジョン・W・ハフマンを中心とした科学者たちで、その目的は内因性カンナビノイド〔エンドカンナビノイド〕に関する研究の実施だ。ハフマンたちは、たとえば合成カンナビノイドがどのように医薬品として活用できるかを研究していた。エンドカンナビノイド・システムが人間の身体中に広く分布していることを踏まえれば、このような研究の重大性を理解するのはさほど難しいことではない。カンナビノイドに分類される化学物質とこれに対応する受容体は、脳の領域だけではなく、脳以外の身体の部位にも広く分布しており、エンドカンナビノイド・システムの神経回路は、食欲、免疫機能、記憶、気分、痛み、睡眠に関与している。

この物質に興味を示していたのは、科学者たちだけではない。マリファナ愛好家たちも注目していた。THCと同様に、合成カンナビノイドに分類される薬物の多くは脳のエンドカンナビノイド受容体を刺激する。なかには、吸入すれば多幸感やリラックス感など、マリファナに類似した効果を得られるものもある。これらの薬物がときに合成大麻と呼ばれるのはそのためだ。アメリカでは、二〇一四年に二つの州〔コロラドとワシントン〕で成人の大麻使用が合法化されるまで、全米でマリファナの使用が禁止されていたことを同時に思い起こしてほしい。

二〇〇〇年代初めには、合成カンナビノイドが合法で、その存在を知っていれば誰もが入手することができるのだということは広く知られるようになっていた。合成カンナビノイドは「ヘッドショップ」〔大麻系薬物をはじめとした嗜好用薬物を取り扱う店の俗称〕、コンビニエンスストア、インターネットなどを通して販売された。スパイスやK2などと名付けられたこれらの薬物は、ナチュラルハーブやポプリ〔お香〕としてブランディングされた。既存の薬物尿検査では合成カンナビノイドを検出できないケースが多かったことも、抜き打ちの薬物検査を怖れる人たちにとってきわめて魅力的と感じられる要因であった。合成カンナビノイドが有するこれらの特徴は、マリファナに対する合法的な代替物質を探し求める人たちにとって、この物質

表1　合成カンナビノイドの一覧と，それぞれの化合物がアメリカで禁止薬物に指定された年

合成カンナビノイド	禁止薬物に指定された年
Cannabicyclohexanol; CP-47,497; JWH-018; JWH-073; JWH-200	2011
AM-2201, AM-694, JWH-019, JWH-081, JWH-122, JWH-203, JWH-250, JWH-398, SR-18, SR-19	2012
APINACA, UR-144, XLR-11	2013
5F-PB-22, AB- FUBINACA, ADB-PINACA, PB-22	2014
AB-CHMINACA, AB-PINACA, THJ-2201	2015
ADB-CHMINACA	2016
5F-ADB, 5F-AMB, 5F-APINACA, ADB-FUBINACA, AMB-FUBINACA, MDMB-CHMICA, MDMB-FUBINACA	2017
4-CN-CUMYL-BUTINACA, 5F-AB-PINACA, 5F-CUMYL- P7AICA, 5F-EDMB-PINACA, 5F-MDMB-PICA, FUB- 144, FUB- AKB48, MAB- CHMINACA, MMB-CHMICA, NM2201, SGT-25	2018

を魅力的な選択肢とした。

ところが、二〇一一年に合成カンナビノイドの法的立場が変わりはじめた。アメリカの規制当局は五種類の特定の化合物を禁止薬物に指定した（表1）。これを契機に、合成カンナビノイドの製造者と規制当局とのイタチごっこが始まり、法規制の網の目をかいくぐるべく化学構造式をわずかに変えた化合物が次から次へと市場に投入されるようになった。典型的な流れはこうだ。警察組織が違法薬物市場で新たな合成カンナビノイドを発見し、この物質を禁止薬物に指定すると、多くの場合より強力で、より有害性の高い代替物質が市場に投入され、正確な情報を得ることができない消費者がこれを手にする。そして、年が経過するにつれて、新たな市場に登場し、禁止される合成カンナビノイドの数が増え続けるのだ。

製造者と規制当局のイタチごっこは、合成カンナビノイド使用者の健康に深刻な悪影響を与えた。以下に例を示そう。二〇一一年までは、ＪＷＨ－０１８がＫ2の主要な精神作用成分を構成していた。この薬物を

喫煙すると、低用量ではTHCに類似した作用を得ることができた。二〇一一年にJWH－018が禁止指定されると、製造者はあまり知られておらず、より効能の強い合成カンナビノイドで代替することを選んだ。なかには、複数の化合物が混入されていることもあった。そのせいで、JWH－018禁止指定後にK2を購入した人たちは、自身の想定とは別の薬物や、複数の薬物が混入した製品を手にしていたことになる。さらに状況を悪化させたのは、これらの商品のパッケージの成分表示は得てして不正確であり、使用者が用量や成分を正確に把握するのは困難だった、ということだ。このような状況が、疑うことなくこれらの薬物を使用した人たちに予期せぬ有害な作用をもたらすであろうことは、想像に難くない。

二〇一六年七月一二日にニューヨークで起きたあるできごとは、この一連の流れを非常にわかりやすく示している。[8]この日、合成カンナビノイドと称される薬物を摂取した、黒人が大半を占めるブルックリン地区の住人三三人が、異常な中毒症状を示した。幸運にも死者こそ出なかったが、衰弱し混乱した者や、一時的に意識を失った者もいた。このできごとについて地元メディアは、「ニューヨークで、合成マリファナ中毒により数十人が〝ゾンビ〟に変貌」と報じた。[9]事件を扱った物語や映像は、K2の有害性や異常な効果をドラマのようにはやし立てた。ニューヨーク・タイムズ紙は、「あたかもゾンビ映画のワンシーンを切り取ったかのような、恐ろしい惨状が広がっていた」と追い打ちをかけ、各紙の報道をよりきらびやかに彩った。[10]合成カンナビノイドを使用する人たちをあからさまに非人間化し、世間への見せしめとして晒そうとしているのは、明白だった。

これらの報道のいずれにも、合成カンナビノイド使用者の健康や安全に多少とも貢献するような情報がまったくと言っていいほど提供されていなかったが、これは残念ながら予想通りだった。また、合成カンナビノイドが本当に摂取されていたかどうかを検証した記事も皆無であり、被害者が使用したと思われる商品の含有成分を報じた記事もなかった。さらに、生じた被害が、合成カンナビノイド以外の物質や、その他の要因によって発生した可能性を報じるものもなかった。被害者の多くは地元のメサドン・クリニックのすぐ近くで発見されていたことから、一部が同クリニックの患者であった可能性もあり、だとすればこれは無視できない要因であるはずだ。というのも、オピオイド医薬品と他の薬物との組み合わせが、このできごとで確認された有害事象に関与していた可能性は否定できないからだ。

明らかに公衆衛生を軽視した、腹立たしいまでに無責任な報道だった。そこで、私は地元の報道番組に出演し、市の公衆衛生部局に対して、被害の原因となった薬物を回収し、成分特定のための検査を実施するよう求めた。それとともに私は、病院に搬送された被害者たちから検体（血液と尿）を取得し、検出された薬物と一致するかどうかも確認すべきだと提案した。そうすることで、真の原因を慎重に検討することができるし、結果を広く公表することも可能となる。そのようにして公表された情報は、報道関係者、地域の人々、そして、薬物使用者のコミュニティ周辺に幅広く共有されれば、それが注意喚起となって、原因となった薬物の摂取を防ぎ、健康被害などの悪影響を防ぐことに資する。しかし、少なくとも早い段階でこういった対策が講じられることはなかった。

ゾンビ・アウトブレイクと呼ばれたこのできごとに関してようやくまともな情報が人々に提供されるようになったのは、事件から実に数カ月も後の話だった。ゾンビの恐怖が報道紙面を支配したできごとから五カ月が経過した二〇一六年一二月一四日、ニューヨーク・タイムズ紙は、新たなより強力な合成カンナビノイドこそが事件の黒幕であると報じた。[11] この見解は、直近で科学雑誌ニュー・イングランド・ジャーナル・オブ・メディシンに掲載された研究の結論が根拠となっていた。[12] 研究者らは、被害を訴えた三三人中八人の尿および血液サンプルを採取し、検査を行った。研究者らはまた、有害事象を引き起こしたと推定された、

「AK-47 24Karat Gold」という〝お香〟のサンプルも検査した。結果、ＡＭＢ‐ＦＵＢＩＮＡＣＡという合成カンナビノイド成分が、八つの独立したAK-47 24Karat Goldのサンプルから検出されたほか、八人から採取された検体すべてにおいても、その代謝物（ある化学物質を体が分解することによって生じる副産物）が検出された。加えて、重要な点と言えたのは、AK-47 24Karat Goldに含まれていたＡＭＢ‐ＦＵＢＩＮＡＣＡの濃度は、それぞれ一グラム当たり一四ミリグラムから二五ミリグラムの範囲でばらつきがあることだった。さらに、検査をした八人のうち半数から、抗うつ薬・抗ヒスタミン薬・ベンゾジアゼピン薬・オピオイド医薬品といった、他の向精神作用を持つ薬物も検出された。

ブルックリンの事件が起きた二〇一六年当時、ＡＭＢ‐ＦＵＢＩＮＡＣＡは禁止指定されていなかった。そのため、販売者はおそらく、この化合物を直前に禁止指定された合成カンナビノイドの代替物としたのだろう。問題は、ＡＭＢ‐ＦＵＢＩＮＡＣＡはＴＨＣよりも――そしてＪＷＨ‐０１８よりも――効果が強いため、有害事象も含めて、ＴＨＣよりもはるかに低用量で効果が発現してしまう、ということにある。現在はこの物質はすでに禁止指定されているため、より未知で、おそらくは強力な代替化合物がその成分の「空位」に就くことになるだろう。

これこそが、規制当局が脊髄反射的に片っ端から精神作用物質を規制することによって、新たな未知の物質がよりいっそう違法薬物市場へと流通してしまう、という仕組みの正体なのだ。飽きもせずくりかえされるこのサイクルは、ただみずからの意識を変えようとしているだけの人々の健康を絶えず危機に晒している。そもそも大人のマリファナ使用に関連した有害事象などきわめて稀なことであり、合成カンナビノイドを使用している人たちは単にマリファナ使用時の体験と似た「ハイ」を求めているにすぎないのだ。付言するならば、コネチカット、イリノイ、メリーランド、ニューヨークの各州で報告された、合成カンナビノイドに関連する健康被害の流行は、マリファナ合法州ではまったくと言っていいほど発生していない。つまり、あなたがもしも本気で、違法な合成カンナビノイドによる問題を少しでも軽減したいと考えているならば、マリファナの娯楽的使用の合法化に賛同するのがよいわけだ。

不誠実で冷淡な為政者によって、何の問題もない、日々を真面目に生活しているだけの人たちの健康が危険に晒されている。これはこの上なく残念な話だ。こと薬物政策の決定に関して言えば、科学的なエビデンスを無視し、ときに恣意的に根拠を作り上げることさえも平然とまかり通ってしまっている現実がある。恥知らずの政治家たちがこういった戦略を用いて、薬物に関して公共の人々を誤認させる様を、私は数えきれないほど目撃してきた。

たとえば、元米国下院議長のジョン・ベイナーは、三〇年間の政治家活動において一貫してマリファナ合法化に反対し続けていた。二〇一一年、同氏は支持者に対して、「研究は、マリファナをそのまま使用することは有害だと示している」、それゆえ、「マリファナ合法化に断固として反対する」と訴えた[13]。ところがベイナーは、二〇一五年に国会議員を辞職したのち、二〇一八年に、カナダに基盤を置く、アメリカ大麻関連産業最大のオーナーであるアクレージ・ホールディングスという投資会社の役員に就任している。想像の通り、ベイナーはもはやマリファナ合法化に反対の立場ではなくなり、突如として支持者に転身したわけだ。現在の彼は、大麻を禁止する法律はいまや時代遅れだ、と主張している。

ベイナーは偽善者だ。誤解してほしくないが、私は、マリファナは全米で合法化されるべきと考えている。この点は少しも揺らいでいない。それから私は、新しくより優れた科学的エビデンスが出現すれば、それに合わせて柔軟に自身の主張を変えられる人たちに最大限の敬意を払うことにしている。というのも、こうした主張を切り替える能力は認知的柔軟性と言われており、知性の証明でもあるからだ。しかし、ベイナーの方針転換は、単に強欲によって突き動かされたものにすぎない。彼には、自身がかつて支持してきた禁止政策がいかに広範な害をもたらしてきたのかを、ほんのわずかでも気にかけようとする態度など、微塵も見られない。こういった政策は、合成カンナビノイドを使用する人たちの健康を危険に晒し、法執行機関の人種差別を煽ってきたにもかかわらず、だ。「私は何ら後悔していない」とベイナーは公共ラジオで語った。「この、一連の刑事司法の問題について、私の頭に後悔がよぎったことなど一度だってなかった」と。[14]

私はつい最近、人々を導くべき立場にある人たちによる、不誠実な行動に晒される体験をした。二〇一九年のバレンタインデー、私は妻とともにその日の午前中を息子マラカイの通う学校ですごした。ある生徒が、ソーシャルメディア上でマラカイのことを「ニガー」と呼ぶ動画を投稿したためだ。学校の責任者たちは、生徒がNから始まるその差別用語を口にしたことに強い衝撃を受けた、と話した。しかし私たちが、学校としてこの問題に対してどのように対処をするのかと問うても、彼らは何ら解決策を提案しようとしなかった。私たちが、実際の映像を確認するようにと要請しても、彼らは拒否した。

彼らは、自分たちの存在に誇りを持たせてくれるようなタイプの人間ではない。私たちの息子に向けられた、罪深い人種差別的行いを、私たちは何度も訴えてきた。しかし、何度伝えても、丁重にあしらわれるだけだった。これは数ある差別経験の一つにすぎないが、マラカイやその他の黒人の生徒だけが、学校に入るたびに警備の職員から身分証の提示を求められる、というできごともあった。息子の通う学校は人々のつながりが非常に強い地域――私たち家族も二〇年近くにわたってコミュニティの一員として生活し、人々同士が高い倫理観と信頼で結ばれている――に立地しており、しかも、年間の学費が五万ドルを超えるような学校で、こうした身分証明の確認はきわめて不自然だ。

二〇一八年五月に起きたあるできごとは、私の息子が日々直面している、学校のダブルスタンダード的対応のなかでもとりわけ象徴的と言えるものだった。私の息子と、黒人の友だち数名――みな陸上競技部のユニフォームを着ていた――は、同じく黒人である監督とともに、他校で行われた競技大会から帰校した。彼らは、ロッカールームに身分証や宿題などの学校に必要な所持品を取りに行き、ユニフォームからふだん着に着替えるつもりだった。すると、驚くべきことに、警備員は息子たちに校内への立ち入りを禁じたのだ。

その隣で、年長の白人の生徒たちは警備員に手を振り、何ら呼び止められることなく警備を通過していった。身分証の提示を求められることもなかったし、詰問されることも、小洒落た学校の敷地に足を踏み入れるのを拒否されることもなかった。同行していたコーチは、警備の責任者との話し合いを求め、最終的にその責任者が入校を許可した。それでもなお、警備員はロッカールームに向かう生徒たちに同行した。もちろん、警備員が付き添うのも慣例的な行為ではない。しかも、ロッカールームに到着し、数分が経過するや否や、警備員は大きな声で「時間だ！　もう十分だろ！」と生徒たちに警告したのだ。

彼らは学校を代表する学生アスリートとして、競技を終えたばかりであったにもかかわらず、早々に校内から退去するよう強要された。どの生徒の保護者も迎えに到着していなかったことなどおかまいなしだった。要するに、彼らはさっさと出ていけ、と言われたのだ。すでに夜が近づいており、星もほとんど出ておらず、学校が自宅から数マイル離れた、住民の大半が白人である地域に位置していたことも、さらに状況を悪化させた。私と妻が学校に到着したとき、子どもはすでに学校を追い出されていた。私たちが迎えに来るまで安全にすごせる公的なスペースを、彼は独力で探さなければいけなかったのだ。そのことを知ったときの、私の恐怖に満ちた気持ちを想像してほしい。トレイヴォン・マーティンや、クリーブランドで白人の警官に銃殺された一二歳の黒人の男の子、タミル・ライスの悲劇の映像が、私の脳裏を駆けめぐっていた。本当に恐ろしかった。一体どこの誰が私の子どもをこんな危険に晒したのか、それを知る必要があった。

事件の直後、私は学校関係者に話し合いの場を求めた。実際に会うことができたのは、それから二週間も後のことだった。警備関係者の差別的な対応について学校に抗議するのは初めてのことではなかったし、このできごとの重大性を考えれば、数週にわたって待たされたのは、実に屈辱的な体験だった。

それでも、私はよい方向に考えようと努めた。もしかしたら、彼らはこの期間に何らかの適切な対策を講じていたのかもしれない、と。私は、この件を深刻な問題だと認識しているはずと信じていたのだ。学校の責任者たちは、警備員による差別的な対応が、マラカイにとって心的外傷体験となり、今後の彼の心理機能や精神的成長に影を落としかねないことを理解してくれている——そう私は期待していた。何も対策を取らないという怠慢こそが本当の問題であり、彼らの無関心な態度が息子の自己認識や、彼が暮らす世界の捉え方に影を落とす危険性があり、学校側の怠慢さが、息子に自己防衛的で、過剰なまでに用心深く、疑心暗鬼で、精神病的とさえ思えるような、従属的な自己像の形成を強いている——そういったことを学校側が理解してくれていると期待していた。人種に起因したこのような非人間的な扱いが、とりわけ思春期を迎えた黒人の青年の心に、生涯にわたって続く、無視できない傷をもたらすのだ、ということを理解してくれると信じていた。[15]精神面だけにかぎらない。人種差別に直面した人が、心循環器疾患をはじめとするさまざまな疾患に罹患するリスクが高いのは、言うまでもない話だ。[16]

残念なことに、話し合いの冒頭ですでに、私の期待は裏切られていた。学校長も、彼女の組織のいずれも、責任を取ることもなければ、具体的な是正措置を提案することもしなかった。それどころか学校の責任者たちは、黒人生徒を差別することのない学校の警備ポリシーを提案してほしいと、悪辣にも私たち夫婦や息子マラカイにまで尋ね返してくる始末だった。この時点ですでに私は、あまりにも頻繁に用いられてきた巧妙な責任逃れの手法が、今回もまた用いられているのだ、と理解するに至った。実際には何ら対策を取る気がないにもかかわらず、その気があるかのようにふるまうため、学校の関係者たちは見掛け倒しの提案をでっちあげようとしているのだった。とても屈辱的だった。マラカイも、ロビンも、そしてもちろん私も、警備の専門家などではない。したがって、この問題を解決するために私たちに意見を求めるというのは、明らかに不適切だ。学校の責任者は、私が有名大学の教授である、ということをもちろん知っていたが、彼女は一度たりとも、学校の教育課程の内容やその開発について私に意見を求めたことはない。私が専門とする分野に関して私の見解を求めることは、警備に関する意見を求めることよりも適切であるのは明白であるにもかかわらず、だ。

このようなできごとが背景にあったため、学校の関係者たちが示した、私の子どもが「ニガー」と呼ばれた一件に対するあからさまなほど大げさな驚きにも、私はまったく心を動かされなかった。無知な生徒たちからニガーと呼ばれたことによってマラカイや、他の黒人の子どもたちが受ける被害などは、こうした、学校や搾取的な大人たちによってくりかえされる差別的行動から生じた無数の被害に比べれば、いくぶん見劣りするほどだ。

二月二一日の夜、私の脳裏にはこのできごとが反芻していた。その日はちょうど、一四歳になる愛犬ケニアに最後の処置が施されたところだった。マラカイは陸上競技大会に参加しており、もう少しで迎えの連絡が入るのはわかっていた。この二月二一日という日付も、私の陰鬱な気持ちに拍車をかけていた。それは、私にとってのヒーローであり、誰もが知る勇敢さと高潔さに満ち溢れたマルコムXが暗殺されたのが一九六五年のこの日であり、大切な友人だったＮＩＤＡ前所長ボブ・シュスターが亡くなったのもまた、二〇一一年のこの日だったからだ。

ケニアを安楽死させる時は、もうあと数分に迫っていた。彼女の健康状態は深刻で、不可逆的に悪化していた。すでに視力も失い、音もほとんど聴き取れず、時折混乱した様子を見せることもめずらしくなかった。食べるのも拒否し、一日の大半をじっとしていることがほとんどだった。このような状況にもかかわらず、私は彼女を殺すことを決断できずにいた。理性では、それが正しいことなのだ、というのはわかっていた。しかし、私の感情はずっと反対し続けていたのだ。「私は本当に正しい行いをしているのだろうか？」。私は独り悩み続けていた。ケニアを最後に抱き締めたときの、悲痛に満ちた息子デイモンの顔を見ると、次第に疑念と絶望が私のもとへ押し寄せてきた。自分が涙するのを抑えるのに必死だった。

私は、わが家のキッチンの床にしゃがみ込む、ハスキーな声をした獣医に向かって、「一体何の薬物を使用するのか、教えてほしい」と問いかけた。彼女が示した薬物のリストは私もよく知っていた。キシラジン、アセプロマジン、ペントバルビタール。「アセプロマジンは」。私は質問した。「確か、抗ヒスタミン薬としても用いられる、抗精神病薬であっていたかな？」。獣医はあまりくわしくないといった反応を見せたが、質問することによって気を紛らわし、今にも溢れだしそうな感情を押さえつけ、少しでも緩めたら止まらなくなるだろう涙を必死にこらえ、自分の感情を知られまいと平静を装っていただけの私にとって、彼女の反応はもはやどうでもよかった。長年の経験から私は、薬物の詳細な作用について思考を駆けめぐらせることが、自分の感情に蓋をして向き合わずに済む効果的な戦略である、と知っていた。その瞬間の私は、アセプロマジンと、クロルプロマジンやプロメタジンといった他の神経遮断薬や、抗ヒスタミン薬との化学構造式のちがいについて考えることで自分の頭をいっぱいにしようとしていた。それぞれの薬剤が、ドーパミンとヒスタミンにどの程度選択的に作用するのだろうか、と。

三度の短い薬剤投与で、その時は終わりを告げた。ケニアは深い眠りにつき、その姿はとても穏やかだった。彼女の呼吸は次第に穏やかに、深くなっていった。ほどなく、彼女は生涯の幕を閉じた。能面のような、見たことのない表情だった。生気を完全に失ったその様子に、私は当惑するしかなかった。今でも、あのときの様子は私の脳裏に焼きついて離れないでいる。

ケニアの命が尽きたのとほとんど同時にマラカイから電話が入り、私は彼を迎えに車を走らせた。彼を迎えに行くあいだ、私は息子にケニアの死をどのように伝えるべきか、そして、ケニアこそが私に誰かを愛するということを教えてくれた存在だったと想いをめぐらせていた。マラカイに、泣くことはまちがいではないのだと、愛犬を失った苦しみを打ち明けるのは正しい行いなのだ、と知ってほしかった。私でさえ、打ちひしがれ、ひどく苦しんでいるのだ、と知ってほしかった。しかし、彼が車に乗ったとき、私はそのニュースを淡々と、わずかな言葉で彼に伝えていた。彼もまた、同じように応答した。私たちは帰路のほとんどを無言ですごし、お互いが孤独のうちに苦しんでいた。

彼の気持ちは、痛いほどわかっていた。しかし、どのように声をかけたらいいのか、私にはわからなかった。私は知っていた。私と同じように、彼もまたみずからを守るために、若くして自分の感情を隠すことを学ばざるを得なかったのを。すでに彼は、自分の弱さを隠すために、感情を隔離する術を持っていた。私が育ったのは、男の子が決して泣くことを許されない——少なくとも、泣くところを他人には見られてはいけない——世界だった。泣くこと、もしくは、それに類似する感情を表現することは、弱さ、軟弱さの現れだ——知らず知らずのうち、私は、彼にこの教えを引き継いでしまっていた。

しかし私は何も、自分の愛する家族の死に伴う、自然な感情体験まで押し殺すことまでは想定していなかった。私が焦点をおいていたのは、あくまでもアメリカにはびこる黒人の子どもに対する差別によってみずからの心を破壊されないよう、免疫をつけることだった。もしも自分の息子が周囲に弱い存在だと認識されてしまったら、その瞬間、彼の人生は一巻の終わりになってしまう、それが明白だったから、周囲から弱いと見られることだけは避けたかった。アメリカの人種差別は、まるで傷ついた鹿を狙うハイイロオオカミの群れのように、弱い黒人の男の子を発見し、食らいつくすことが、この上なく得意だからだ。

それでもなお、私はこの瞬間のマラカイに同情した。彼は、黒人の男の子がみずからの感情を隠さざるを得ない世界で育っている。彼は、私も、そして私の父も、祖父も、曾祖父もそうだったように、ニガーと言われるような侮蔑的な扱いを受けることを強要される世界で育っている。

家に着くころには、獣医はすでにケニアの遺体を引き取っていた。私たちは、家族で、彼女の持ち物を片付け、また同じ日を迎えるかのように翌日の支度を進めていた。もちろん、同じ日であるはずもないことはわかっていた。私はまた、改めてマラカイに声をかけ、彼が本当の意味で大丈夫なのか、声をかけてやらなければならないこともわかっていた。ただ、どうしてもすぐに彼に声をかける気にはなれなかった。

まずは、自分の頭の整理をつけなければいけない。アメリカで活動する一般的な心理療法家には、今の私が抱えている苦しみを扱うのは到底不可能だろう。彼らのほとんどは人種を考慮したセラピーの訓練を受けていないし、特に人種差別が精神的健康や子育てに与える影響ともなれば、なおのことだ。私は、数日のあいだ予定をすべてキャンセルし、ロビンと二人で、二人にとってお気に入りの新精神作用物質である6－APBを摂取して自分たちを世界から完全に隔離し、しばしの休息をとることにした。この体験は、強いカタルシスと、癒しを私たちにもたらしてくれた。6－APBは、傷ついた魂を癒すのに適した、典型的な精神作用物質だ。この精神作用物質によって私は、過去の困難や、今まさに私が直面している苦しみを、新たな視点で捉えなおすことができた。6－APBによってもたらされるさまざまな心地よい感覚に加えて、私は充足感と寛大さを感じることができた。私は、最初に6－APBを合成した知人デヴィッド・ニコルズに電話をし、「もしもっと多くの人たちが、私たちと同じ経験をすることができたら、互いのことを、たとえ知らない人や、敵対する人であったとしても、もっと人間らしく接することができるだろうに」と物思わし気に伝えた。デヴィッドは、「そうだね。私もまったく同意する」と答えた。

第7章　大　麻
——自由の種を撒く

私は確かに大麻を吸う。しかし、私は何も自分が選ぶ薬物を合法にしたいからという理由だけで、これほど多くの困難に立ち向かっているわけではない。これは、私個人の自由の問題なのだ。

——ボブ・マーリー

「It's me again Jah,（神よ、またあなたに会いにきました）」。ルチアーノのうっとりするような低く響きわたる歌声が、私のヘッドフォンを満たしていた。「I pray my soul you'll keep（私の魂に神のご加護がありますように）」。不自然なほど静かで美しいニューヨークの朝は、彼の声と歌詞をいっそうすばらしいものにしていた。地下鉄を降りた私は、モーニング・ハイツ地区にあるコロンビア大学のキャンパスに入り、ロウ記念ホールを通過したところだった。眼前に見える教会は、若かりしころ、母親に連れられて教会に通っていたころのことを私に思い出させる。その日もまた私は、子どものころは教会が嫌で仕方なかったな、と思い起こしていた。二〇一六年一〇月のある日曜日のことだ。

思い出したくない不快な記憶によって生じた不安感を拭い去るため、私は音楽に没頭しながら、大麻にまつわる、のびのびとした経験の数々を思い出していた。まるで生演奏のような感覚だ。すべての楽器の音をはっきりと聴き取ることができたし、そのなかにはシラフのときには聴き逃してしまう音もあった。一つ一つの音が平等に、しかし争うことなく、私の注目を求めていた。マリファナは、外部からの不法侵入者を許すことなく、私が集中したいと思う活動に没頭する助けになっていた。アメリカ合衆国という国で黒人として生き抜くために、つねに臨戦態勢でいなければならない私に、マリファナはしばしの休息を与え、その瞬間に没頭して楽しむだけの心の余裕をもたらしてくれるのだ。

私は、やり残していた仕事を片づけ、翌週以降の準備をするため、自分の研究室に向かっていた。三カ月前に研究科の長に就任して以降、私には、自分の関心があるプロジェクトに取り組むといった、一人でじっくり考えごとをする時間がまったくなくなっていた。そのため一人で研究室にこもることができる日曜日は、私が絶対に死守すべき安息の地になっていた。

ルチアーノの神々しい歌声に守られた私は、研究室に就くはるか手前から、一人ですごす日曜日をこの上なく満喫していた。ところが、建物に足を踏み入れようとしたその瞬間、私は四〇代そこそこの、おろしたてであろう真っ白なシャツが覗くグレーのスーツに身を包み、勤勉そうな黒の眼鏡をかけた白人の男性から、予想外の歓迎を受けた。彼のいで立ちは、シャーマーホーン・ホールのような場所ではたとえ平日であっても明らかに異質であり、今日のような休日であればなおのことだ。私は、「奇妙だな……」と思いながらも、視線を合わせないようにして、建物のなかに歩みを進めた。しかし、その試みは失敗に終わった。目の前の男性と視線を交わした瞬間、私は必死に視線を下ろそうと試みたが、周囲に感染しそうな彼の笑顔に追撃され、敗北した。顔いっぱいに広がった彼の笑顔から、この男性が私のことを知っており、私の到着を待ちわびていた、というのが明らかだったからだ。

誰にも侵されるはずのなかった神聖な日曜日は、研究室までのわずかな道のりに立ちはだかる、かっちりとした服装の、暖かな笑顔の紳士によって危機に晒されていた。さらに不幸なことに、ヘッドフォンから流れていたはずのルチアーノの歌声も、いつの間にか消えていた。代わりに私の頭のなかを支配していたのは、くりかえされる、「クソ！」という単語だけだ。目の前の男性に向けられた作り物の笑顔は、一人にしておいてほしいという私の切実な願いを、巧妙に隠した。

「ハート博士ですよね。初めまして」。彼は、丁寧さがうかがえる南部訛りの豊かな声で、威勢よく、「私がマイク・シュナイダーです」とみずからの身分を明かした。よくあるアメリカ式の挨拶のために彼が自分の手を伸ばす傍らで、私は自分の頭のなかから彼の記憶を必死に探っていた。「こいつは一体誰なんだ？」と考えつつも、嘘っぱちの笑顔だけは崩すまいと必死に取り繕っていた。

さながら映画に出てくる、うっかり者の研究者そのままのような私は、今日この日に彼と会う約束をしていたのをすっかり忘れていた。週末に開催される芸術祭に参加するため、彼がこの近辺を訪れる予定があったことを踏まえて、あえてこの日を設定していたことを思い出したのは後になってからだった。

数カ月前、シュナイダー判事は私宛に唐突な電子メールを送ってきた。彼が言うには、彼はテキサス州ハリス郡という、全米でも三番目の規模を誇る巨大な郡で少年のドラッグ・コート（薬物裁判）を受け持っているそうだった。六年にわたってドラッグ・コートで数々の事件を受け持った彼は、あまりに多くの若者が、ただ単に違法薬物を所持していただけか、過去に薬物使用歴があるだけで、薬物使用症と診断されている事態に疑問を抱いていた。裁判所がかかわる事件の大半には大麻が関連していた。数えきれないほどの若者たちが、単に大麻を使用していたという理由から、アディクションと見なせる水準には達していないにもかかわらず、薬物に対するアディクション治療プログラムへの参加を強制されていた。

きわめて健全な疑問だが、シュナイダー判事は、いくつかのドラッグ・コートが、援助の手を差し伸べようとしている人たちに、実際には不適切もしくは過剰な処遇をしているのではないかと悩んでいた。そのため彼は、ドラッグ・コートに従事する判事たちの現状を伝えるとともに、自身の前に現れる人たちにもっと血の通った処遇を提案するために何を学ぶべきか、私の意見を求めていたのだった。

親しみのもてる判事との最初の話し合いを終えるころには、DJスクリュー*の予想外の死から、黒人・ラテン系の若者の大麻使用を過剰なまでに犯罪化するハリス郡の実情まで、さまざまな話題について意見交換をすることができた。一七年以上にわたって判事の任に就いていたにもかかわらず、私が過去に会ってきた他の判事たちとはちがい、彼は薬物を使用する人たちに対する思いやりを失わず、薬物使用に対して寛容な姿勢を貫き通していた。シュナイダー判事の無垢な温かみ、開放性、知的好奇心、そして、みずからが仕える人たちの人生をよりよくしたいという想いに、私は心を揺さぶられた。それで、彼が勤務するヒューストンの法廷を訪れ、彼とそのチームに会いに行くことに同意したのだった。

彼と初めて話をしてみてもっとも印象的だったのは、マリファナに関する議論、ならびに、その使用や法規制に対する考え方の変遷だった。なぜアメリカ合衆国の南部州では大麻の娯楽的使用の合法化を求める機運がまったく盛り上がらないのか、あれこれと考察をした。二〇一六年初め、成人の大麻使用を合法化した最初の四州はアラスカ、コロラド、オレゴン、そしてワシントン州だった。その年の終わりには、カリフォルニア、メーン、マサチューセッツ、ネバダの四州もその仲間に加わった。これらの州で黒人が人口に占める割合は、いずれも全米平均の一二パーセントを下回っていた。

対照的に、南部州における人口に占める黒人の割合は全国平均よりも高いことが多く、これらの地域では、警官が黒人を制止し、捜査し、勾留する口実として大麻の匂いが利用されている実情がある。シュナイダー判事は、大麻の匂いは警官たちが自分たちの行為を正当化するもっとも簡単な方法であり、判事たちも警官の証言に疑問を呈することがまったくと言っていいほどないため、法執行組織やその支持者は大麻を自由化する法律には精力的に抵抗するだろう、と考えた。

それに輪をかけるように、警官の残虐な行為を正当化するために、至るところで大麻使用が引き起こす、ありもしない危険性の捏造も行われている。二〇一六年七月六日、ミネソタ州セント・アンソニーで警官ジェロニモ・ヤネスは、無抵抗の黒人運転手フィランド・カスティーリャを、同乗する恋人と娘の眼前で銃殺した。カスティーリャは銃を所持しており、当然、許可を得たものであると警官に伝えた。しかし、ものの数秒で、ヤネスは何の正当性もなく、カスティーリャに七発の銃弾を撃ち込んだ。ヤネスは、大麻の匂いが切迫した脅威ありと判断した根拠であると主張した。警官にかけられた故殺の嫌疑は取り下げられた。

予定調和といわんばかりに、銃所持の権利を主張し、マリファナ使用を啓発する人たちはこの不正義に対して沈黙を貫いた。被害者が黒人男性である場合に見られる、私の耳が聞こえなくなったのだろうかと疑いたくなるような彼らの沈黙は、恥ずべきことに、もはやあたりまえになってしまっている。

当然ながら、警官たちがみずからの致死的暴力機器を行使する根拠に、「大麻が黒人を殺人狂に仕立て上げる」という主張を用いるのは、この件が最初でもなければ、最後でもない。ミズーリ州ファーガソンでマイケル・ブラウンが殺された二〇一四年の事件[1]、ノースカロライナ州シャーロットでキース・ラモント・スコットが殺された二〇一六年の事件で、警察はいずれもこういった荒唐無稽な主張をして自分たちの行いを

＊ 訳注：八〇年代から九〇年代にかけて活躍したヒップホップDJ。チョップド&スクリュードという手法を生み出した人物として知られる。二〇〇〇年に、テキサス州ヒューストンのレコーディングスタジオで亡くなっているのが発見され、遺体からはコデイン、ジアゼパム、フェンサイクリジンが検出された。

正当化してきた。両事件とも警官が訴追されることはなかった。[2]

ラマーリー・グラハム（ニューヨーク、二〇一二年）、ルメイン・ブリスボン（フェニックス、二〇一四年）、サンドラ・ブランド（テキサス州プレーリー・ビュー、二〇一五年）もまた、大麻を使用したという疑惑によって、規制当局の強権に巻き込まれ、理不尽なかたちで命を失った者たちだ。

しかし、トレイヴォン・マーティンという一七歳の青年が殺害された事件ほど、こういった牽強付会な正義を正確に示す事件はないだろう。二〇一二年二月二六日の夜、青年は近所のセブンイレブンで、どこにでも売っているようなスイカ味のジュースとキャンディーを買い、父親のいる自宅へ向かっていた。しかし、彼は何の武器も所持していなかったにもかかわらず、安全に自宅にたどり着くよりも早く、地元の自警団ジョージ・ジマーマンによって、まるでサバイバルゲームのように監視・追跡され、銃弾を打ち込まれて致命傷を負ったのだった。

第一報を耳にしたときの衝撃的な感情は、今もなお、昨日のことのように私の記憶に鮮明に残っている。およそ人の行いとは思えないような残虐な行為に、私は自分の耳を疑った。白人を自称する二八歳のジマーマンは、父のもとに向かうトレイヴォンを発見すると、地元の非緊急用警察通報ダイヤルに電話をし、その青年が「薬物の影響下にあるように見える」と主張した。そして、何ら正当性がないにもかかわらず、電話口の制止を無視して、彼は若者を尾行し続けた。電話口で対応した職員は、「そういったこと（追跡・尾行）はしないでください」と警告した。数分後、彼は、九ミリ口径のセミオート式拳銃を使って冷酷にも一人の子どもを射殺した。

トレイヴォンの両親を想像した私は、涙を流した。自分の子どもが銃弾を受けていた可能性だって十分にあり得るのだ。私の息子デイモンは、ちょうどトレイヴォンと同い年だった。そう考えると、私の頭は恐怖に支配され、さらに涙が止まらなくなった。心の底から悲しみがあふれ出した。私と同じ風貌をしている子どもたちを守ることができない自分のあまりの無力さは、私の気分をさらに悪化させた。

追い打ちをかけるように、ジマーマンの弁護士は、死の責任をトレイヴォン自身になすりつけようとした。弁護士は、トレイヴォンがマリファナを喫煙しており、そのせいで攻撃的になり、精神病的になっていたから、ジマーマンは攻撃せざるを得なかった、と主張したのだ。弁護団は、「大麻によって狂気に支配された黒人」という、いまだに社会にはびこる古い迷信を頼ったのだ。理不尽にも命を奪われた子どもの尊厳に、死してなお泥を塗ろうとするのは、あまりにも残虐で、嘆かわしい行為と言わざるを得ない。

このできごとに、私は強い怒りを覚えた。そこで、トレイヴォンの中毒検査のデータを入手し、慎重に精査した上で大麻を吸ったから暴力的になるといったばかげた考えは許しがたい虚偽である、という論説を執筆した[3]。

その時点で私は、研究目的から人々に数千回にわたってマリファナを与え、この薬物に関する神経生理学的、心理学的、行動学的な効果を検証する実験をいくつも実施していた[4]。そうした経験のなかで、トレイヴォンの行動を説明する際にジマーマンの弁護団が主張したような、大麻の影響下で暴力的になったり、攻撃的になったりした研究参加者など、ただの一人もいなかったのだ。

マリファナの主要な効果は充足感、リラックス感、鎮静、多幸感、空腹感の亢進であり、喫煙後五―一五分でピークを迎え、その効果は二時間ほど持続する。きわめて高濃度のTHC――トレイヴォンから検出されたレベルよりもはるかに高い濃度――であれば、若干の妄想症状や聴覚の異常をもたらす可能性はある。しかし、そういった反応はごく稀であり、しかも、使用経験の非常に浅い人たちにかぎられる。

トレイヴォンが殺害された翌朝の中毒検査で、彼の血中からは一ミリリットル当たりわずか一・五ナノグラムのTHCしか検出されなかった。この数字は、彼がマリファナを摂取してから少なくとも二四時間以上が経過していることを強く示唆している。この血中濃度はまた、数々の被験者に大麻を投与した私の研究からわかった、中毒症状を呈するのに必要なTHCの水準——血中一ミリリットル当たり四〇から四〇〇ナノグラム——を、はるかに下回っている。それどころか、彼から検出された血中のTHC濃度は、私が行った研究に参加していた、日常的に大麻を使用する人たちの、大麻を使用していないときの基準値である一ミリリットルあたり一四ナノグラムという値よりも顕著に低いものだった。したがって、トレイヴォンが銃殺されたとき、彼がマリファナの影響下にあった、というジマーマンの主張はあり得ないものであり、トレイヴォンの身体から検出されたTHCの量をもって、彼の心身に何らかの影響があったと主張するのは明らかに無理があった。

しかし、そんなことは関係なかった。トレイヴォンの中毒検査の結果を公開することにより、ジマーマンの弁護団は、白人自警団員が無力な黒人の子どもを殺した、という事実を煙に巻き、無罪という裁定を得た。

一九三〇年代に遡り、多くのメディアは黒人の大麻使用を誇張し、大麻と暴力犯罪との関係を過剰なまでに結びつけようと躍起になっていた。なかには、母殺しの原因はマリファナにあると主張する者もいた。これらの嘘は、人種差別を正当化するためにこの上なく都合がよく、この薬物を禁止指定したマリファナ税法が一九三七年に議会で承認される際にも一役買っている。大麻の規制に関する議会公聴会で、連邦麻薬局長官のハリー・J・アンスリンガーは、「マリファナこそ、人類史上もっとも暴力を誘発する薬物である」と宣言した。[5]

リーファー・マッドネスのような過去のレトリックがいまだに消え去っていないのは、誰もが知っている通りだ。それどころか進化し、新たな姿かたちへと変貌を遂げている。アレックス・ベレンソンは自著

『*Tell Your Children: The Truth about Marijuana, Mental Illness, and Violence*（子供たちに伝えよう――マリファナ、精神疾患、暴力の真実）』にて、「マリファナは妄想や精神病をもたらす」と明言した。[6] この主張は科学的なエビデンスに反している。他方で、どうして人々がこのように理解してしまうのかを知っておくことも重要だろう。なぜなら、リーファー・マッドネスの迷信は現実にはまちがいだらけの脅しにすぎないにもかかわらず、世代を跨ぐごとに、実証的な証拠であるかのごとく改変され、変貌しているからだ。

手はじめに、この領域の研究がどのように実施されているかの手順を知れば、こういった乱暴な主張に対する免疫をつけることができるだろう。一般的な研究では、数千人の成人が、自己申告による現在ないし過去のマリファナ使用経験の有無にもとづき、二群に分けられる。マリファナを使用する一群と、使用しない一群だ。研究者らは、精神病症状を測定する尺度を用いて、二群の差を調べる。

最初にあなたがすべき質問とは、そもそも精神病とは何か、であり、どのように判断され、診断されるのか、ということだ。臨床的な観点から言えば、精神病とは現実との接点の喪失に特徴づけられる精神疾患であり、幻覚、非合理的な信念、言動や行動の解体といった症状をもたらす。多くの場合、専門家は精神病を統合失調症と関連づけて考えるが、実は他の疾患においても生じることがある。ある人が精神病状態にあると診断されるためには、精神科医や心理学者による精査を受ける必要がある。そして、診断に必要な精査は、多くの場合、複雑で時間を要する。

ほとんどの研究において、参加者は精神病性障害に関する精査を受けていない。精査があまりに煩雑すぎるからだ。その代わり、研究参加者は精神病症状を調べる二〇問ほどの質問に回答する。多くの研究では、マリファナの使用経験がある群では最低一つの精神病症状を経験していることが多い、という一貫した傾向が示されている。当然のことながら、この結果をもってして、彼らが精神病性障害を有していると判断できるわけではない。判断をするためには、より多くの情報が必要になる。しかし、残念ながら、こういった重大な注意事項は十分に理解されていない。これこそが、「大麻使用は、たとえ習慣的でなかったとしても、精神病の発症リスクを四〇パーセント増大させる」[7]といった、人騒がせでまちがった見出しを社会に氾濫させてしまう理由の一つだろう。

はっきりと明言しておくが、精神病性障害の診断基準を満たすことなく、精神病症状を経験することは十分にあり得る話なのだ。私を含む、多くの人は人生のなかで最低でも一つの精神病症状を経験している。しかし、障害としての診断基準を一度でも満たすことのある人の割合は、ずっと低い。精神病を測定する質問項目を見てみれば、私の言っていることがよりはっきりと理解できるはずだ。たとえば「他の人には聞こえない声が聞こえる」や「公共の空間で落ち着かないことがある」といった質問だ。前者の場合は、臨床的に意味があるという見方もできなくはないだろうが、後者を精神病と特異的に関連付けるのは無理がある。もう一つ重要なのは、これらの質問に列記されている症状は、ほんのわずかな期間だけ生じたものも含まれており、持続的にその状態にあると示唆しているわけでもない。

これに関連する論点として、因果関係がどのように示されているかも重要だ。精神病と診断された人たちが、そうでない人よりも現在ないし過去に大麻を使用した経験があるのは事実だ。ここから導き出される、きわめて単純化された、かつまったく批判されることのない結論は、大麻は精神病を生じる、というものだ。しかし、この解釈は、タバコと精神病とのあいだにあるずっと強力な関連性を示す科学的証拠[8]や、精神刺激薬と精神病との関連についてのデータ[9]も無視している。この解釈はまた、子ども時代に猫を飼育していたことが、その後の統合失調症のような精神病性障害に有意に関係していることを示す複数の研究の存在[10]も無視している。

これらはすべて精神病の〝原因〟なのだろうか、それともより妥当な説明が存在するのだろうか。私が学生たちに伝える基本的な知識の一つに、二つの要因のあいだに関連が認められたからと言って、片方がもう片方の原因になっているとはかぎらない、というものがある。それは、人々が差している傘の数と降水量とのあいだには強い相関があるが、だからと言って、傘を多く差せば雨が降る、と考えるのはばかげているのと同じことだ。

二〇一六年、私はチャールズ・クシールとともに大規模な文献調査を行い、精神病に罹患しやすい（典型的には、その傾向は二〇歳前後で明らかになる）人たちは、それ以外にも学業不振、嘘、窃盗、若い時期からの、マリファナをはじめとするさまざまな物質の逸脱的使用を呈しやすい、という結論に至った。[11] こういった行動上の症状は幼少期に生じているが、あるできごとが別のできごとよりも前に生じているからと言って、それは因果関係を証明するわけではない（論理学の講義で教えられる基本的な論理的誤謬の一つに、「前後即因果の誤謬」というものがある）。もう一つ紹介すべきデータは、イギリスでは一九七〇年代から二〇〇〇年代にかけて、マリファナ使用が一〇倍以上に増加したが、同じ期間に精神病の増加は認められていない。これは、一般人口における大麻使用が精神病発症の変化に関与しないことを示す、追加的なエビデンスと言える。

一般の人々は、何世紀にもわたって、大麻の本当の効果について煙に巻かれてきた。ばかばかしく思うような嘘の数々が、大麻の禁止を正当化するために社会に流布されてきたのだ。しかし、かつてマーティン・ルーサー・キングJr.は、「永遠に生き続ける嘘など存在しない」と言った。大麻は今やアメリカでもっとも広く消費されている禁止薬物——ひと月に二七〇〇万人のアメリカ国民がこの薬を使用している[12]——であり、この薬物に関する虚偽の情報を伝え、人々に信じ込ませるのは困難になりつつある。あまりに多くの人々が、公的機関が流す大麻の嘘とはあまりにかけ離れた体験を、大麻の使用を通じて経験している。黒人を殺害する一部の警官は例外だが、近年では、マリファナによってもたらされる実際の作用について、人々を騙すことはかつてないほどに困難だ。マリファナの使用は、他の薬物ほどの偏見に晒されることがなくなっていることも、無視することができない。結果的に、大麻を吸っている人たちは、その他の薬物を使用している人たちよりもみずからの薬物使用を隠さなくなり、大麻に関する虚偽の情報で人々を煙に巻こうとする者たちのでたらめを公的な場で糾弾するようになった。私は、こういった大麻愛好家たちに、マリファナの使用があったというだけで、情け容赦なく、ありもしない行為の責を負わされている黒人たちを守るために声を上げてほしい、と願ってやまない。

近年のアメリカでは、大麻を禁止してきた政策を見直し、自由化しようという活動が盛んになっている。思えば、マリファナは、連邦政府による規制物質法においては、いまだにスケジュールⅠに分類されている。この分類カテゴリーは、大麻には「医療において何ら治療的な価値が存在しない」ことを意味しており、これが禁止の根拠とされている。このため、連邦法は、マリファナを医療目的で使用することを禁じてきた。しかし、一九七六年以降、一部の医療的処置のために連邦政府がマリファナを一部の選ばれた患者たちに供給していたことはさておいても、現実に、州法のレベルでマリファナの医療的使用の合法化を求める投票が全米各地で行われてきた。たとえば、二〇一〇年以降、特定の医療的症状に対してこの薬物を摂取することを許可した州は、一六から三三にまで跳ね上がっており、この数字は選挙期間を迎えるごとに着実に伸びていくことが予想されている＊。

連邦政府のマリファナ関連法を理論とし、州単位の投票にもとづく取り組みを実践（現実）とするならば、アルベルト・アインシュタインの「理論上、理論と現実は一致する。しかし現実には、理論と現実は一致しない」という言葉が現状をよく表していると言えるだろう。連邦政府のマリファナ関連法と、増加し続ける各州における医療的実践のあいだには、はてしない溝が存在している。

こういった規制の二重性は、少なくとも私が数年前に出席した、大麻に関する議会公聴会の一般的な趣旨から判断するかぎりは、連邦議会においても例外でない。典型的な公聴会の様子を簡単に描写するならば、この場は意図的に流布されるまちがった情報の交換会のようなもので、民主党と共和党双方による、反薬物によって彩られた愛国主義の応酬に支配されている。ここで繰り広げられる、由緒ある演劇作品は、ほとんどの場合、科学的データとは無縁だ。

しかし、あるときの議会は一味ちがった様相を呈していた。議会委員会のメンバーはマリファナ関連法の規制撤廃を支持したのみならず、マリファナに関する正しい情報から人々を遠ざけ、脅しに与していた人たちに対する明確な敵意を示した。

NIDA所長ノラ・ヴォルコフ博士が大麻の作用に関して明らかに偏った証言をすると、バージニア州の民主党代表ジェラルド・コノリー議員は、それまでの優しげな態度を一変させ、突如として対立的になった。コノリー氏を擁護するならば、ヴォルコフ博士のあからさまな依怙贔屓はすぐにわかった。彼女の証言は、恐怖を煽ろうとするかつての悪しき反マリファナ・キャンペーンそのものだったからだ。ごくかぎられた、潜在的な有害性にのみ焦点を当てており、大麻に関する、妥当かつ客観的な、近年の科学的発見にもとづく証言とは、とても言い難い内容であった。

コノリーは、「ヴォルコフ博士、あなたの証言は他の膨大なデータを完全に無視しているように思えてなりません」と彼女を糾弾した。[13] そして、それは正しかった。彼女の証言では、マリファナが気分や睡眠、食

＊ 訳注：二〇二五年一月現在では四〇州にまで増加している。

欲の改善のほか、さまざまな好ましい影響を与えることが一切触れられていなかった。彼女は、大麻使用による潜在的な望ましい効果の一切を厚かましくもすべて無視しており、これがコノリーを即座に激怒させ、NIDAの行いは「人々の健康に利益をもたらす可能性がある、意義のある研究の実践を妨げている」と彼に指摘させたのだった。

こう言った様子を見ていると、連邦議会が全米規模でマリファナを合法化すべきか検討に入るのは、時間の問題のように思える。

「フリー・ザ・ウィード」（大麻を自由に）運動は、何もマリファナの医療的使用にかぎった話ではない。娯楽目的での大麻使用が合法化されていない州の検察官のなかには、マリファナの単純所持を今後訴追することはないと明言している者も少なくない。このような動きは、実質的な大麻使用の合法化——ただし販売はそのかぎりでない——であり、ボルティモア、ブルックリン、シカゴ、マンハッタン、フィラデルフィアといった地域では、すでに進んでいるのだ。いくつかの管轄地域では、すでに過去のマリファナ所持に関連した前科が抹消された事例もある。

もうそろそろ、認めてもいい頃合いだろう。これらの自治体の職員たちは、自分たちの警察組織が大麻所持にもとづく逮捕勾留を人種差別的に行っていたのだと、ずっと前から気づいていたはずだ。さらに悪質なことに、大麻の所持がすでに非犯罪化されていたにもかかわらず、多くの自治体ではこの種の人種差別的なふるまいが横行し続けた。ボルティモアを例にとろう。この地域は黒人が人口の六〇パーセントを占めており、大麻の喫煙者も同様だ。非犯罪化が実施されたのは二〇一四年一〇月だった。これにもかかわらず、二〇一五年から二〇一七年までの間、ボルティモア市警は一五一四人を大麻所持で検挙し、そのうち一四五〇人が黒人であった。[14] これは実に九六パーセントに上る。これを人種差別と言わずして何か。恥ずべき行為という他ない。

法の人種差別的な運用の実態が知られるにつれ、検察官たちは、マリファナ使用者たちが公共の安全の脅威となっていると過剰に演出することによってひた隠しにされていた、すりガラスの向こう側の真実を目撃するようになっていた。ボルティモア市の法執行官マリリン・モスビーは、「こういった事件を訴追しても、公共の安全には何ら寄与しないのみならず、有色人種のコミュニティに不当な被害を与え、公に対する人々の信頼を傷つけている。さらに、かぎられた警察資源の無駄遣いと言わざるを得ず、非生産的であり、そのコストも無視することができない」と述べ、大麻所持を訴追しないとした方針の正当性を説明した。[15] 私はこの主張に全面的に賛同する。

こういった検察の動きは、大麻の合法化に関する機運が全米規模でかつてないほど高まっている時期と時を同じくしていた。図4が示すように、過去三〇年にわたって合法化を支持する声は一貫して増え続け、二〇一八年時点ではなんと六六パーセントのアメリカ人がこの植物を合法化すべきだと主張した。[16] 呼応するように、二〇二〇年初頭には、一一の州とコロンビア特別区が成人のマリファナ使用を合法化した（表2）。複数の州知事が、大麻の合法化を重要な公約の一つに掲げており、少なくとも今後数年にわたってこの数字は増え続けることが予想される。さらに、二〇一三年にウルグアイが、二〇一八年にカナダが、大麻を完全に合法化した二つの国家として名を連ねている。*

マリファナの規制をめぐる趨勢の変化や、どのようにしてここまでたどり着いたのかを、私はよく考える。一九三〇年代に大麻を禁止したときに使われた物語に反駁する。新たな科学的データが登場したのだろうか。

＊　訳注：二〇二四年にはドイツも、大麻の娯楽的使用を合法化している。

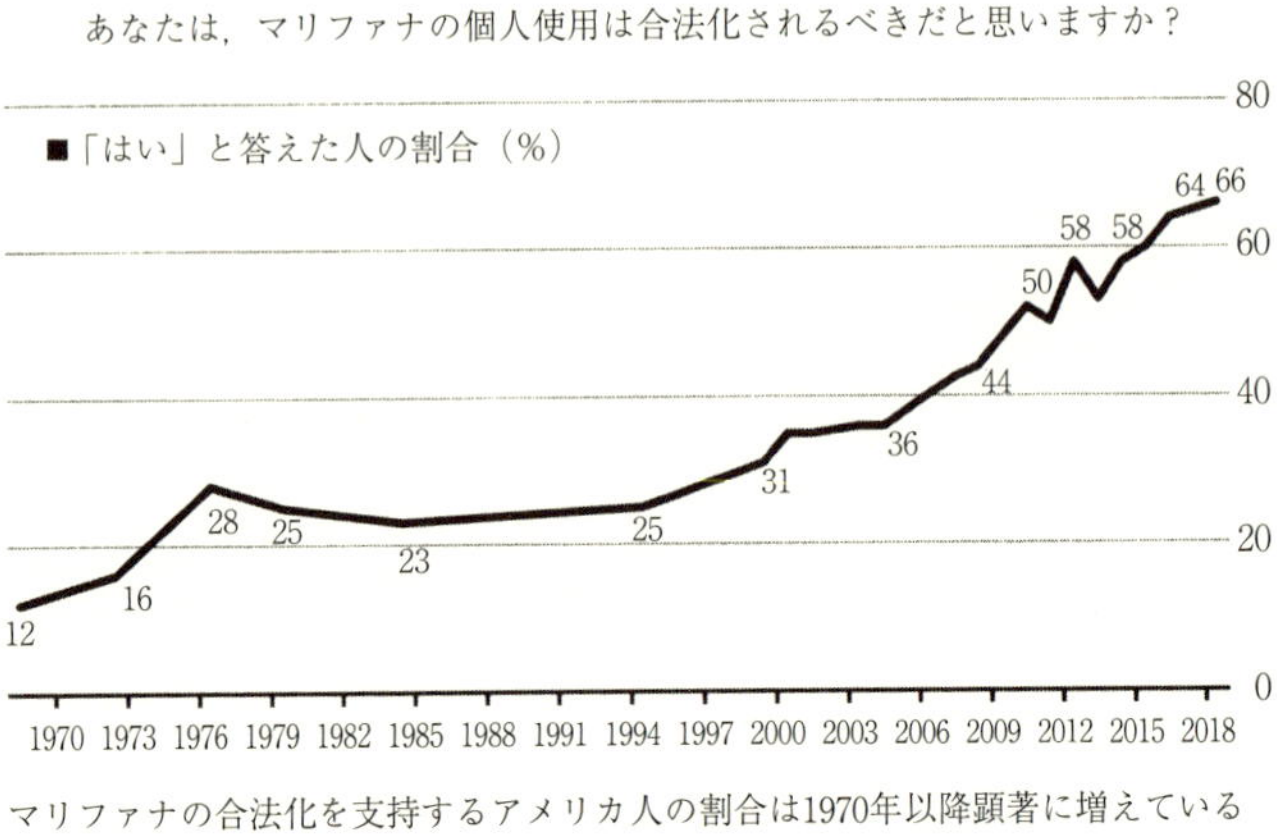

マリファナの合法化を支持するアメリカ人の割合は1970年以降顕著に増えている

図 4　マリファナの合法化を支持する声は増え続けている

表 2　2020年 1 月時点で，11の州とコロンビア特別区において娯楽目的のマリファナ使用を合法化する法案が議会を通過している〔訳注：2025年 1 月現在，24の州が大麻の娯楽的使用を合法化している〕

州	法案が議会を通過した年
アラスカ	2014
カリフォルニア	2016
コロラド	2012
コロンビア特別区	2014
イリノイ	2019
メーン	2016
マサチューセッツ	2016
ミシガン	2018
ネバダ	2016
オレゴン	2015
バーモント	2018
ワシントン	2012

科学が原動力なのだろうか。今もなお数えきれない母親たちが、ただ大麻を使用したというだけで、特にそれが妊娠期であったということによって、子どもの親権を手放さざるを得ない状況を強いられている現実にどう向き合うのだろうか。たとえば、ある女性が単にグラスワインを口にしたという理由だけで、子どもから引き離されてしまうとしたら、そのような事態をはたして私たちは許容できるのだろうか。

近年示されてきた数々の科学的エビデンスが、マリファナ政策の変化を促しているのだろうか。ニューヨークのラガーディア空港を利用するたびに、まったく同じ疑問が頭に浮かぶ。実のところ、私たちがマリファナの効果を知ったのは、決して最近の話ではない。この薬物が禁止されていたころ、ニューヨーク市長フィオレロ・ラガーディアは大麻の使用法と効果に関する包括的な調査を実施した。ラガーディア報告書は一九四四年に発行された[17]。その中身は、マリファナ税法の議会通過にもつながったさまざまな美辞麗句に、一貫して反していた。要約するならば、調査は、「マリファナを数年にわたって喫煙していた人に、この薬物によって生じたと思われる知的・身体的機能の低下は確認されず」、また、大麻を吸ったことによる破局的な影響も確認できなかった、と結論づけた。彼らの報告は、その後の私が実施したものを含む数百にも及ぶ研究結果とも一致している。この植物の効果に関する近年の研究成果が政策転換の原動力となった、という見方に私は懐疑的だ。

では、大麻を吸う人たちが増えたからなのだろうか。おそらくはそれもちがうだろう。マリファナを使用していた人口がピークを迎えたのは一九七〇年代後半だ[18]。たとえば、一度でもマリファナを吸ったことがある高校生の割合は、二〇一九年にはわずか四五パーセントであったが、一九七九年のそれは六〇パーセントにも達していた[19]。

他方で、マリファナを合法化すべきだという論調の背景に、金銭が関与している可能性については、私はあまり異論がない。この薬物を合法化することによって、政府は毎年何億ドルもの税収を見込むことができるというのは、ことさらに賢い人でなくとも容易に理解できるはずだ。たとえば、コロラド州歳入局は二〇一八年のマリファナの売り上げが一五・五億ドルをわずかに下回る程度であったと報告した。売り上げは毎年伸びており、このハーブが合法化された初年度である二〇一四年の売り上げは六億八三五〇万ドルだった。税収面では、二〇一七年には二億四七〇〇万ドルだったのが、二〇一八年には二億六六五〇万ドルを超えている。二〇一四年から二〇一八年までの五年間、マリファナ租税は同州の住民に一〇億ドルに迫る税収をもたらした。[20] 他の州がこの状況を、ただ指をくわえて静観するだけですますとは考えづらい。

妊娠期の大麻使用のために子どもの親権を奪われたすべての母親たちについて、私はよく考える。全米妊娠期の女性の権利擁護団体（National Advocates for Pregnant Women: NAPW）の常務役員リン・パルトロウ氏から教えられるまで、私はこの問題の重大性に気づいていなかった。薬物を使用していたかもしれない、というたったそれだけの根拠をもって、妊娠中の女性が直面するさまざまな不正義を知り、私は震え上がった。少しでも助けになりたいと感じた私は、ＮＡＰＷの理事に加わることにした。

ジョイント〔大麻煙草〕を吸ったことがある、とただそれだけの理由で、あなたと一緒にいないほうが子どもは幸福だ、と言われてしまう事態を想像してみてほしい。たとえ合法な州であっても、これが多くの女性が直面する悲惨な現実だ。法廷においては、妊娠中の女性が大麻を使用するのは、児童虐待と等価の問題として見えるらしい。

二〇一九年に行われたテキサス州少年法会議ほど、これが顕著だったできごともないだろう。最近はこういった会議は参加を辞退することが多いが、このときは出席することを選んだ。その目的は、大麻に関するさまざまな迷信や事実についての講義を行うことにあった。マイク・シュナイダー判事や、その他の会議の主催者たちは、私の視点は参加者に対して啓発的なものになる、と考えたようだ。二年半ほど前から私はマイクと友人と呼べるような間柄になっており、その彼から自身が主催する会議への招待が来たということもあって、辞退するのが忍びなかった、という事情もある。だが同時に、判事を含む家庭裁判所の専門家たちに知識を提供する機会が得られたことを、光栄にも感じた。

男性、女性、アジア系、黒人、ラテン系、白人と、巨大な講堂はテキサス中から参加した法執行機関の職員で埋め尽くされていた。彼らは私の賛同者ではない。警官であり、検察官であり、判事であり、保護観察官だ。私は不安な気持ちでいっぱいだった。しかし、この落ち着かなさはこの状況そのものではなく、今でも心に影を落としている、過去の敵対的な法執行機関との遭遇の数々に起因したものだった。

講義のなかで、妊娠期間中の過剰な薬物使用は当然控えるべきだと私は伝えた。たとえその薬物がアルコールであったとしても、カフェインであったとしても、タバコであったとしても、大麻であったとしても、だ。これらのいかなる物質も、医療従事者の相談のもとに行われるべきであり、制限を設けなければいけない。同様に、妊娠中の不健康な食生活は母親と胎児双方の健康を危険に晒している。しかしながら、妊娠期間中の大麻への暴露が胎児の発達に与える否定的な影響は、多くの場合あまりに誇張されすぎているとも説明した。有害性を過剰に誇張することそれ自体が、妊娠中の女性の大麻使用に伴う不当な偏見と差別を植えつけており、女性と子ども双方にとって有害である。過去には、このような苛烈な偏見と差別が子どもと母親を引き離し、ときとして母親の不当な拘禁にさえ発展していたのだ、と。

講義を終えるころ、巨大な講堂は静寂に包まれていた。私の眼前に座っている聴衆は、「薬物、ダメ・ゼッタイ！　以上！」というメッセージに合致しない情報にあまりに不慣れだった。ポツポツと、数名の参加者が声を上げはじめた。質問という形を装った彼らの主張から、彼らが「大麻使用に反対するか、それとも推奨するかの二択しかない」という信念を有しているのは明らかだった。私は、客席に座っていた法律の専門家に、大麻やその他の薬物の使用について、二者択一以外の考え方がある、ということを理解してもらえるよう努めた。二〇分ほどの質疑応答の時間は、まるで永遠のように感じられた。ナンシー・レーガンの「ダメ・ゼッタイ！（Just Say No!）」のスローガンが薬物に関する高等教育として受け入れられていた一九八〇年代に、突如としてワープしてしまったかのように感じた。

「自分が今テキサスにいるんだって、わかってるか？」。カサカサに乾燥した赤ら顔の男が、慢心に満ちたにやけ顔を浮かべながら私に問いかけた。この男の質問の意図を捉えかねた私は、条件反射的に機械的な笑顔を返した。私の笑顔にテキサスに対する敬意をいくぶん感じ取ったのか、私がマイアミ流の嫌味で返答するよりも早く、目の前の男性は自身の主張の要点を述べはじめた。彼は、私がまちがっているのだと、妊娠期間中の大麻への暴露は胎児に認知機能の不全をはじめとしたさまざまな異常を例外なくもたらすのだと、私に認めさせたかった。彼は、主張の根拠としてある「専門的な研究者」の名前まで出してきた。アイラ・チャスノフ博士だ。

　小児科の研修を受けたチャスノフは、（クラック・）コカインに暴露されたとされる胎児の数を大げさに示し、胎児期のコカインへの暴露が子どもの成長に与える影響について、誇張した人物として有名だ。一九八〇年代、十分な根拠がないにもかかわらず、彼とその研究者仲間たちは、いわゆるクラック・ベビーたちが並外れた困難に直面するだろうと警告を発した。今となっては信じられないことだが、チャスノフは母親たちに、コカインに暴露された幼児と関わる際、「幼児が圧倒され混乱してしまうため、可能なかぎり視線を合わせないように」と助言していた。[21] このような助言にはまったく何の根拠もなかっただけではなく、親子の愛着形成に関する主要な理論とも矛盾する内容であった。きわめて無責任で、専門家として恥ずべき態度と言わざるを得ない。

それにもかかわらず、チャスノフは二〇一七年に再度同じ過ちをくりかえした。彼は胎児期のマリファナへの暴露をターゲットにし、アメリカン・ジャーナル・オブ・オブステリックス・アンド・ジニコロジー（米国産科婦人科学会雑誌）に論説を掲載した。[22] 客観的でも有益でもなかった彼の論説は、過去の研究成果を誤って解釈し、ご都合主義な結論を導き出していた。たとえばチャスノフは、胎児期にマリファナに暴露された子どもには「欠損のパターンが一貫して」認められた、と述べた。これは完全に不正確だ。

科学的エビデンスは、総じてマリファナに暴露された子どもたちの認知機能はほとんどの測定基準において、暴露されていない統制群と比較して何ら差がない、と示している。付言するならば、仮に統計学的に有意な差が確認されたとしても、その差をもってただちにあるグループが劣っている、と結論づけるのも、その差が対象者の日常生活機能に影響を与えていると結論づけるのも不適切である。得られた認知機能の数値が一般人口の範囲に含まれているかどうか、精査することが重要なのはそのためだ。[23] もしも科学者が（科学者でない者も同様だが）こういった落とし穴の存在を理解していないと、かつてのいわゆるクラック・ベビー危機がまさにそうであったように、特定の背景を持つ子どもたちに対して、根拠もなく「劣っている」という不当な汚名を着せる危険性が生じてしまう。

私が懸念しているのは、妊娠している女性は大麻使用を避けるべきだ、ということではない。彼女たちはすでに、栄養、環境的リスク、物質使用に関する真っ当なアドバイスを受けている。声が大きいだけの、まちがった知識をひけらかす道徳主義者が、科学者を装って胎児期の大麻への暴露に関する既存のデータを誤って吹聴し、不当に恐怖を煽ることを懸念しているのだ。こういった向こう見ずな行動こそが、子どもたちを母親から引き離し、養護施設に送っている現状の元凶となっている。そして、このようにして子どもたちを親から引き離すことは、母親が大麻を使用するよりもはるかに有害だ。[24] 真実は、薬物を使用する親の大半はよい親であり、言うまでもなく子どもたちは親と一緒にすごすことが望ましい。

残念ながら、この事実はしばしば見すごされてしまっている。たとえば、近年発表されたある研究では、妊娠している女性や、その可能性がある女性に対して、親になる能力ではなく、大麻使用に関するスクリーニングを実施すべきだ、という提言がなされている。[25] こんなばかげた話はない。このような行為は、男性ならば直面することのない法的問題を女性だけに突きつける、というやり方で、女性の市民権を侵害している。[26] さらに、薬物規制当局において人種差別が浸透していることを念頭に置けば、この残虐な政策の矢面に立たされるのはもっぱら黒人女性となるのは、容易に想像されるだろう。

デンバーにある大麻ショップに訪れた際、私は、「大麻をテーマにした、公の場でなされる議論では、マリファナのハイによって得られる心地よい体験があまりに無視されすぎている」と考えた。私は店内を行き交う人たちを観察していた。若者、老人、女性、男性。みな法律を順守している人たちのように感じられた。そして、共通していたのは、内に隠された、「待ちきれない……ハイになるのが楽しみだ」と言わんばかりの表情だった。丁寧かつ謙虚な態度で、みな自分が望む商品を購入し、退店していった。私もまた、その一人だった。

その日の夜、私は友人に連絡を取り、購入した商品を分け与えた。マリファナは、私たちの空間とその夜のひとときを快適ですばらしいものとしたばかりか、人々に何かを分け与えたり、寛大な心で接したり、友情を育んだりする、といった向社会的行動を促した。人生がいかに感情的に大きな負担をもたらすかを考えれば、こういった快適さを与えてくれる植物を禁じる法律が存在することが、ばかげていて、子どもじみた行為のように思えてならないのだ。私は、マリファナは多くの人が幸福を獲得するため欠かすことのできない要素である、という確信がある。責任をもって幸福を追求する人々の行為を妨害しようとするのは、一体どのような人たちだろうか。少なくとも、慈愛に満ちた人たちではなさそうだ。

第8章　サイケデリック
――一心同体

もしも、「生命、自由、幸福追求」という言葉のなかに、自分の意識に関して実験する権利が含まれていないのであれば、独立宣言を書くために、わざわざ麻の紙を使う価値などない。

――テレンス・マッケナ

近年、サイケデリック（幻覚剤）は気高い物質と認識されるようになってきた。時代遅れの保守的な考えを持つ中流層でさえ、この精神作用物質の使用経験を誇らしげに語ることがある。その経験が、エキゾチックな場所、あるいは、シャーマンをはじめとするさまざまな伝統的文化を守ると主張する主導者のもとでの経験であったならば、なおのこと人々はサイケデリックを使った冒険の正当性を、さも大げさに吹聴する。サイケデリックと呼ばれる薬物には、俗にLSDと呼称される薬物であるリゼルグ酸ジエチルアミドの他、マジックマッシュルームの有効成分であるシロシビン、DMTとして知られアヤワスカを製造する際にも用いられる精神作用成分ジメチルトリプタミン、そしてその他の、知覚や感情に深遠な変化をもたらす物質が含まれる。

少し前、大学のジムで運動していたとき、中年の白人退役軍人が私の存在に気づき、みずからの偉大な体験を語りだした。彼は、自分が使用したその物質をサイケデリックとは呼称せず、かわりに「薬草」という言葉を使っていた。また彼は、決して自分が「ハイになるために使ったわけではない」とくりかえし強調した上で、あくまで植物を用いて「精神探求の旅」をしていたと主張した。

「ハイになることの何が問題なんだい?」と私は無表情で彼に問いかけた。彼は夜道で車に遭遇した鹿のように面食らった顔で硬直し、あれこれと支離滅裂な主張で必死に自分を正当化しようとした。もちろん、彼が勇気を出してみずからの体験を私に共有してくれたのだということはわかっていたから、決して侮蔑的な態度で応じたかったわけではない。しかし同時に、私も彼の言葉に侮辱されたように感じたのも事実だ。彼に対して個人的な恨みがあるわけではない。一部のサイケデリック使用者たちが、他の薬物を使用する人たちとの間に境界線を引くために、あれこれと屁理屈をこねくり回している近年の有り様に不快感を持っていたからだ。一部のサイケデリック支持者たちの態度に対する苛立ちは、この薬物全体に対する私の偏見にまで拡大しつつあった。こんな状況は正しくない。

アヤワスカ、LSD、シロシビンの使用によって得られた、人生を変えるようなすばらしい体験の数々を、私は多くの人の体験談から耳にしている。ある人は宇宙との一体感を味わうためにこの薬物を使用したと話し、また別の人はみずからの人生の意味を考察し、万華鏡のように映し出される荘厳な色や映像を味わうために使用すると語った。

率直に言って、サイケデリックを使用した人たちはよりよい人間に成長しているように感じられた。彼らは他者の幸福に対して誠実であり、より公正な世界を作りたいという願いを持っていた。このような態度に対して、私は敬意を抱いている。しかし同時に、この一群からのサイケデリックは他の薬物よりも優れているという例外主義的な信念を隠し切れない発言に出会うことも少なくない。こうした発言には、私はいささか違和感を覚える。

二〇一七年のクリスマス・イブのパーティーでの偶然の出会いは、サイケデリックに対する私の考えを改めるよい機会となった。私はパーティーで、グレイトフル・デッドというバンドを扱った美しいドキュメンタリー映画『Long Strange Trip』を完成させたばかりの、アミール・バーレフという映画監督に会った。当時の私はグレイトフル・デッドについてほとんど知らず、彼らの音楽についてはなおさら無知であった。バンドにはデッド・ヘッドと呼ばれるコアなファンがおり、ファンたちはツアーがあれば全国どこへでも連れ立って参戦するといった熱狂ぶりであった。しかし、私はさして深く考えることもなく、デッド・ヘッドたちを大人になり切れなかった老齢のヒッピー程度にしか認識しておらず、サイケデリック使用が彼らにとっての自由の探求であり、より有意義な人生を送るための試みであるなどとは、考えようともしなかった。

このバンドとその旅路について学ぶにつれ、私は考えを変えた。ＬＳＤやその他のサイケデリックがこの集団にとって絶対に欠かすことのできない要素である、と思い知らされたのだ。ファンは、サイケデリックなくしてはグレイトフル・デッドが作り出す音楽を十分に楽しむことができないのだ。

アミールは思慮深く、誠実で、気さくな人物だ。彼はただひたすら自慢話を吹聴するタイプの人物ではない。彼は、親身になって、辛抱強く人の話を聞くことができる人物であり、他者にもまたその行為を伝染させる力を持っている。彼が作った映画の話をアミールから聞くにつれ、グレイトフル・デッドに対する、そのなかでもジェリー・ガルシアに対する私の畏敬の念は深まっていった。多くの人はガルシアをバンドのリーダーだと捉えているが、彼自身は、一九九五年にその生涯を終えるまで、そのような肩書で呼ばれるのを拒否し続けた。彼は平等主義的な原則を信奉しており、すべてのバンドメンバーは対等な存在だと考えていた。

大人の薬物使用は不可侵の権利であるという私の思想的立場が、ガルシアのそれときわめて近いものだとアミールが教えてくれたとき、私は驚いた。

「どういうことだい?」。アミールの主張がにわかに信じ難かった私は、困惑した口調で応じた。サイケデリック界の象徴のような人物が私と同じ考えを有している、という事実を、私は飲み込めずにいた。現在のサイケデリック運動は、医療的ないし精神的な専門用語を隠れ蓑にしてあぐらをかき、サイケデリックの使用を正当化しようとする勢力に支配されているように感じていた。わずかながら彼らの立場を擁護するなら、過去一五年ほどのあいだ、ケタミンやシロシビンなどのサイケデリックは、抑うつ気分の改善、精神的価値の発見、個人に変化をもたらす経験など、さまざまな治療的価値が研究を通して発見されている[1]。メディアは、これらの発見を温かく迎え入れ、人々のあいだに肯定的な雰囲気を醸成しつつある。

有名な本や、公的な講演の数々も、サイケデリックの使用によってもたらされる利益を報告している。マイケル・ポーランは『幻覚剤は役に立つのか』[2]という書籍で、LSDやシロシビンが個人にいかに革新的な体験をもたらすか主張した。数々の科学的データが彼の主張を擁護している。アイエレット・ウォルドマンの著書『*A Really Good Day*(すばらしき日々)』[3]で彼女は、自身の気分障害を治療するためごく少量のLSDを一カ月間にわたって摂取した経験を語った。ウォルドマンは、他の多くの人と同様、ジェームズ・ファディマンの『*The Psychedelic Explorer's Guide*(サイケデリックを用いる探究者のための指南書)』[4]を読み、LSDのマイクロドージング[*]に関心を抱いた。サイケデリックのマイクロドージングが病気の治療や生活機能の向上に貢献することを示す、強力なエビデンスは存在しない——現時点ではまだ研究が実施されていない——が、それにもかかわらず、マイクロドージングは最新の流行を占拠している。こういった進歩は、サイケデリック使用に付随した偏見や差別感情を、ハイになるという目的のために使用しないかぎりにおいて、取り除くことにつながった。もしも使用目的が精神的・身体的病気からの解放であったり、精神的に超越的な体験をすることであったり、神との対話であるならば、それはすばらしいことだ。しかし、単に心地よい時間をすごしたいだけであれば、それはそのかぎりではない、ということらしい。

こんな恣意的な線引きは道理にかなわない。痛みからの解放は、たとえそれが心理的要因によるものでも、身体的要因によるものでも、幸福感や喜びをもたらす。それすなわち、「心地よい時間」をすごすということに他ならないはずだ。こういった現象は、深く個に根ざした、特異的なメカニズムを有しており、これを紐解くことは、不可能とは言わないまでも、きわめて困難な作業だ。同様に、みずからの自己認識、世界観、目的意識、困難の超越といったよい霊的体験は、愉悦や幸福感といった感情体験と切り離すことができない。さらにつけ加えるなら、こういった体験はサイケデリックのみに特有のものというわけでもない。私は、ヘロイン、コカイン、MDMAなど、この本で論じられているあらゆる薬物を摂取した後にも、同様の経験をしている。

ヘロインやコカインはサイケデリックには分類されない。しかし、MDMAは構造的にはアンフェタミンだが、サイケデリックに分類されることも少なくない。二五〇ミリグラム以上のきわめて大きな量のMDMAを一度に摂取することがあれば、トレイルと呼ばれる、顕著な視覚的知覚変化——移動する物体の後ろに残像が観察される——を一時的に経験することがある。しかし、MDMAを摂取する人たちの多くは視覚的な変化を目的として使用しておらず、典型的な用量は七五から一二五ミリグラムの範囲であることが多いため、こういった経験をまったくしない人たちがほとんどである。典型的な用量で使用した場合、おおらかさ、

＊　訳注：作用を感じられる閾値以下の、ごく少量の幻覚剤を摂取する手法。

多幸感、共感性の高まりなど、MDMA使用に際して多くの人が求める効果を体験する可能性のほうがはるかに高い。それゆえ、もしも私に線引きをする権限がある――もちろん、実際にはそんなものはない――のであれば、私はMDMAをサイケデリックに分類しないだろう。あくまでアンフェタミンだ。以上。

それでもなお、ここまで述べた議論は、どうしてある薬物がサイケデリックに分類され、別の薬物が分類されないのか、という指摘に関する多面的な論点を提供しているといえるだろう。なぜ一部のサイケデリックとその効果、あるいは、それを使用する人たちだけが、ばかばかしい固定観念から自由になり、社会からの理解と尊敬を勝ち取ることができたのだろうか。メタンフェタミンはMDMAと化学構造的にはきょうだいといっても差し支えないが、誰もこの薬物をサイケデリックとは呼ばない。これはなぜだろうか。メタンフェタミンも、大きな用量では視覚的な幻覚をもたらすことは十分にありうる。さらにこの薬物は、私が体験したなかでももっとも超越的な経験をもたらすように貢献するばかりか、私がもっとも大切にしている人間関係を育み、より強固にする効果を持っている。メタンフェタミン使用時の経験はしばしばMDMA使用時のそれに比肩するものであり、いわゆるサイケデリックと呼ばれる物質を使用した際の経験よりもはるかに有意義だ。

もちろん、私はそこまで多くのサイケデリックを使用した経験があるわけではない。使用経験があるのは、4-アセトキシDMT、2-CB、ケタミン、シロシビンだけだ。また、これらの物質に慣れていないこともあり、比較的低用量でしか使用した経験がない。第3章にて述べた通り、摂取量はその薬物の効果を決定するもっとも重要な要因の一つである。仮に用量を増やしていたならば、サイケデリックにより好意的な印象を抱いていたかもしれない。これに関連し、薬物を使用するセッティング（環境）も、個人がその薬物によってどのような体験をするかに大きな影響を与える。多くの人はサイケデリックを使用する際には、心身の安全を確保したり、体験を解釈してくれる案内人やシャーマンといった人たちと一緒に行う。なかにはこういった人の存在に安心感を覚える人もいるだろうが、私は気味が悪いと感じており、こういった方法で摂取したことがない。このような理由から、私のメタンフェタミンの使用経験と、サイケデリックの使用経験とを比較するのは、あまりフェアであるとは言えないだろう。

いずれにしても、私が指摘したいのは、薬物の分類はしばしば恣意的なものであり、分類する者の都合によって決められている、ということだ。多くの人、とりわけ高度な訓練を受けた専門家たちは、自分たちの目的に沿うように薬物を分類している。たとえば、社会的立場のある中流白人はMDMAのような薬物をサイケデリックと分類するだろうが、それは彼ら自身がこれを使用し、楽しんでいるからだ。同時に、メタンフェタミンがサイケデリックのカテゴリーに加えられることはないが、それは中流エリートたちがこの薬物を嫌っているからに他ならない。オクラホマ州のフランク・キーティング知事の言葉を借りれば、メタンフェタミンは「白人の面汚しのドラッグ」でしかない[5]。メタンフェタミンがサイケデリックに分類されていたら、あなたはどう思うだろうか。お上品な人たちはきっと、自分たちが愛してやまないサイケデリックの、ようやく奪還した社会の評判を地に落としてしまうと考え、この主張に噛みつくことだろう。その上、サイケデリックを使用している人たちは、この薬物のみならず、築き上げた自身の社会的地位や名誉までも傷つけられてしまうのではないか、と憂慮するのではないだろうか。

しかし、サイコノート——みずからの変性意識状態を探求するためにサイケデリックを使うドラッグ・エリート——たちは、古くからサイケデリックとして知られる、フェンシクリジン——またの名をPCP、もしくは天使の涙——を自分たちの枠組みから排除することができないだろう。余談だが、サイコノートという言葉自体が、サイケデリックを使用する中流階級を、クラック・コカインやヘロインを使用する人たちから区別し、彼らを「クラック・ヘッド」や「ヤク中」と侮蔑的に分類する試みの一つにすぎないことも、私たちは理解しておく必要がある。

一九五〇年代、パーク・デービス社はPCPを麻酔薬として開発した。この薬物は、使用した患者に対して安全かつ効果的であった。しかし、一部の人々にこの薬物を使用した結果、持続的な離人症――自分を身体の外側から観察しているような感覚――がもたらされた。この作用が発見されると、PCPがもたらす行動・神経・心理的な効果に対する関心が寄せられ、より詳細で慎重な研究が実施された。早期の研究のなかには、大勢の精神科の研修医や医学生に対して、医療および娯楽目的で使用される使用量に近い、体重一キロ当たり〇・一ミリグラムのPCPを静脈注射したものがある。[6]研究は、一貫して、身体イメージの歪みと離人症を報告した。複数の参加者は睡眠様の夢想状態によって特徴づけられる快適さを報告し、また別の参加者は思考的混乱を訴えた。暴力的になった者はたった一人もいなかった。その後の複数の研究も、同様の結果を再現した。

現代では、PCPはグルタミン酸受容体のサブタイプのひとつであるN‐メチル‐D‐アスパラギン酸（NMDA）受容体の活動を選択的に阻害することにより、多くの効果を発現しているのだということが明らかにされている。グルタミン酸は、ドーパミンやセロトニンと同様に、数ある脳の神経伝達物質の一つだ。PCPはNMDA受容体に特異的に作用する拮抗薬であり、ブロッカー（阻害薬）である。ケタミンはPCPから合成されており、その化学構造も生みの親によく似ている（図5を参照）。ケタミンも同様にNMDA受容体の拮抗薬だが、PCPほど選択的に作用しない。たとえば、ケタミンの効果はPCPほど持続しないため、必然的に望ましくない効果を経験するリスクも少なくなる。おそらくは、これが医療の世界でPCPがケタミンに覇権を奪われた理由の一つでもあるだろう。事実、精神医学における近年のもっとも注目すべ

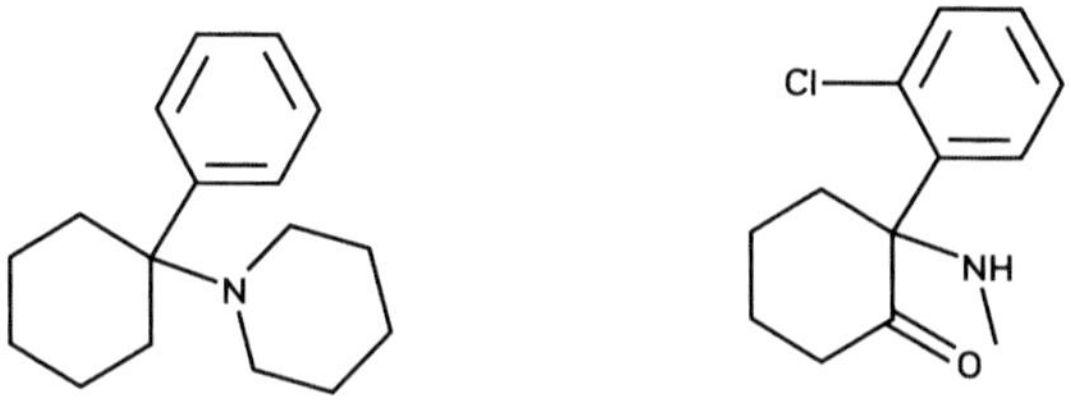

図5　フェンシクリジン（またの名をPCP, 左）とケタミン（右）の化学構造

き発見のなかには、うつ病治療にケタミンを用いた研究がある。ケタミンの治療効果は二四時間程度で発現するが、エスタシロプラム、フルオキセチン、ベンラファキシンといった既存の抗うつ薬が治療効果を発揮するまでに七日から一四日程度という投与期間が必要となることを考えると、比較にならないほど効果の発現は速いと言えるだろう。

医療におけるＰＣＰの利用拡大に歯止めをかけたもう一つの要因に、違法にこの薬物を使用した者がきわめて暴力的になる、という主張があった。一九七〇年代のある時期、複数のメディアからこういった主張がくりかえしなされた。ＰＣＰを使用した人が抑制不能なほど暴力的になり、超人的な力を手に入れ、痛みもまったく感じない身体になったという物語を、あなたもどこかで耳にしたことがないだろうか。その人物を拘束するために最低二八発の銃弾を撃ち込む必要があったのだ、と。物語はどんどん飛躍していく。どこかでこういった話に聞き覚えがないだろうか？　そう、あの「コカインによって凶悪化した黒人悪魔たち」の迷信だ。

しかし、このようにして取り沙汰される物語が実際に起きた証拠はどこにもない、というのが真実だ。これは、単なる都市伝説にすぎない。しかし、そんなことはおかまいなく、こういった物語は生き続け、脈々と受け継がれてしまっている。この種の逸話を含む、数多くのありもしない迷信こそが、ＰＣＰを使用したと疑われる容疑者を検挙する際にとてつもない強権が求められるのだ、という誤った認識を作り出している。一九八八年、私の亡き友人ジョン・モルガン博士やその同僚たちは、PCPによって暴力が引き起こされる、という根拠のない物語に疑問を持ち、これを報告した臨床データを精査した上で、その結果を査読付き科学雑誌に発表した。[7] 彼らは、PCPによって暴力的な行為が引き起こされたと報告された約一〇〇件にも及ぶ臨床例を精査し、PCP使用と暴力とのあいだには有意な関連性を見つけることができなかった、と報告した。彼らは、PCPが使用者を特異的に暴力的にするという、一般に広く受け入れられている憶測にはまったく正当な根拠がないと結論づけたのだ。

強固な科学的データが提示されたことにより、PCPが人を暴力的にするという迷信はようやく死に絶える、と思うかもしれない。しかし、薬物にまつわる迷信ではそのかぎりでなく、むしろ世代を重ねるごとに洗練され続けている。ロドニー・キングの事件がそのことを象徴している。一九九一年三月、ロサンゼルスの警察官たち――全員が白人であった――が、黒人であるキング氏を交通違反で停止させたのち、激しく殴る様子がカメラに記録された。警官たちはあまりに激しく彼を殴打したため、キング氏は頭がい骨骨折、歯や胴体の骨折、回復不能な脳障害を含む深刻な被害を受けた。裁判において警察は、キングがPCPを〝浴びて〟いた――つまり、PCPの影響下にあった――と推測したため、こういった過剰というほかない強権を行使したのだ、と主張した。しかし、実際にはそうでなかった。薬物検査の結果、彼が摂取していたのはアルコールだけであった。

このような事実にもかかわらず、四人の警官は全員が一九九二年四月二九日に無罪放免となった。ロサンゼルスの街は抗議と不服従を貫く市民たちで五日間埋め尽くされた。一年後、犯行に及んだ警官のうち二人――ステイシー・クーンとローレンス・パウウェル――は、キング氏の市民権を侵害したとして連邦裁判所で有罪判決を受け、二年半という期間を刑務所ですごすことになった。このできごとは、ことあるごとに五〇年以上全米でくりかえされている、人種差別と検察による残虐行為に関する議論を再び喚起した。しかし、「PCPが暴力を引き起こした」という迷信が警察暴力を正当化する格好の根拠となっているのだという点が、議論の俎上に乗せられることは最後までなかった。十分な議論が尽くされなかったことが、今もなお黒人たちのコミュニティでは尾を引いている。

二〇一五年四月一五日のシカゴ・トリビューン紙のヘッドラインは、「シカゴ市警によって一六発の銃弾を受けた青年からPCPを検出」だった。[8] 警察がみずからの暴力を正当化するために、犯人はPCPを摂取していた、と主張する光景は見慣れていたはずだったにもかかわらず、見出しを目にした私は深く落ち込んでいた。記事を読み進めるにつれ、私は陰鬱とした気分にどんどん支配されていった。「PCPが検出された青年はナイフを振り回しており……この薬物を使用すると人は攻撃的かつ好戦的になる」。また始まったのだ。私は愕然とした。

私は、一七歳の黒人青年ラクアン・マクドナルドが、シカゴの警官によって二〇一四年一〇月に殺害された記事を偶然目にしたときのことを思い出していた。凶行を働いた警官の素性は、数カ月にわたって秘匿され続けた。事件の現場で、市警の広報官パット・カムデンは早々に自分たちにとって都合のいい物語を作り上げることに成功したのだ。彼は、マクドナルド氏が「車に近づき、車のタイヤにナイフを突き立てた後も、歩みを止めなかった」とメディアに話した。カムデンによれば、警官がマクドナルド氏にナイフを下ろすように指示すると、彼は警官に向けて突進してきた、ということであり、これが警官が発砲せざるを得なかった理由だ、と説明したのだ。シカゴ・トリビューン紙の報告でクイン・フォード記者は、「マクドナルドは胸を銃撃され、ほどなく死亡が確認された」と発表した。[9] 記事には、警官が自身と仲間の警官を守るため、わずかに一発の銃弾を発砲した、といったニュアンスが漂っていた。そういった話はめずらしくなく、一見すると、いかにも事実らしく思える書きぶりだ。この物語は予定通り、二〇一四年一〇月二〇日に、若きマクドナルド氏が銃殺された日の顚末として、人々に向けて公式に発表された。

しかし、しばらくして警察が嘘をついており、メディアのジャーナリズムもこの上なくお粗末だったことが判明することとなる。ジェイミー・カルヴェンの目を見張るような徹底した調査報告がなければ、人々がこの事実を知ることも、また明かされなかったさまざまな事件の詳細を知ることもなかっただろう。カルヴェンは、情報公開法にもとづく請求をおこない、マクドナルド氏の解剖報告書を独自に入手した。二〇一五年二月一〇日、マクドナルド氏が殺害されてから三カ月以上も経過した後、彼はスレート誌にある記事を掲載した。[10] 記事は、カルヴェンが把握したさまざまな情報を詳細に記載しており、そのなかには警察や主要メディアが語った事件の文脈を弾劾する——もしくは、少なくとも深刻な疑義を呈する——内容も多く含まれていた。なかでももっとも重要だったのは、マクドナルドが実に一六発もの銃弾を撃ち込まれていた事実であり、そのことを匂わす言葉は当初発表されたいずれの情報源にも書かれていないことだった。さらにまた、銃撃の様子が一台の警察車両の車載カメラによって記録されていたことも隠蔽されていた。カルヴェンは、警察にビデオを公開するよう求めた。

ラーム・エマニュエル市長を含む市職員や、警察の上層部は当初はビデオの一般公開を拒否した。その代わりに当局は、メディアと共謀し、彼が行ったとされる暴力的行動の原因はすべて彼の薬物使用にある、と主張し出したのだ。彼らは、警察の不法行為が発覚する際に使い古された、しかしいまだに効果的な手段に頼ることで、マクドナルド氏の尊厳に死してなおさらなる泥を塗ろうとした。彼の薬物検査結果が公開されたのだ。PCPが検出されたことを、多くのメディアが報道した。予想通り、騒ぎ立てたメディアたちは、この薬物は人々を衝動的で攻撃的にすることがあると強調した。トラマドール、ベンラファキシン、アルプラゾラム、クロナゼパム、カルベジオール、デキストロメトルファン、ジフェンヒドラミンといった処方薬・市販薬が、ＰＣＰのスクリーニングで偽陽性となるのがめずらしくない、という事実を報道したメディアは一つとしてなかった。もちろん、ＰＣＰと暴力とを結びつける科学的データは何一つ存在しない、と指摘する報道もなかった。

しかし、銃撃事件から一三カ月後の二〇一五年一一月二四日、判事は市当局に銃撃があった際の車載カメラの映像を公開するよう命じた。その中身はとてもおぞましいもので、警察発表と明らかに矛盾していた。白人警官ジェイソン・ファン・ダイクが青年に近寄り、わずかに一五フィート〔およそ四・六メートル〕ほどの距離から発砲したとき、マクドナルドは警官から歩き去ろうとしていた。ファン・ダイクは、若者の身体に一六発もの銃弾を撃ち込み、そのうち数発は無抵抗に地面に横たわっていた際に放たれたものだった。これはまさに、黒人の命に対する堕落しきった無関心としか形容のしようのない、非道な行いであった。

ファン・ダイクは二〇一四年一〇月二一日から、ビデオが公開される日まで、有給の事務職に就いていた。ビデオが公開されるほんの数時間前、クック群検察官アニータ・アルバレスはようやくファン・ダイクを第一級殺人で訴追した。彼女の判断は明らかに民衆の圧力に影響されたものだった。彼女は、ファン・ダイクに対して適切な処分を行う一年以上も前に、すでにこの映像に目を通していたのだから[11]。

予想通り、ファン・ダイクの弁護人たちは「ＰＣＰで狂った黒人」の迷信をくりかえし利用した。弁護人側で出廷した専門家ジェームズ・トーマス・オドネルは、ＰＣＰは人に「激しく暴力的な行動」をもたらすことがあり、使用した人はあたかも「超人的な力」を得たかのように感じるのだ、と証言した。ファン・ダイクは、マクドナルドについて「無感情な表情をしていた。眼球が顔面から飛び出していた」と法廷で話した。そのため、彼は生命の危機を感じて、マクドナルドを銃撃したのだ、と。しかし、陪審員たちはこれを認めなかった。ファン・ダイクは第二級殺人および、彼が発砲した銃弾の分である一六件の銃器による加重暴行罪で有罪判決を受けた。

イリノイ州の法令によれば、ファン・ダイクは殺人罪の罪だけでも四年から二〇年の刑期を服役することになる。さらに、銃器による加重暴行罪では一件あたり六年の刑期に相当する。要するに、ファン・ダイクは少なくとも一〇〇年は刑務所に収監されなければならない。しかし、判事ヴィンセント・ゴーンはすべての加重暴行罪を差し引き、彼の刑期をわずか六年と九カ月に減じた。ファン・ダイクは、三年ほど服役すれば仮釈放の対象となる。人はこれを正義とは言わない。腐敗しきっており、恥ずべき行いだ。

何ら脅威のない人間に、冷酷にも一六発もの銃弾を撃ち込むことができるのはいったいどんな人間だろうか。そんな人間が存在することを、私は想像することができない。シカゴ市当局がファン・ダイクを、彼が犯した犯罪によって負うべき責任から一年以上もかばい続けたのだ、という事実は、私の心に今も消えない激しい苦しみを植えつけている。この事件に関係していた者たちが、マクドナルド氏を同じ人として、彼ら自身やその愛する人たちと同じような、人間的な扱いを受けるに相応しい存在なのだ、と理解していたとは到底思えない。ジェイミー・カルヴェン記者が、「ラクアン・マクドナルドさんは、その存在をあまりに軽んじられたシカゴ市民の一人であり、死するその瞬間までこの社会に存在しない者として扱われていたのだ」と書いたとき、彼の言葉はまさに正鵠を射たものである、と私は感じた。

ラクアン・マクドナルド氏が社会から無視されないよう、精力的に働いた者は他にも多くいた。そのなかの一人、ウィリアム・カロウェイは情報公開法にもとづく請求を提出した人物であり、彼の行動が車載カメラの映像を白日の下に晒すことにつながった。彼は、私たちのもとにラクアン・マクドナルド氏の姿を届けただけでなく、公権力者によって黒人少年の命が軽視される、という背筋が凍るような行為の実態を、私たちが知ることを可能にしたのだ。

近年、サイケデリックの啓蒙者たちは、特定の物質が社会の主流派に受け入れられるような働きかけに成功しているが、同時に、彼らはひそかに自分たちを他から一線を引こうとも画策している。たとえば二〇一九年、デンバー州およびオークランド州の議会ではシロシビンやその他の精神に作用する植物・菌類を非犯罪化する法案が議会を通過した。MDMAは、数年のうちに心的外傷後ストレス障害（PTSD）に対する治療薬としてFDAに承認されることだろう。

その間も、サイケデリックの愛好家たちは、ファン・ダイクが自身の蛮行を正当化するためにPCPを悪用したことに対して、はっきりと沈黙を貫いた。オクラホマの白人警官ベティ・ジョー・シェルビーが、〝PCPに狂ったニガー〟の物語を使って非武装の黒人テレンス・クラッチャー氏の殺害を正当化したときも、彼らから囁き声すら聞こえてこなかった。二〇一六年九月一六日、クラッチャー氏が殺害された日、彼は確かにPCPを摂取していたが、彼が攻撃的でも暴力的でもなかったことは、事件映像から明白だった。それにもかかわらず、シェルビーは過失致死罪で無罪となった。PCPを使用した暴力的な超人の迷信は今でも生き永らえている。これが意味するのは、今後も多くの人が不当不必要に命を落とす、ということでしかない。

ともに薬物を使用する仲間であるはずの者たちが、PCPに関する誤った情報に起因した残虐なふるまいに苦しめられ続けているにもかかわらず、サイケデリックのコミュニティが自分の耳を疑いたくなるような沈黙を続けていることに、私は強い不快感を覚える。PCPに対する著しく誤った描写に直面してもなお、なぜ沈黙を貫き続けることができるのだろうか、というのが私の疑問だ。もしかすると、殺人さえも正当化してしまうこの迷信の矢面に立たされるのはあくまで黒人男性でしかないから、ということが関係しているのかもしれない。もしくは、サイコノートたちは単に、DMT・MDMA・シロシビンといったごく一部のかぎられたサイケデリックのみに対する人々の絶大な支持を勝ち取るという使命に対して、単に忠実な態度を貫いているだけなのかもしれない。PCPもまたサイケデリックなのだという事実に注目されてしまうことで、彼らの評判も危険に晒すことになり、他のサイケデリックも手に入りにくくなってしまうかもしれない。

しかし、もしかするとほとんどの人たちは、サイケデリックの支持者たちも含め、PCPもまたサイケデリックなのだということを単に知らないだけの可能性もある。加えて〝PCPに狂った黒人〟の伝説は薬物教育や一般を対象とした啓発であまりに遍在しており、その真実性にほとんどの場合疑問が持たれていない可能性もある。正直に言って、PCPに対する誤解を解くためにどうして人々が声をあげようとしないのか、私にはその理由がわからない。だからこそ、ここで提示された情報が、状況を変える一助となることを期待している。

友人リック・ドブリンとの最近のやり取りで、まさにこのことを嘆いたのだった。リックはサイケデリック研究のための学際的学会（Multidisciplinary Association for Psychedelic Studies; MAPS）の発起人にして、現在、常任理事を務めている人物である。彼は、過去三〇年以上にわたって、サイケデリックに関する研究の承認と研究助成のために粘り強く働き続けた。彼は、研究者――ときには彼のことを敵視する者もいた――や臨床家、患者、活動家からなるチームを作り、活動を継続してきたのだ。この地球上でFDAによる薬物の認可の流れを十分に理解している人間は、リック以外にはほんの数名しかいないだろう。公共政策の博士号を持つリックは、数十年にわたる経験から規制当局の近くで仕事をする際のノウハウを培ってきた。リックのリーダーシップのもと、MAPSは、まちがいなく近年のサイケデリック、特にMDMAに対する理解と寛容を進展させたもっとも大きな勢力の一つだろう。しかし、リックについてもっとも特筆すべきなのは、つねに輝く彼の笑顔だ。永遠の楽天家という者がこの世にいるとすれば、それはまちがいなく彼のことだろう。

PCPと暴力とを結びつける誤った観念にサイケデリックのコミュニティが沈黙を貫いていることについて、私の苛立ちを伝えると、リックは自身も似た懸念を持っていると話した。しかし同時にリックは、私に対しても、現状を変えたり改善したりするために何か行動に移したかと問い返してきた。私は、サイケデリックのみに焦点を当てた会議やイベントに出席することを避けていたが、それはここまで述べたような理由からであり、また人種的多様性が圧倒的に欠如していたことや、特定の薬物に対する優越主義が蔓延していたからだった。それでも、私自身もまたサイケデリックのコミュニティの一人であり、したがって、私には、すべてのメンバーがこの問題を自分事として真剣に向き合えるように、自分が感じている疑問を伝える責任がある。リックの指摘は、私に否応なしにそのことを気づかせてくれた。

リックは、MAPSが主催するいくつかのイベントで講演をすべきだと私に提案してきた。私が返事するよりも早く、彼は、人々のサイケデリックに対するアクセス向上がいかにして自身の使命となったかを語りはじめた。一九七二年、ユダヤ系のルーツを持つリックは不安傾向の強い大学生だった。当時、ベトナム戦争の真っ只中だった彼は、自身も戦地に送られるのではないかと感じていたが、それ以上にホロコーストにおける残虐行為に対して強い恐怖を抱いていた。「人間が、別の誰かをさも人間でないかのように扱い、あんなふうに殺すことができるなんて」。彼は私に語った。「いつの日か、私も同じような目に遭ってしまうかもしれない」。続けてリックは、人間は誰しもつながっているということ、人間が持つ本質的な善性に気づかせてくれたのがサイケデリックだった、と語ったのだ。もしも人々がこのような気づきを得ることができたら、すべての人々が他者に対してもっと思いやりを持って接することができるようになるのではないか――彼はそう信じるようになった。その信念こそが、今日まで彼を突き動かしている原動力に他ならなかった。

リックと話していると、自分ももっとよい人間になりたいと、毎回のように感じさせられる。確かに、サイケデリックのコミュニティ全体を指して厳しく非難するのはあまり公平な姿勢とは言えないかもしれない、と私は思った。メイズの楽曲『We Are One（一心同体）』を思い返していた。この曲の、他者に敬意をもって接する姿勢や、そのような態度から得ることができる喜びを祝福する歌詞を思い出した。私はもっと善い人間になりたい、他者を赦すことができる人間になりたいと決意した。リックのような真のサイコノートたちは、私が見習いたいと思う価値基準を持っている。私は、可能なかぎりリックたちが開催するイベントに登壇し、私がはたすべき役割を遂行することに合意した。

奇妙なことに、リックの寛大で非審判的な姿勢は、私がかつて、薬物や自由や幸福に関する議論をするにあたって、ジェリー・ガルシアをさして重要でない人物であると、したり顔で無視していたときのことを思い起こさせた。私は大きなまちがいを犯していた。私の無知な見方に反して、ガルシアは、サイケデリック以外にもコカインやヘロインといった他の薬物も使用していた。彼が愛した人たちやバンドメンバーなど、彼の周囲にいた一部の者たちとはちがい、ガルシアはサイケデリック以外の薬物を使用する人たちや、社会通念から外れた行動をとる人たちを、その行動が他者の自由を侵害しないかぎりにおいて、決して見下すようなことはしなかった。私は、今日のサイケデリックの啓発運動に携わる人たちにも、ガルシアが生涯をかけて貫き通した人生の価値観を受け継いでほしい、と思う。もしもそうしてくれるならば、人々はこの国の建国の文書である独立宣言や、ガルシアが、「幸福を追求すること。それが基本であり、また究極の自由だ」と言った、その本当の意味が理解できるのではないだろうか。

第9章　コカイン
——みんな太陽が大好き

幸福とは人々の内に眠るものであり、コカインはこれを掘り出すことができる
——アレイスター・クロウリー

「コロンビアへようこそ！」。これは、コロンビアの首都ボゴタにあるナイトクラブのVIPルームへ入室した際、私を迎え入れる歓待の言葉だった。私を歓迎してくれた女性の前にはコーヒーテーブルがあり、その上には丁寧に整列されたコカインのラインがあった。私は二〇一八年の精神作用物質週間に関するフォーラムで講演をするためにコロンビアの首都に来ており、ちょうど数時間前にその責務を終えたばかりだった。これは、その後夜祭だ。さながら『ニュー・ジャック・シティ』や、その他のコカイン使用や密売について警鐘を鳴らす物語のワンシーンを切り取ったような風景だ。しかし、実情は必ずしも人々が想像する姿ではない。

ブラジルのパラドックス

リオデジャネイロほど、そのことをひしひしと感じさせられる場所もないだろう。

二〇一三年、デンバーで行われた薬物政策の改正に関する会議で、私はリオを拠点に活動する社会学者ジュリタ・レムグルーバーに会った。彼女は、私にぜひとも彼女の母国を訪れ、講演をしてほしい、と懇願してきた。彼女が言うには、薬物と社会のつながりに関する私の視点、特に社会が向き合うべき複雑で多面的な問題を回避し続けるために、一部の精神作用物質が誹りを受けている、という考え方は、ブラジルの人々の心に響くのではないか、というのだ。

彼女の言葉はうれしかったが、一方で、私の言葉がブラジルの人たちにしっかりと届く自信はなかった。私はブラジルについてほとんど何も知らなかったし、同国の薬物政策についてはなおのことだ。また、ポルトガル語で十分な対話をする力がない、という負い目もあった。自分の知識不足を補うため長年にわたってさまざまな領域で学びを深めてきたが、外国語の習得はいつまでも大きな壁として私の前に立ちはだかり続けていた。外国語を学ぼうとしない「愚かなアメリカ人」として見られることに、私は抵抗があったのだ。そのため、ジュリタからの提案は丁重に断ることにした。

しかし、ジュリタの辞書には「ノー」という言葉は存在しなかった。彼女は頑固で、説得力があり、粘り強い人物だ。こういった彼女の性格が、一九九〇年代に彼女をリオの刑務所制度の初の女性責任者に抜擢し、一九九九年から二〇〇〇年にかけて同州の最初の警察オンブズマンに押し上げたのは、疑いようがない。ジュリタは物事を他の人と同じ視点では見ない。彼女は最新の流行を着こなし、髪型は、ストレートの前髪を備えた、かっこうよく深紅に染められたピクシーカットだ。しかし、彼女のはつらつとした笑顔の下には、何十年にもわたって積み重ねられた経験と、挫折、そして叡智が隠されていた。

ジュリタは大胆不敵で、はっきりとした自分の考えを持ち、科学的根拠が指し示す方向に勇気を持って足を踏み入れることができる人物だ。規制当局の近くで仕事をしてきた長いキャリアから、ジュリタの視座はつねに進化していた。今の彼女は、厳罰主義的な薬物政策や人種差別こそが、彼女が長年断ち切ろうと戦ってきた犯罪や暴力の連鎖の中心にあるのだ、という自身の考えに確信を持っていた。この信念は、もっと緩やかな薬物規制の提案、あるいは、排除された人々に対する積極的な社会再参加推進といった、絶え間ない活動へと彼女を突き動かしていた。ジュリタについて知れば知るほど、彼女の要請を断りづらくなった。

二〇一四年五月、私はリオにある、かの有名なイパネマ海岸を見渡す豪華なホテルを散策していた。土曜日には、この地域で定期的に開催されているマリファナ・マーチに帯同してほしい、という要望を受けた。しかし、この市民の行進が大麻だけをクローズアップしたもので、あたかも大麻を使用する人たちが他の薬物を使用する人たちよりも優れているかのような態度に辟易し、当初、私は参加を躊躇した。最終的に、私はこの集まりに参加することを決断し、他の参加者とともにビーチを端から端まで行進した。行進のあいだ、私の隣にはジーン・ウィリス[1]という、大麻の合法化を求める法案を提出した地元の富豪兼政治家がいた。他にも数百人が私たちの輪に加わっていた。成人のマリファナの娯楽的使用を合法化したいという想いのもとに集う、思いやりに満ちたコミュニティだ。一体感は、ロイ・エアーズの一九七六年のヒット曲『Everybody Loves the Sunshine（みんな太陽が大好き）』を私に思い起こさせた。とてもすばらしく、また陽気な時間だった。人々は隠すことなく、大麻を売り、分け与え、この植物を吸った。参加者たちは他にも多くのものを共有した。食べ物、飲み物、愛、そのほかあらゆるものを。この空間ではそのようにふるまうことが許されていたし、少なくとも私の目にはそのように映った。

この日、ブラジルでは二〇〇六年からすべての薬物が非犯罪化されているのだ、と私は参加者の一人から教えてもらった。この事実に驚かされた。こと薬物政策にかぎって言えば、ブラジルはアメリカを盲目的に追従しているものだ、とばかり考えていた。ブラジルの法律では、アメリカとはちがい、薬物所持で検挙された場合でも、個人使用の範囲内の所持量であれば刑務所に収監されることはない。その代わり、検挙された者は警告を受け、ときには地域での奉仕活動や薬物教育プログラムへの参加を求められる。しかし他方で、禁止薬物の販売で検挙された場合には、厳しい刑事罰が科されることになる。

マリファナ・マーチの翌朝、私とジュリタはイパネマ海岸近くの高級住宅街・レブロンにあるレストランで朝食をとりながら、彼女が私のために準備したイベントのスケジュールについて話し合っていた。旅程はどう考えても過酷で、気が遠くなりそうだった。わずか一週間で、私は三つの州を渡り歩き、複数の講演やメディア取材を受けながら、数々の施設を見学し、それぞれの州で関係者との会合に出席することが予定されていた。旅程を見ただけで、私はすでに疲労困憊した。これがジュリタだ。たとえそれが自分の首を絞めるものであっても几帳面であり続け、たとえそれが他人の首を絞めるものであったとしても能率的であり続ける。

彼女が私のために準備してくれた、気が遠くなるような仕事の数々に難色を示すのは、あまりにもきまりが悪かった。私にできたことは、ぐっと我慢することだけだった。

それはさておき、前日の行進で学んだことについて、少しだけ話をすることにした。革新的な薬物法を成立させたブラジルの政治家たちに、惜しみない賛辞を贈ろうとした。「あなたねぇ……」。ジュリタは、低く優しい口調でゆっくりと応じた。「やってしまった」と私は思った。彼女が言葉を紡ぐよりも早く、私は自分が犯したまちがいに気づいた。政治家を称賛するという行為は油断ならない試みであり、特に薬物政策に関して言えば、最終的には落胆させられるのがつねだからだ。しかし、もはや手遅れだった。賽は投げられた。ジュリタは間髪おかずに重大な事実を私に語りはじめており、彼女を止める手立ては何も残されていなかった。穏やかでありつつも強烈な眼力で私の目をがっちりと捉えた彼女は、ブラジルの作曲家アントニオ・カルロス・ジョビンの有名な言葉、「ブラジルは素人にはお勧めしない」を引用した。

私はこのとき初めて、ブラジルという国のことを学んだ。ジュリタはその後三〇分にわたって、息つく間もなく、彼女の国で薬物政策が現実にどのように運用されているのか、という講義をはじめたのだ。現在の法制度では、確かに薬物の個人使用は禁固刑の対象とはならないが、依然として犯罪行為であることには変わりなかった。そのため、この国の法律はあくまで非収監化に留まっており、非犯罪化ではない。これと同じく重要な点として、この法律は個人使用の基準量を定めていない、ということがある。どの量までが個人使用の範囲であり、どの量を超えると売買と判断されるかの基準が定義されていないのだ。この致命的ともいえるほど重要な最初の判断は現場の警官にゆだねられており、彼らが誰を検挙し、誰を検挙しないかを決めている。そして、選別の結果逮捕された者の大半は、所持していた薬物の量の多寡とは関係なく、最終的に薬物の売人として刑事法廷で裁かれることになる。

もちろん、最終的には、所持していた薬物の量や前科、その他関連すると思われる要因を考慮して被告人が売人ではない、と判事が判断し、申し立てを退けることも可能だ。しかし、このような判断に至ることはほとんどなく、特に被告人が黒人で貧困状態にあればなおのことだ。もう一つ、ブラジルの薬物法に関する議論でしばし見逃されている点に、密売に対する刑期が三年から五年へと厳罰化されているという問題がある。

本題に入ろう。ブラジルの革新的な薬物法は、現実には薬物の密売の罪で収監される人を著しく増やした。たとえば、同法が成立した二〇〇六年時点では、薬物事犯者が全逮捕者に占める割合は一〇パーセント程度であったが、今日では全逮捕者の三分の一が薬物に関連した罪で逮捕される事態にまで発展している。さらにデータの示すところによれば、薬物の密売容疑で検挙された人の多くは非武装の初犯者であり、いずれもわずかな量の薬物所持で検挙されていた。加えて、刑務所に収監されている人たちの属性情報を踏まえると、アフリカ系ブラジル人たちが一連の逮捕増の矢面に立たされているのは明らかだった。彼らが全人口に占める割合はおよそ半分程度だが、刑務所では囚人の七五パーセントを占めていたのだ。[2] 明確なメッセージはこうだ。もしもその被疑者が白人であるならばその人は使用者であり、そのまま解放される。しかし、もしも黒人であるならばその人は密売者であり、刑務所に収監される。そして、判事の前に出廷する機会を与えられる前に、すでに数カ月にわたって刑務所ですごすことを余儀なくされる。

ジュリタは、「この法律は、運用する人たちだけにとって公平で、好ましいものでしかないの」と失意を滲ませながら語った。彼女は、私たちがいたレストランの店内を見わたしてみてはどうかといった。「今、何人の黒人が見える?」。彼女は聞いた。そこにいたのは私だけだった。トニ・モリソンの有名な小説『パラダイス』のことを思い出した。小説のなかで作者は、楽園とは「そこにいない人、そこに存在することを許されない人によって定義される」と記述している。[3]

二〇一五年八月、私はブラジルが直面する現実を、身をもって体験することになった。このときまでに、私はすでに複数回この国を訪れており、特に黒人のブラジル人を中心とした、困窮する人々に対する差別の実態についてある程度の知識を得ていた。私がアイビーリーグの教授であり、科学者であるという社会的地位が、ブラジルにおける黒人差別から私を守る防波堤になっていたのは無視できない事実だ。八月、講演のために訪れたサン・パウロで私が五つ星ホテルへの入館を拒否された、というニュースが世間を賑わせた。[4]このニュースは一日もたたないうちに拡散され、黒人が人種を理由にホテルへの入館を拒否されたできごとに対する人々の怒りと当惑に満ちた抗議に発展した。私は、多くの人から溢れんばかりの支持を受けた。数百にも及ぶ励ましや謝罪が、電子メールやソーシャルネットワークを通じて私に届いた。サン・パウロの街を歩こうものなら、人々が次から次へと私に声をかけ、口々にホテルの職員の対応に対する悲しみと、私への憐れみを語っていった。

幸運なことに、これは事実ではなかった。私は、ホテルの職員から入館を拒絶されてなどなかった。インターネット上の記事を読むまで、私はこの物語のことをまったく知らなかったのだ。私がもっとも苛立ちを感じたのは、この茶番劇に対するブラジルの人々の関心や思いやり、そして罪悪感が、ブラジルで日常的に生じている残虐な人種差別の場合にはまったく喚起されない、ということだった。

同じ週に起きた、二つの露骨な人種差別的な事件を紹介しよう。一つのできごとはこうだ。警察が黒人の少年たちだけを公共バスから降車するよう強要し、イパネマやその周辺の海岸に行かないよう妨害していたことが、報道や政府の発表から明らかになったのだ。子どもたちのなかに犯罪行為で告発された者は一人もいなかったが、警察の対応は犯罪の未然抑止という大義名分で正当化された。リオの住民の大半は、このような人種差別的な政策を支持している。悪意に満ちた恥ずべき方針に苦しめられた黒人の少年たちに対して、公の人物からの謝罪がなされたという話は、いまだに私の耳には届いていない。

もう一つのできごとは、二名の同僚警官の殺害に対する報復という名目で、一九人の市民――その大半が黒人であった――が警察によって秘密裏に虐殺された、という二〇一五年八月一四日の事件への抗議活動に関連するものだ。まったく知らなかったが、抗議活動は私が宿泊していたホテルのすぐ近くで行われており、八月二八日の金曜日、抗議が行われていたまさにその日に、私は犯罪関連法を検討する議員たちを対象に講演を行った。悲しいことに、講演の聴講者数は、抗議活動への参加者の少なくとも四倍以上だったのだ。

当初、私が被害を受けたとされる人種差別疑惑に対する、世間のあまりにも大きな関心に、私は戸惑った。しかし今ははっきりと理解できる。一般市民に対してくりかえされ続ける人種差別や暴力よりも、個々の散発的な人種差別行為——特に被害者がアメリカの有名人であったなら余計に——に焦点を当てるほうが、報道や人々にとってずっと心地よいからなのだ。同じ現象はブラジルでもアメリカでも、数えきれないほど起きている。

ブラジルで多くの時間をすごすにつれて、アメリカとブラジルの両国に共通して起こっている現象が、具体的なイメージとしてくっきりと浮かび上がってきた。なかには残酷なほど明瞭に浮かび上がるできごともあった。両国とも、たとえば世論決定者や権力者たち——そのなかには政治家、ジャーナリスト、法執行機関、教育関係者たちが含まれる——は、黒人や貧困に苦しむ人々を非難し、征服するために薬物関連の話題を悪用することに絶妙に長けている。クラック・コカインを取り巻くさまざまな話題はその典型だ。この薬物は、両国が直面するもっとも厄介な問題である、黒人の高い失業率や、黒人による残虐な行為や犯罪の原因として、非難され続けている。

政治家たちは、クラック・コカインをスケープゴートにすることにより、人々が直面する本当の問題である、不十分な教育、生計を立てるのに十分な仕事の不足、安価な住居、人種差別、公的サービスの不足等々に向き合わずに済む。しかし、衝撃的な事実はこれだけにとどまらない。政治家たちも実は十分に理解しているのだ。適切な社会制度の創設といった、選挙のずっと後になってから効果が出る投資よりも、薬物危機を捏造し、これに対する即効性の解決策のように見える、警官を増やすといった目先の方策のほうが、はるかに政治的利益が大きいのだ、と。

アメリカ合衆国におけるクラック――ザ・エピデミック

一九八五年前後、クラック・コカインはアメリカの主要な都市で広く入手できるようになった。一九八〇年代末には、黒人の失業率、歪曲された高い殺人率からクラック・ベビーまで、すべての元凶はこの薬物である、という論調が広がった。実際の一人当たり殺人発生率および失業率はそれぞれクラックが広がる以前である一九八〇年と一九八二年のほうが高く、この主張には明らかな問題がある。読者はまた、クラック・ベビーの恐怖がはなはだしく誇張された偽りの物語であったこともよくご存じだろう。[5]

しかし、精巧に作り上げられた物語を真実によって棄損されてなるものか。過去の薬物の迷信もまたそうであったように、クラックの神話は科学的エビデンスなど無視して広まっていった。道徳主義者たちは、新しく登場したと噂される薬物の危険性を騙って人々を恐怖に震え上がらせることで、自分たちが信奉する価値観を人々に植えつける、という魅力的な手段を得た。道徳主義者たちは、人々が善悪のあいだに明確な境界線を引く〝手助け〟をしている。もちろん、完全に善い人間と完全に悪い人間などという線引きは存在しないことを、私たちはよくわかっているはずだが。それでも、道徳主義者たちは、私たち対彼らという対立構造の考え方をはっきりと人々に提示した。そしてもちろん、このような線引きが両者のあいだに強い緊張関係をもたらすことになるのも、私たちはよくわかっているはずなのだが。

私は、マイアミの貧しい黒人コミュニティで育った。部外者たちは、私たちの住む地域を黒人以外にとっては安全でない、無法地帯だと形容した。先ほど述べた通り、一九八〇年代後半の社会における支配的な感情は、クラックの密売人とアディクションこそが私の地元を苦しめた元凶である、というものだった。他の多くの黒人のコミュニティでも同様の見解が叫ばれていた。社会通念では、この薬物はあまりに凶悪な依存性があるため、わずか一度でも使用すれば、生涯この薬物から離れることはできない、と考えられていた。前衛的メディアであるビレッジ・ボイス誌に寄稿したバリー・マイケル・クーパーは、多くの人の目に留まったクラックの密売人に関する暴露話のなかで、クラックが、「無法こそが法となる」状況をもたらしたと主張した。[6]

私でさえ騙された。むしろ、私が神経科学の道に進んだのは、クラックに対するアディクションを治療したいと思ったからだった。ナンシー・レーガンやピーウィー・ハーマンのような若い人たちと連帯する、かっこいいセレブリティたちの仲間にも遠慮がちに加わって、「薬物、ダメ・ゼッタイ」のスローガンの普及にも尽くしたこともある。まあ、ニューヨークの二番街と一二八番通りのはずれにある、キース・ヘリングの「Crack is Wack（クラックはヤバい）」の壁画が好きじゃない奴なんていないだろう。

率直に言って、クラックの問題は、当時二一歳だった私のような衒学的で中途半端に物知りぶっていた意識高い系の若者に、キャリアの見通しはもちろん、存在意義まで与えてくれたように思う。黒人の若者たちに、ドラッグには近づくなよと忠告することで、私は「よくやったじゃないか」と人々から褒め称えられることとなった。最高だった。すごく心地よかったし、まるで自分が大事な使命を成し遂げているかのように思えた。そして、当時の私には言語化する能力はなかったが、白人の雇用主たちは、黒人を雇用するなら他の黒人の行動を監視させるほうが、他の属性の者へ奉仕させるよりもずっと都合がいいと考えているのだ、と私は薄々気づいていた。低級の警備職が多くの場合黒人同胞たちによって占められているのは、決して偶然ではないだろう。

政治家にとって、クラックはまるで夢物語のようなものだ。彼らは、この問題をより過激な薬物戦争を正当化するために使っていた。議会は、この不快な薬物と、その密売者、そして使用者から〝真の〟アメリカ人を守ると称した法律を通過させた。その最たる例は、過去にも指摘した、クラック・コカインの刑罰をパウダー・コカインのそれよりも一〇〇倍重たい罪に設定した、一九八六年版・反薬物乱用法だ。もう一つの法律である一九八八年版・反薬物乱用法には、なんと一九九五年までに「薬物のないアメリカ」を保証するのだと公言されている。ちなみにこの目標――ネタバレ注意！――は、今もなお達成されていないのだ。しかし、こういった現状にもかかわらず、議会は薬物戦争のための予算を、毎年のように増やし続けている。予想通り、クラック・パニックは、薬物関連法で検挙され、刑務所に収監される人を記録的に増やし続けた。大量投獄の時代をもたらしたのである。今この瞬間も、二〇〇万人以上のアメリカ人が塀の向こうで一夜をすごすことを余儀なくされている。

クラックの物語は、何の臆面もなく人種と結びつけられた。連邦政府によって制定されたクラック法の嘆かわしい運用は、その一例だろう。クラックを密売し、使用していた者は、かつても現在も大半が白人であるにもかかわらず、クラックに関連した罪で刑罰を科された人の実に八五パーセントは黒人であった。何ら疑問の余地もなく、こういった人種差別は背筋が凍るような数字を私たちにもたらした。黒人男性は全人口のわずか六パーセント程度でしかないにもかかわらず、彼らは全米の収監者の実に四〇パーセントを占めている。

クラックに染み付いた人種と病理とを結びつけようとする物語は、次第にメディアやポップ・カルチャーにまで浸透していった。一九九一年の映画『ニュー・ジャック・シティ』はこの現象を象徴的に示している。この映画は、ウェズリー・スナイプス演じるニノ・ブラウンという架空のクラック帝王の隆盛を描いた物語である。プロットによれば、ニノは明るく、カリスマ性があり、勤勉で、説得力があり、冷酷な人物だった。彼は、このような性格を武器にニューヨーク市の公営住宅事業を乗っ取り、同市がいまだかつて見たことがないような巨大なクラック・ビジネスを立ち上げたのだった。今となっては本当にくだらないが、かつては私も密かにニノに憧れていた。

『ニュー・ジャック』にはとてつもない反響があった。映画評論家ロジャー・エバートは、この映画が「(クラックやパウダー・コカインが)黒人コミュニティにもたらす凄惨な被害の、痛ましくも真実の姿」をアメリカの人たちに示した、と評した。[7] ロジャーの兄貴、よくいった！　完璧だよ。『ニュー・ジャック』は私が持っていたクラックに対する見方をより強固なものにした。この映画の製作者たちがやったことと言えば、おそらくは私も何度も目にした、クラックに関する衝撃的なメディア報道を、ただよりドラマチックに描いただけだ。そう言ったこともあって、エバートのこの言葉は何の抵抗もなく私のなかに受け入れられた。「みんな、この薬物がどのように売られ、どのように使用され、どのように人々を破壊し、どんな結末をもたらすのか、わかっているはずだ」

アメリカ合衆国におけるクラック——偽りの大流行

それからいくぶん時間がたち、私たちの社会は大きなまちがいを犯していたのだと私は気づいた。単にクラックに対する誤った見方を受け入れてしまっていた、というだけではない。クラックを使用し売る者たちの人間性を軽率にも奪う、という嘆かわしい過ちを犯し続けてきたのだ。その結果、権力者たちは薬物戦争の名目で「薬物に」向けた銃口を、巧妙に「人々に」向け変えるのに成功したのだ。ありていに言ってしまえば、この戦争の標的にされたのは私の同胞たちだった。薬物戦争の標的になった人たちに汚名を着せてしまった自分の無知と裏切りを思い出すと、私は今もなお深い後悔の念に苛まれる。

大学人にして科学者である私の現在の仕事が、過去の私の過ちを少しでも正すことにつながればと思う。私はこれまで、自分の研究の一環として人々に数千回にわたってクラックを与え、何の事故を生じることもなく、使用直後および持続的な反応を研究してきた。もちろん、この薬物がごく稀に既存の循環器系の問題を増悪させる可能性があるのは事実だ。しかし、一般的にこの薬物が心血管系にもたらす影響は、日常的に激しい運動をしている人が経験するレベルの負荷に相当する程度でしかない。

人々の想像に反して、クラックによってもたらされる効果の大半はよいものだ。私が実施した研究でも、摂取した者は一貫して幸福感や快感を報告している。快感とは本質的によいものであり、大切にすべきものだ。このような、ごくあたりまえのことをわざわざ文字にして書かなければならないのは、本当に奇妙なことだと思う。しかし他方で私は、クラック使用経験者の大半は、その薬物がもたらす快感に圧倒されて、使用をコントロールできなくなってしまう、という考えに強固にしがみついている人たちがいることも理解している。現実には、科学的データはそのような現象を否定している。クラック――もしくは、悪者扱いされている他のさまざまな薬物――の習慣性は、特に際立っているわけではない。違法薬物を使用する人のなかで、約八〇パーセントはアディクションを含む問題を何ら生じることなく、その薬物を使用できている。[8]要するに、クラックの効果はばかばかしいほど誇張されており、ましてやクラックがパウダー・コカインより有害とはいえないのは、何ら疑いの余地がないことだ。両者はまったく同じ薬物なのだ。

私は、このような結果を示唆する研究データを、一流の科学雑誌や、そのほかの有名な媒体で発表してきた。[9]公的な場でも数えきれないほど講演を行い、メディアの取材も受けることでクラックに対する誤解を解くことに努めてきた。さらに、人々の目を覆いたくなるような、捏造されたクラックのイメージこそが、薬物自体よりもずっと多くの人たちの人生を破壊してきた、という陰惨な事実に人々の目を向けさせよう、と尽力してきたつもりだ。

アイダホ出身の木こり・トム

二〇一五年の夏、私は、ヘロイン・アディクションと診断された人たちにヘロインを処方する、というジュネーブのクリニックで働いていた。その体験は私に、一九八〇年代から一九九〇年代にかけての、クラックに対するアメリカ社会の動きを思い出させ、私はひどく気落ちしたものだった。患者たちが快適で尊厳が守られた環境で自分が必要とする薬物を入手し、注射する様子を見ていると、スイスのヘロインに対するアプローチと、わが国のクラックをはじめとする禁止薬物に対するそれとの大きなちがい、彼此のあまりの落差に愕然としてしまう。

クリニックですごしていたある日、私はトム・ライトという人物から電子メールを受け取った。彼は、自身が『ニュー・ジャック・シティ』の原作者であると名乗った。生意気な彼のメールは、平たく言えば、「何で俺の映画をこき下ろすんだ」といった内容だった。コカインについて公の場で話すとき、確かに私はこの映画を非現実的で有害だと非難したことがあった。しかし、映画の製作者たちが私に直接声をかけてくる度胸があるとは、みじんも想像していなかった。「きっといたずらにちがいない」と思った。しかし、実際にはこれはジョークでもなく、本物のトム・ライト、ミスター『ニュー・ジャック』だった。

何通かの気さくなメールのやりとりを経て、私はアメリカに帰国した後彼と直接会うことにした。ブロードウェイと一一六番街にある大学キャンパスの入り口で彼と待ち合わせ、昼食をともにすることにした。待ち合わせ場所に向かう道すがら、私は「そういえば、誰がトムかわからないじゃないか？」と不安に駆られた。彼に会うのはこれが初めてだったし、ブロードウェイにある大学入り口はつねに観光客でごった返している。「待てよ」。新たな考えが脳裏に浮かんだ。「大学に来る人の大半は白人かアジア人だ」。『ニュー・ジャック』の原作者を見つけるのはそこまで大変なことではないはずだ、と私は思った。

私の予測は大きく外れた。彼はわずか数フィートの距離にいたにもかかわらず、私が彼だと認識するまでにかなりの時間がかかってしまった。その理由の一つは、私に向けて手を振ってきた、フランネルシャツに身を包んだ中年白人男性に呼び止められないよう、私が意図的に避けていたからだった。もしかすると、テレビか何かで私のことを見ていたから、私がどういう見た目なのか事前に知っていたのかもしれない。確信がなかった私は、目の前の人物との交流を受け入れていると勘ちがいされないよう、必死に視線をそらした。彼を拒絶する私の態度を無視して、フランネルシャツの男性は自己紹介をはじめた。彼こそがトムだった。私が想定していたのは、テディ・ライリーやキャッシュ・マネー・ブラザーズのような黒人だった。ここまで予想外だとは思いもしなかった。トムはニュー・ジャックというよりも、木こりと言ったほうがずっとしっくりくるような人物だった。

この後、彼への誤解について、私たちは二人で笑いあった。『ニュー・ジャック・シティ』の製作者たちの意向もあり、彼は、同じようにまちがえられることがめずらしくないのだと教えてくれた。一九九一年にサンダンス映画祭でこの作品が公開されたとき、トムは自宅で待機するよう指示された。どうやら、都会の黒人たちやクラックの〝真実を映し出す〟映画を売り出すにあたって、原作者がアイダホ出身の白人である、というのは少々都合が悪かったようだ。

ワーナー・ブラザーズの連中は、トムの物語の権利を取得した時点で、大衆が抱くイメージの問題について十分に認識していたようだ。対策として、彼らはバリー・マイケル・クーパーを雇い入れることであらすじを改ざんした。クーパーはニューヨーク市出身の作家で、まちがいなくトムよりも〝ストリートの信頼〟を得ている人物だ。加えて、クーパーはすでに「Kids Killing Kids: New Jack City Eats Its Young（殺し合う子どもたち：若者を蝕むニュー・ジャック・シティ）」という一世を風靡した記事を執筆していた。

一九八七年一二月にザ・ビレッジ誌に掲載された彼の長文エッセイは——奇妙なことにニューヨークではなく——デトロイトにおける、いわゆるクラック流行を詳述したものだった。彼は、この記事を通してアメリカに「ニュー・ジャック」という言葉を紹介した。ニュー・ジャックは、自分の名を上げることに躍起になるだけでなく、人殺しを楽しむ打算的な野心家というニュアンスを含む表現だ。彼は単にクラックをめぐる勢力争いをくりかえす者のみならず——これだけでも十分最悪だが——若い黒人たちをこの言葉で一括りにした。彼は、私の同胞たちの、自由に使えるお金が欲しいという想いも、彼らが来ていた洋服も、好んでいたラップ・ミュージックも、すべてをこき下ろしたのだ。クーパーは扇情主義的な手法をひどく乱用し、デトロイト市が直面する混沌のすべての責任をそこに住む若い黒人たちに押しつけた。クーパーが当時、薬物関連法の厳罰化を求めていたのは、想像に難くない。私の仲間たちは「薬物の密売に対する厳しい刑罰にも動じない」ならず者たちであり、それゆえ、より厳しい態度で立ち向かうべきだと彼は主張したのだった。

あらゆる階層のアメリカ人が、この非人間的な若い黒人の描写に魅了され、衝撃を受けた。『ニュー・ジャック・シティ』の製作者たちが語り部としてのクーパーを手放すわけにはいかなかった。彼はトムの原作に手を加え、ビレッジ・ボイス誌に寄稿したクーパーのエッセイに沿う内容となるようプロットを書き換えた。主題となる薬物も、ヘロインからコカインに変更された。そして、『ゴッドファーザー　PARTⅢ』となるはずだった作品のタイトルも、『ニュー・ジャック・シティ』に変えられることとなった。

なぜ、この作品は最初『ゴッドファーザー PARTⅢ』というタイトルだったのだろうか。実は、トムは当初『ゴッドファーザー』三部作の最終作を執筆するためにパラマウント・ピクチャーズに雇用されていた。しかし、彼の作品には大きな問題があった。主人公が黒人だったのだ。作品の舞台となった一九七〇年代、ニューヨークの暗黒街の象徴と言えば黒人ギャングであるニッキー・バーンズを差し置いていなかった。必然的に、トムの作る映像作品は彼を扱うものになると誰もが考えるだろう。しかし、現実はちがった。パラマウントの上層部が、『ゴッドファーザー』で地位の高い黒人を描くことを許さなかった。当時のパラマウントのドル箱俳優エディー・マーフィーが、バーンズの役を演じたいと熱望していたことも、状況をさらに悪化させた。社の幹部たちは、マーフィーが薬物の密売人を演じることで、彼のスター俳優としてのイメージが不可逆的に傷ついてしまうのを恐れていた。それゆえ、パラマウント社は一石二鳥と言わんばかりに、トムの原作をそのまま映像化せずに、他社へと転売する決定をしたのだ。当時、ワーナー・ブラザーズに在籍していたクインシー・ジョーンズがこれを拾い上げ、製作チームを発足させることとなった。その後の顛末は、暗い歴史が語る通りだ。

トムとのやり取りを受けて、最終的に『ニュー・ジャック・シティ』として発表されたこの映像作品の編集過程に対して、トムには何らの影響力もなかったことを知った。「何と幸運な奴だ！」。彼の話を聞きながら、私はこう思った。彼は映画のプロモーション活動から完全に締め出され、事実上、存在しないものとして扱われていた。この映画から彼の顔を連想する人はほとんどいないだろう。もしも私が彼の立場であったなら、きっと同じ扱いを望んでいたはずだ。黒人の若者たちだけが特異的に野蛮な行為に堕ちていくのだ、という誤った考えを伝染させるような、極端な歪曲だらけの作品に関与したなどと、みずからを売り込みたいとは思わないだろう。

今日のアメリカでは、クラックが人類史上最悪の薬物であるとは考えられていない。その地位は、少なくとも現在はオピオイドによって占拠されてしまっているが、ものの数年で別の薬物に置き換わっているにちがいない。クラックに関して言えば、多くの人は、この薬物を大げさに騒ぎ立てたことが社会を非常識な政策へと駆り立て、黒人をさらに軽視する社会の状況を作り出したのだ、と認めるだろう。事実、二〇一〇年八月三日にオバマ大統領は公正量刑法に署名した。これにより、クラックとパウダー・コカインの量刑の差は一〇〇対一から一八対一に縮小された。過去の過ちを認めるという点でこの修正はとても重要ではあるが、はっきりと言っておくと、そもそも量刑に差があること自体が科学的に理解不能と言わざるを得ない。

ニュー・ジャック・リオ

アメリカのクラック政策が今もなお目を覆いたくなるような被害をもたらしているにもかかわらず、三〇年の時を経て、現代のブラジルが、アメリカの二の轍を踏もうとしている。多くのブラジル人たちは、「クラコランディア」こそが同国が直面する差し迫った問題である、と信じ込まされている。[10] ポルトガル語で「クラック・ランド」を意味するこの土地は、人々のあいだで、〝悪魔たち〟が一堂に会してクラックを吸い、世の主流の文化を侮辱するようなあらゆる行為に及ぶ場所だと認識されている（アメリカでは、同様の場所をかつて「クラック・ハウス」と呼んでいた）。クラコランディアは都会のスラム街に位置し、クラック使用者たちを欺瞞、威圧、暴力を駆使してがんじがらめに束縛し、物言わぬ優良顧客へと仕立て上げる、若き麻薬王に支配されている場所と考えられている。なかには、クラコランディアこそがアフリカ系ブラジル人に破滅をもたらす最大の原因である、と主張する人もいる。こうした話を、あなたもどこかで聞いたことはないだろうか。

クラックについて語られる物語の大半は、現実に即したものではない、と私は考えている。そのような想いもあり、私はブラジルを訪れた際に最初に向かうべき場所の一つとして、クラコランディアを加えた。人々は口々に私に警告した。曰く、そこは、次の一発を手に入れたいという欲求だけに突き動かされる、予測不能な〝ゾンビたち〟が支配している場所だぞ、というわけだ。足を踏み入れないようにと注意を発した人のなかには、この場所を〝野蛮〟と形容する者もいた。政府によって見捨てられた、この国でもっとも悲惨な貧困状態にある人たちの故郷でもある、ファヴェーラ地区を訪れる計画についても、同じような反応を受けた。ファヴェーラ地区では、医療的ケア・下水設備・交通といった基本的な公共サービスさえ、政府によって提供されていない。この空白を埋めているのは地域の奉仕者、非営利組織、福音教会であり、さらに場合によっては、犯罪組織であったりするのだ。クラコランディアとファヴェーラにはともにある重要な共通点がある。両者はともに周縁化された人々が主たる住民であり、その住民は、ここに居住しない部外者たちによって作り上げられた、煽動的で非人道的な偏見に苦しめられている。そして、いずれもみじめさや犯罪、暴力に支配された領域なのだ。なお、クラコランディアは、きまってファヴェーラのなかに位置している。

初めてこの地域に向かう途中、警察車両の後ろに張りつけてあったバンパーが目に留まった。ポルトガル語で「Crack, É Possível Vencer（クラック、きっと勝利できる）」と書いてあった。私は、誇張された薬物戦争の礼賛にすぎないだろうと、気に留めなかったし、実際の戦争を推奨しているのだと思いもしなかった。これは、大きなまちがいだった。リオ最大のファヴェーラの一つであるコンプレッソ・ダ・マーレに到着したさい、眼前に広がる光景はまさに紛争地帯そのものだった。軍隊が至るところに展開されていて、その光景は一四万人のファヴェーラの住人に対する占領軍そのものだった。

クラックの密売によって生じる暴力を予防し、秩序を取り戻すためには、軍隊を配備する必要がある、というのが政府の公式見解らしい。クラックこそが敵であり、打ち負かさなければいけない。一部には、これはあくまでも大義名分にすぎず、マーレに軍隊が展開されている本当の理由は、二〇一六年のリオ・オリンピックに関連してのことだ、と語る者もいた。マーレは、市の中心にある空港へと向かう主要な高速道路沿いに位置している。そのため、政府機関は、ファヴェーラのなかで行われている好ましくない行為が世界の目に晒されてしまうことを危惧していた。恥を晒す危険を背負うのではなく、軍隊を投入して抑え込もう、という判断だ。

初めてマーレを訪れた二〇一四年五月、私はファヴェーラを巡回する軍人のあまりの多さに唖然とした。軍での勤務経験がある私にとっても、こんな光景を見るのは初めてのことだった。しかし、どうやら彼ら兵士たちもまた、私たちに驚いていた様子だった。私は、見るからに身なりの整った白人系ブラジル人たちと行動を共にしており、まるでケニアのサファリパークを訪れた欧州人観光客のように、好奇心に満ちた目と高性能カメラを携えていたからだ。わずかな苛立ちと、明らかに当惑した表情を浮かべながら、兵士たちは、なぜ私たちがこの場所にいるのかと問いただした。彼らには私たちを追い返す権限がある。彼らはまた、ほとんどの中流階級ブラジル人がまるで疫病のようにファヴェーラを避けていることを知っている。そして、だからこそ、この地で彼らが行うあらゆる非人道的な蛮行が白日の下に晒されることはなく、事実上の白紙委任と免責を受けることができているのも理解している。

同行するチームのメンバーが兵士に対して、私のことを、ファヴェーラに住む子どもたちに薬物に近づかないよう警告するためにアメリカから来たと説明していたのを、何となく覚えている。これを聞いた兵士は、上官に無線でこの情報を伝え、私たちは奥地へ歩みを進めることを認められた。

あまりに唐突な彼らとの遭遇は、現実離れした、背筋が凍るような瞬間だった。私たちの目と鼻の先には、重装備に身を包んだ数十人の兵士がおり、彼らの大半はまだ思春期そこそこの若者のように見えた。彼らの多くは自分たちが占領しているファヴェーラで生まれ育ち、今もそこに暮らしている。彼らと同じ年齢のころ、私もまた軍に所属し、実弾の装填された自動小銃を装備していたことを思い出していた。彼らとまったく同じように、私もただ指示された通りに行動していただけだった。幸いなことに、私は自分の生まれ育ったコミュニティを制圧するよう要求されたことはなかった。私は、兵士たちに同情した。彼らはまだ子どもだ。そして、住人たちにも同情した。毎年数百名の住人が、制服を身にまとった者たち、それも、多くの場合、警官によって殺されている。

ブラジルでは、必ずしも政府軍と州警察とを簡単に見わけることができない。両者とも、日常的にファヴェーラを侵略している。州警察に関して言えば、彼らは文民警察と軍警察という二つの公的組織に分類される。文民警察は主に犯罪捜査に従事しており、犯人の捜索、科学捜査、訴追といった行為を担当する。他方の軍警察は、連邦軍のように統率された組織だ。個々の兵士は軍警察に所属しているが、同時にブラジル連邦軍の予備兵でもあり、対ゲリラ戦の訓練を受けている。軍警察はまた装甲車や殺傷能力の高い自動小銃を装備している。この組織の主要な目的とは公の秩序を保つことであり、占領作戦を頻繁にこなしている。ここに生じる問題は、権力者たちが時々、ファヴェーラの日常生活を「公共の混乱」とみなす、ということだ。ブラジルでは、貧困に苦しむ自国民を制圧する目的で軍警察が出動することが、あまりにも多い。

私は、クラック・ランドと呼ばれているいくつかのファヴェーラを訪れた。もちろん、あり合わせの材料で作った簡易的なパイプでクラックを吸っている人たちも、プラスチックのコップでアルコールを飲む人も目にした。激しく白熱する言い争いを目にすることもあった。しかし、私がもっとも多く目にしたのは、人々が穏やかに会話し、笑いあい、子どもやペットに対して慈愛をもって世話をしている姿だった。そこで私が目にしたのは、人々が日々を営んでいる姿そのものだった。

目を覆いたくなるような貧困がそこにはあった。大多数の人は粗悪な方法で建設されたあばら家に住んでおり、基礎的な公共サービスも提供されず、廃棄物があちこちに積み上げられていた。政府は、この地域で数カ月にわたってごみの収集さえしていないように思えた。私は公的な住宅支援プログラムの環境下で生活してきたが、そんな私でさえ彼らの生活環境には強い衝撃を隠すことができなかった。このような悲惨な環境にもかかわらず、礼儀正しく寛大な人たちの存在に強い感謝の念を持った私は、可能なかぎり狼狽しないように努めた。

住民たちは、信じられないほど暖かく、私たちを歓迎してくれた。人々から薬物使用者や売人と揶揄されている人たちは、快く私たちのことを受け入れてくれた。ある人は、純度を検査できるようクラック片を私に提供してくれた。国内に薬物検査施設を見つけることができなかったのは残念でならなかった。なかには、家族の男たちが薬物の密売の疑いで警察に一斉検挙され、もう二度と生きて会うことができなくなってしまった、と語る人もいた。住民たちにとって、クラックがブラジルに登場する二〇〇五年よりもずっと前から、蔓延する貧困、不十分な教育、高い失業率、そして暴力が、自分たちのコミュニティを蝕んでいる、というのは周知の事実だった。

それにはデータの裏づけもある。民主国家となった一九八八年以降、ブラジルは長きにわたり二桁にもなる高い失業率に苦しめられてきた。失業率は一九九〇年代にピークを迎え、その数字は何と一五パーセントに迫る勢いだった。ブラジルの失業率は、つねにアメリカのおよそ二倍である。同国はまた、数十年にわたり一貫して、世界でももっとも殺人発生率が高い国の一つに位置づけられている。一九九〇年から二〇〇三年のあいだに、人口一〇万人当たりの殺人発生率は二二人から二九人へと上昇している。この数字は二〇一一年には二七人とわずかに減少したものの、ピークを呈した二〇一七年には三一人にものぼった。翌二〇一八年には二五人に減少したものの、それでも、この数字はアメリカの殺人発生率のおよそ五倍だ。

一般に信じられている物語は、薬物ギャングこそがリオのようなブラジルの都市部における社会不安や暴力の主要な原因である、というものだ。政治家たちは、いくつかのファヴェーラですっかりおなじみの兵士や戦車を展開する正当な理由として、この物語を利用している。武装した警官たちは、自国の貧者や黒人市民たちとのあいだで、常時戦争状態にあり、しかも、その戦争は白昼堂々と、それも民主主義社会のなかで続けられている。

重武装した地元民兵の存在も、今やファヴェーラの日常風景と化している。非番の警官や元警官たちを中心に構成された民兵たちは、ファヴェーラの住民たちを薬物の密売人から守る、という名目でやってきた。しかし実際には、彼らは自分たちが監視していると主張する犯罪組織と同じような活動をしているだけだ。民兵たちは、自分たちに利益をもたらす地域の支配をめぐって密売人らと衝突をくりかえしては、住民や地元店主たちから金銭を巻き上げ、さらには、薬物の密売にも手を出している。一〇〇〇にも及ぶと言われるリオのファヴェーラの半数以上は、民兵たちによって支配されている。対照的に、薬物の密売人たちが支配する地域は、実際には四〇パーセントにも満たない[11]。

二〇一八年に警察がブラジル全土で殺害した人の総数は六一〇〇人以上だ。この数字はアメリカの六倍以上にものぼる。しかも、アメリカの人口はブラジルよりも一億一五〇〇万人も多いにもかかわらず、だ。フィリピンもそうだが、ブラジルで発生する警察による殺人のほとんどは正当な法的手続きに則っていない、違法な処刑行為だ。サン・パウロの警察オンブズマンは、二〇一七年の警察による数百件にも及ぶ殺人を精査し、およそ四分の三のケースで、過剰な武力——ときに非武装の人々に対して——が行使されていた、と結論づけている。

警察による殺人の多くを占めるのはリオ州であり、この地は冷酷さで悪名高いジャイール・ボルソナーロ大統領の出身地でもある。二〇〇三年から二〇一八年のあいだ、リオの警察は平均して年間九三〇人の市民を殺害しており、実にその七〇パーセントをアフリカ系住民が占めていた。さらに、この数字は二〇一八年には一五三四人にまで増加している。実に一日に四人の住民が、警察の手によって命を落としている計算になる。[12] 二〇一九年中ごろの時点では、警察官によって殺害された市民の一日の平均人数は五人にまで増えている。

私も含む多くの人が、こうした警察による殺人を大量虐殺の一環だと考えている。しかし、ボルソナーロや支持者の認識はそうではない。彼は一貫して、適正な手続きをあからさまに無視し、警察の残虐行為を助長するような公的な声明を発表し続けている。彼は、被疑者たちは「路上のゴキブリのように」銃殺されるべきだ、と公言して憚らない。ボルソナーロが大統領に当選した直後、ブラジルの政治家ジーン・ウィリスがみずからの生命の危機を感じ、国外に脱出したのは決して病的かつ理解不能な話などではない。ウィリスは、ブラジル議会におけるボルソナーロの政敵だったのだ。

しかし、ボルソナーロの蛮行でさえも、リオ州のウィルソン・ヴィッツェル知事に比べれば見劣りするかもしれない。元判事であるヴィッツェルは、警察が被疑者に相対する際に、「奴らのちっぽけな頭に銃口を向けて、撃ち込め！」と警官たちをはやし立てた人物だ。[13] このような指導者の下では、この国を長きにわたって苦しめ続ける社会の不安定や特定の人々に対する暴力が終焉する見込みはまったくない。

この国が直面している問題には、さまざまな要因が複雑に絡み合っている。それにもかかわらず、あまりに多くのブラジル人たちが、最初に着手すべき問題をクラックの使用者や薬物密売人とすることに賛同してしまっている現実がある。三〇年前のアメリカ政府のように、ブラジルの政府当局は、「公共の秩序」を保つためであるならば、経済的に困窮している褐色人種や黒人を殺戮することは正当化される、と考えている。要するに、たとえどのような巻き添えが起ころうとも、クラック使用者や密売人たちを根絶するということだ。どこかで聞いたことのある話だが、クラックを使用する人々や密売者の予測不能な暴力性を騙って人々を震え上がらせれば、権力者たちは人々の注意をより重要で本質的な問題から逸らし、規制当局や「治療」提供者たちの予算を増やすことができる。

二〇一四年、ブラジルはこの手法によって四〇億レアルもの予算を薬物対策に投入することに成功した。もちろん、その予算のなかには、薬物乱用防止啓発キャンペーンや再乱用防止教育事業も含まれているが、彼らが喧伝したその中身はと言えば、およそ教育的とは言えない内容だった。乱用防止啓発では、ただ人々に違法薬物を使用しないよう説くだけであり、薬物再乱用防止治療は、主に福音派教会によって運営される施設への入所を強制し、祈りや肉体労働に従事させるだけ、というものだ。現代医療のいかなる基準をもってしても、このような行為が効果的な治療とは考えられないばかりか、そもそも、治療と呼べる代物ではない。さらに言えば、ブラジルにおけるクラック問題対策のための巨額の予算や労力は、アメリカ同様、その大半が規制当局に注がれている。

これでは、より多くのアフリカ系ブラジル人たちが命を落とし、ますます社会から周縁化されていくのは目に見えている。アフリカ系ブラジル人たちは同国の全人口の約五〇パーセントを占めるが、公的な選挙で選出された公職人では五パーセントにも満たず、中流階級にもほとんど彼らの居場所がない。

では、ブラジルは何をすべきだろうか。これは非常に難しい質問であり、この本の論じるべき範囲を大きく超えている。しかし、教育と経済の公平性を高めるための効果的な政策は大いに役立つだろう。もう一つの解決策は、クラックやその他のあらゆる形態のコカインに問題の原因をなすりつけるという悪趣味な手口からいい加減手を放すことだ。クラック――および、その他のあらゆる薬物――こそが社会から疎外された人々が直面するもっとも大きな問題である、と信じている人がいるならば、その人は例外なく不誠実であるか、考えが甘いか、もしくはその両方だろう。コカインは、貧困に苦しむ人たちや、この国で起きている反道徳に気づいてしまい、認知的不協和に悩む良心的で裕福な白人ブラジル人たちに、わずかな休息を提供しているにすぎない。

私の一日を照らす太陽

話はコロンビア・ボゴタに戻る。私はコカインが積まれたテーブルに座って、現地の化学者が高純度と低純度のコカインとを見分ける方法を説明するのを、何となく聞いていた。ライン状に配置されたコカインは、それぞれ有効成分の含有率が二〇パーセントから九〇パーセントとさまざまであった。彼は、私たちの訪問に先立ってあらかじめサンプルを検査してくれていたのだ。今でも覚えているが、目の前にいた、穏やかな男性は、コカインのことを「一日を明るく照らす太陽」と呼んでいた。また、その彼が、薬物の湿り具合を調べればかなりの精度でコカインの純度を知ることができる、と言っていたのも、何となく記憶に残っている。コカインが湿っていれば湿っているほど品質がよいのだ、と。少なくとも、彼はそのようなことを言っていたような気がする。

正直に言って、そのとき私はあまり会話に集中できていなかった。私は、コカインに対するブラジル政府の偽善的な態度について考えをめぐらせていた。二〇一三年一一月二四日にブラジルの連邦警察が五〇〇キロのコカインを積んだヘリを押収した、通称「ヘリ・コカ事件」が頭から離れなかった。このヘリコプターは、ブラジル上院議員ゼゼ・ペレラ氏の家族が経営する会社の所有物だった。当時、上院議員の息子グスタボはミナスジェライス州の代議員を務めていた。グスタボは議員歳費の一部を使ってヘリコプターを給油し、パイロットを個人秘書として雇用していた。このような関与があったにもかかわらず、ペレラ親子は二人とも訴追されなかった。パイロットがすべての責任を押し付けられ、薬物の密売容疑で起訴された。裁判の結果、起訴されたパイロットは刑務所ですごす一〇年の刑期を、ペレラ親子は押収されていたヘリコプターを受け取った。

二〇一九年六月にも似たような事件が起きている。日本で行われたG20サミットに向かう途中、ボルソナーロ大統領直属の軍に所属する隊員が、三九キロのコカインを所持していたとして逮捕されたのだ。セビリア滞在中、スペイン当局はブラジル空軍の空軍士シルバ・ロドリゲスのハンドバッグのなかに薬物が入っているのを発見した。ボルソナーロはセビリアに着陸しない別の飛行機で移動していた。彼は声明を発表し、「もしも空軍士が犯罪行為を働いていたのであれば、その人物は法律に従って裁判にかけられ、有罪判決を受けることになるだろう」と述べた。母国から遠く離れたスペインの地で塀の向こうに留められているのはロドリゲスだけだ。どうやら、このときは彼が生け贄になったようだ。

貧困に苦しむ人や、黒人系のブラジル人たちが、道徳心のかけらもない人々――彼らもコカインをまったく同じように使って楽しんでいるにもかかわらず――によって展開される反コカイン運動のために、あまりに多く収監され、殺され続けているさまを想像すると、私は強い罪悪感に襲われ、自分が共犯者になってしまったような感覚にさえ苛まれた。薬物使用を非難されている人たちのために公の場で連帯しようとしない自分もまた、秘密裏にコカインやその他の薬物を使用しているリベラル派の白人系ブラジル人と何ら変わらない存在ではないか。

「少し、太陽の光を浴びてみるのはどうだい?」。目の前の化学者は、心ここにあらずの私の様子を見かねて、こう問いかけた。彼の質問は、私を現実に引き戻し、ある問いかけを私のうちに呼び覚ました。「こんなもてなしを断るなんて、ゲストとしてこれほど失礼なことはないだろう?」。少なくとも、私はそんな人物ではない。母は私をそのような無粋な人間には育てていないし、私は礼儀をわきまえた人物として母に育てられた。コカインが穏やかに鼻孔を駆け抜けると、その効果が表れはじめた。私の頭のなかには、「Ain't no sunshine when she's gone.(彼女が居なくなった今、ここには太陽はない)」というビル・ウィザーズの歌声が響きわたっていた。私たちの人生がもっと太陽の輝きに満たされていたなら、私たちは他者をもっと深く愛することができるのではないだろうか。まだ、道のりは遠い。

第10章　ドープ・サイエンス
――オピオイドの真実

愛は麻薬みたいなものだ……
――トム・ロビンズ

最初にこの本の執筆に取りかかったとき、オピオイドに対する評決はすでに決していているものと考えていた。この薬物はアメリカの大半を蝕み、数えきれない人々を瞬く間にアディクションに陥れ、数多くの過剰服薬による突然死をもたらしてきた。しかし、ことはそれほど単純な話でないと、私はすぐに思い知らされた。一〇年前のクラック・コカインのときと同様に、オピオイドをめぐる物語は私たちが信じているよりもはるかに複雑だ。ぜひとも、読者諸君には偏見を持たずにこの章を読み進め、科学的なエビデンスにもとづいて自分の考えを決めてほしい。

「オエェェェェ！」。吐いている音を聞きつけたロビンがトイレに駆けつけると、そこには祭壇のように便器に跪いている私がいた。「大丈夫……？」。彼女は、心配そうな表情で私に問いかけた。三週間前、私はオピオイドの離脱がどういうものかを体験するため、万全を期した上で自分の身体で実験を行うと彼女に伝えていた。二〇一七年の秋のことだ。

数年前であれば、自分がオピオイドを継続的に使用することになるとも、ましてやこの薬物による離脱をみずから進んで経験しようと思うとは想像もしなかった。あまりに怖かったからだ。メディアは、人々は数回使用しただけでこの薬物に夢中になってしまうと伝えていた。そして、ひとたびこの薬にハマってしまうと、過剰服薬やオピオイドの離脱症状によって必ず死に至るのだ、と。誰がそんなふうになりたいだろうか。少なくとも、私はちがう。

二〇一四年、私はスイスのジュネーブでメタンフェタミンをテーマとするトークイベントに登壇していた。その日の主題でこそなかったものの、質疑応答のなかで私はヘロインに関するいくつかの無知な発言をしていた。たとえば、「この薬物を慢性的に使用しているとまちがいなく身体機能が悪化してしまう。あなたの身体にとって悪影響なんだ」というようなことだ。現実にこの主張に何ら科学的根拠がないことなど関係なかった。これはきっと真実にちがいないと考えていたし、その考えは私自身が持っていたヘロインに対する偏見とも矛盾していなかった。

イベント終了後、私は客席にいたバーバラ・ブロアーズと話をした。バーバラはジュネーブ大学の教授で、薬物に対するアディクションの治療を専門とする内科医でもある。彼女は数年ほどジュネーブのクリニックに勤務しており、高血圧や糖尿病を有する人に対してベータ遮断薬やインスリンを投与するのとまったく同じように、ヘロイン・アディクションを有する人たちに、治療の一環としてヘロインを処方していた。

バーバラは、私がトークのなかで述べた主張について、さらにくわしく知りたがっていた。私は、明朝のサレベ山への登山に招待された。登山用の衣類や靴は持っていなかったが、私は招待を受けることにした。寒い冬で、あちこちに雪が積もっていた。加えて最悪なことに、サレベ山の山頂は海抜一マイルほどの高さに位置している。ニューヨークから到着したばかりの私では、無理をしようものならすぐさま息切れするのは火を見るより明らかだった。しかし、エゴが私の理性を圧倒した。そんなに大変なはずないだろう、と。もしもバーバラにできるのであれば、私にできないはずがない。

現実を思い知るのがバーバラではなく私のほうだったと気づくまでに、そこまで時間はかからなかった。明らかに複数の面で、私は彼女に劣っていた。謙虚な態度のせいで一見しただけではわからなかったが、彼女は明らかに本格的なアスリートだ。車を所有しないかわりに、彼女はどこに行くにも歩くか、走るか、さもなければ自転車を使っている。登山をしていると、彼女の底知れぬスタミナが露わになった。疲労感や息切れなどまったく感じさせず、彼女は早口でしゃべり続けていたのだ。同時に、彼女は辛抱強く、そして慎重に私の話に耳を傾けていた。かたや私はと言えば、さながら水揚げされたばかりの魚のように必死に空気を求めていて、身体的な面でも知的な面でも、彼女に離されないようペースを保つのに必死だった。

「ヘロインはもっとも安全な薬物の一つよ」。彼女は落ち着き払った声で、単刀直入に言った。投与量や耐性を慎重に考慮して使用する必要があるといった、よく聞く薬理学的な説明を援用しながら、彼女は自説を補強した。このとき私がどんな返事をしたのか、はたまた、そもそも返事をすることができたのかはっきりとは覚えていないが、少なくとも私の顔に浮かんだ、「今はそれどころじゃないんだよ！」という苦痛に満ちた表情だけは、さすがに彼女も読み取ることができたはずだ。バーバラは、ヘロインクリニックでの自身の臨床経験や、患者たちが治療によってどれほど良好な予後をすごしているかを話しはじめた。多くの者は精神疾患をはじめとするさまざまな併存疾患を抱えている。彼女は、抗うつ薬や抗精神病薬と比較して、ヘロインははるかに副作用が少ない、と言った。そうだな、私もそこは同意する。多くの向精神薬には深刻な副作用がある。なかには、副作用のあまりの苦しさゆえに、これらの薬物を摂取することを拒否する人もいるほどだ。

私はまた、モルヒネに二つのアセチル基を化合することによってヘロインが生成されると知っている。このようなわずかな変化により、バイエルの研究所——そう、あの解熱鎮痛薬バイエルアスピリンを世に広めたのと同じ組織だ——は、依存性のない鎮咳薬というふれこみでヘロインを売りだした。一八九八年当時、ヘロインはモルヒネやコデインといった、当時普及していた鎮咳薬よりも身体依存形成性が低いと考えられていた。これらの薬物はいずれも芥子の実から精製され、オピオイドに分類される薬物の一群に属している。現代の私たちは、メサドン、オキシコドン、フェンタニルを含むすべてのオピオイドには身体依存があることを理解している。しかし、当時、ヘロインにはこれが観察されず、この薬物こそが理想の代替薬品になると考えられていたのだった。しかし、ヘロインの身体依存が確認されるに伴ってこの考えは修正を余儀なくされ、ついにこの薬物の医療的使途は、主として痛みの緩和に限定されることになった。今日では、ヘロインはいくつかの国において医療目的で使用されており、そのなかにはアイルランド、英国が含まれているが、アメリカでは使用は認められていない。

バーバラの講義は続いた。彼女は、自身の臨床的経験では、幻覚をはじめとする精神病症状のコントロールには、伝統的な抗精神病薬よりもヘロインのほうが効果的という結果が得られている、と話した。当初、私には受け入れがたい言説と感じられたが、その衝撃を乗り越えると、少なくとも理論的にはあり得るかもしれない、と思い直した。

抗精神病薬は統合失調症やその他の精神病性障害の治療に用いられている。ドーパミン理論によれば、幻覚や妄想といった精神病症状は中脳におけるドーパミン神経の過活動によってもたらされている、と考えられている。抗精神病薬はドーパミン受容体を阻害することにより過剰なドーパミン活動を抑制し、それによって統合失調症患者の妄想症状が軽減する、と考えられている。しかし、現実はそこまで単純な話ではない。

抗精神病薬は完治薬にはほど遠い。多くの患者たちは、この薬物は自分の頭のなかの声を取り除いているわけではなく、その声が引き起こす恐怖感が低減される、と報告している。要するに、抗精神病薬は精神病症状のみに選択的に作用する特効薬などではないのだ。抗精神病薬とは、複数の神経伝達物質に多様な作用をもたらす鈍器のようなものといえるかもしれない。そして、抗精神病薬の無視できない欠点として、これらの薬物は顕著な鎮静作用をもたらし、患者を無気力で衰弱した感覚に陥らせてしまう。

ヘロインもさまざまな神経生物学的作用をもたらし、そのなかには鎮静作用も一部含まれている。しかし、抗精神病薬とはちがって、ヘロインの作用には、顕著な幸福感をはじめとして、気分に対するさまざまな肯定的影響がある。そう考えるならば、精神病症状に苦しむ患者のなかに、自分の頭のなかの声を抑えるために抗精神病薬ではなくヘロインのほうが効果的だと考える者がいたとしても、決して不思議ではない。また、ヘロインのほうが服薬を継続しやすい、というのもその通りだろう。もしも患者がその薬物を気に入ったならば、継続的に摂取してもらえる可能性は高くなる。これに対して、患者の多くは伝統的な抗精神病薬を摂取することを、あまり好まない。

バーバラとともに一日をすごしたことで、私はヘロインについてより深く学ぶ必要があると認めざるを得なくなった。より多くのことを、彼女から学ぶ必要がある。たとえば、明らかに考慮すべき危険性があるにもかかわらず、なぜ人はヘロインを摂取しようと考えるのか、そのことが私には理解できていなかった。もっと深く知りたいと思った。同時に、私は自分の専門であったはずの領域についてあまりにも無知であったことに、恥ずかしさを覚えた。彼女との会話は、私に火をつけた。私は、自分の無知さを変えるために行動を起こす必要がある。

幸運なことに、翌年、私はサバティカルの機会を得た。バーバラは、ジュネーブのヘロインクリニックでしばらくすごしてみてはどうか、と私に提案した。そうすれば、二人の交流をさらに深めることができるし、臨床的な環境で直接ヘロインのことを学ぶことができるはずだ、と。こんな魅力的な話はなかった。

二〇一五年、私は、バーバラがヘロイン依存症の患者に対する治療を行っているジュネーブのクリニックで、数カ月をすごした。初めのうち私は、自分のなかに残っていたヘロインとこの薬物を使用する人たちに対する頑固な偏見を取り除くのにとても苦労した。私は、患者の多くは別の疾患の治療のためにヘロインを処方された結果、アディクションを発症してしまったのだ、と考えていた。しかし、これはまちがいだった。現在、広まっているまちがった言説とは裏腹に、アメリカにおいて疼痛緩和のために処方されたオピオイドによりアディクションを呈する人の割合は一パーセント以下か、かなり多く見積もっても、せいぜい八パーセント程度にすぎない。[1]

今の私は、ヘロインを使用する人たちの多くはこの薬物によるアディクションを発症しないのだ、と理解している。[2]もちろん、もしもあなたが若いか、失業状態にあるか、何らかの併存精神疾患があれば、アディクションを発症するリスクが高まる。[3]だからこそ、スイスでは、ヘロインに対するアディクションがある患者はすべて、ソーシャルワーカー、心理士、精神科医、そして、他の健康に関する専門職から構成される治療チームが支援を行う。[4]医療やメンタルヘルスに関する課題に対処するだけでなく、重要な社会福祉的サービスも提供されるのだ。すべての患者には住居が提供され、大半が何らかの仕事に就いている。

私がとらわれていた迷信の数々は、クリニックで時間を重ねるにつれて、瓦解していった。たとえば、患者たちは週七日、一日に二回、朝と夜の決められた時間にクリニックを訪れる必要があった。人々からジャンキーと揶揄されるような人たちは、まるでスイス製の時計のように正確に時間通りに訪れた。遅刻してくることはほとんどなかった。このプログラムに参加した結果、彼らの健康は改善し、幸福感を持ち、社会的責任をはたしていた。もはや私は、ヘロイン・アディクションを発症した者は無責任な堕落者だ、という誤った認識を維持することはできなくなった。

不潔な注射針でヘロインを使用することによるＨＩＶの感染拡大が、社会の大きな懸念となっていた一九九〇年代、スイスは早くもこの治療をはじめたのだった。ＨＩＶ感染という健康被害は、もっぱら薬物の供給低減を重視していた規制当局にとっては完全に盲点だった。この問題に対処するため、スイス政府は、治療の一環としてアディクション患者の一部にヘロインと清潔な針、その他の必要なサービスを提供する、という現実主義的な手法を導入した。この方針は効果的だった。人々は治療に留まることを選んだ。ＨＩＶやＣ型肝炎といった感染患者数も劇的に減少し、ヘロイン使用者による軽犯罪も減少した。何よりクリニックでヘロインを処方されているかぎり、死亡する患者はいなかったのだ。

決して、ヘロイン維持療法が万能薬だというつもりはない。そんなことはない。むしろ、ヘロイン・アディクションの根治薬ですらない。これは、単に治療薬なのである。精神医療において、完治は存在しない。うつを完治する方法もないし、統合失調症や不安症をすっかり根治させることなど、私たちにはできない。私たちにできるのは、医薬品や治療技術を用いて症状を低減することであり、これによって患者たちは病気を抱えながらも社会機能を高めることができるのだ。

しかし、同時にヘロインに対するアディクションがあると診断されるに至った心理社会面における破綻は、ヘロイン維持療法を利用している患者では完全に消失しているのも事実だ。このプログラムに参加するヘロイン使用者たちはより健康的であり、社会的責任をはたすことができている。ＤＳＭ－５では、そんなことは関係ないようだ。彼らは残念ながら「オピオイド使用症」という烙印を押されたままであり、アディクトであると認識されている。ただし、彼らは小康状態にあるアディクトと説明される。別の表現を用いるとすれば、ひとたびアディクトになったならば、その人はずっとアディクトだ、と。このような分類はオピオイドに対するアディクションにのみ特有ではない。この考え方は、アルコール、アンフェタミン、大麻、コカインなど他の薬物でも適用されている。

このような状態にある人たちをアディクトであるとラベリングし続けることに関して、科学的根拠は存在しない。終身刑ともいえるこうした言説は、完全に迷信と慣習に依拠している。将来のDSMでは、このような診断上の茶番が是正されることを願うばかりだ。

それでも、診断基準をめぐる現状は、スイスや他の場所において成功裡に実践されてきたヘロイン維持プログラムの価値を、決して毀損するものではない。スイスがこのプログラムをはじめてから二〇年あまり後、ベルギー、オランダ、ドイツ、デンマークといったいくつかのヨーロッパ諸国は、断薬治療やメサドン維持療法を何度も失敗している患者に対して類似するプログラムを導入するようになった。このプログラムを利用する患者たちは、スイスの人たちと同様に、仕事を持ち、税金を支払い、長生きし、健康で生産的な人生を営んでいる。

どうやらヘロインは、ヘロイン・アディクションに対する効果的な治療薬となりそうだ。二〇一五年当時、このニュースに私は衝撃を受けた。私は、アメリカに帰ってこの気づきを人々に共有するのを心待ちにしていた。私の母国では当時、オピオイドがもたらす凄惨な被害に関する恐ろしい警告が洪水のように氾濫しており、加えて、既存の治療が効果的でなく、不十分であることがくりかえし叫ばれていたからだ。

スイスからの帰国後、私は、「ヘロイン――全米に広がる危機（Heroin: A National Epidemic）」（主催者の命名そのまま）と題したパネル・ディスカッションに登壇することを承諾した。私は、できるだけこの種のパネル・ディスカッションには参加しないよう心がけていた。それは、登壇者の誰か一人でもまちがいだらけの情報を提示し、それを私が訂正しようものなら、結果的に私一人だけがまぬけな人間のように映ってしまうのが目に見えているからだ。それにもかかわらず、このとき私が登壇することに同意したのは、ジュネーブで学んだことを人々と共有する、絶好の機会と考えからだった。

当時バーモント州知事を務めていたピーター・シュムリンもまた、登壇者の一人だった。すでに述べた通り、彼は二〇一四年に〝ヘロイン危機〟に関する話題のみで州演説を行い、全国的に注目を浴びた人物だ。彼は、アディクションを犯罪ではなく健康問題として認識するようバーモント州の住民に訴えかけた。報道は称賛を惜しまなかった。人々の目には、シュムリンは革新的かつ建設的な人間のように映ったことだろう。

しかし、私の期待は見事に裏切られた。彼もまた、薬物に無知な政治家の一人にすぎなかった。ディスカッションの際に、私はジュネーブでの経験を報告し、この治療法がすでに複数の国々で実践され、成功を収めていることを伝えた。その上で、ここアメリカでも同様の治療を提供してはどうかと提案したのだ。ところが、シュムリンは、否定的かつ傲慢な口調で、「アメリカ人は他の国からヒントを授けてもらう必要などない」といったようなことを言い放った。私は耳を疑った。彼の言葉に私は怒りを感じ、同時に意気消沈した。人々が真に効果的な治療を受ける機会を妨げているのはまさにこういった故意の無知であり、それはヘロイン維持療法であってもその他の治療法であっても変わるところはない。

不幸なことに、アメリカ国民の多くはシュムリンと同じ考えを持っている。さらに問題なのは、薬物アディクションを専門とするアメリカの精神科医や科学者の大多数でさえも、ヘロインのアディクションがある人にヘロインを提供する、というアイデアを、問答無用でまちがいと決めつけてしまうことだ。このように考える精神科医や科学者にとって、その治療法がどれほど効果的かも、科学的に厳密に検証されているかも関係ない。ヘロインを使用することは、たとえ治療であったとしても、道徳的にまちがっていると感じられてならないのだろう。

こういったイデオロギーを帯びた頑なさこそが、アメリカにおいてヘロイン維持療法がまったくと言っていいほど考慮されない理由だろう。ヘロイン維持療法は治療の選択肢の一つとして議論されることすらなく、精神科医のトレーニングやアディクションの専門家たちが学ぶべき医療教育カリキュラムにも含まれていない。これは職務怠慢と言わざるを得ない事態だ。

ときおり私は、バーバラや、彼女のチームとのアディクションとオピオイド、そして人の一生に関する議論を懐かしく思い出すことがある。私たちの対話は、人々に恥を植えつけるだけの、抑圧的で退屈な思想や表現、あるいは人生観で人を支配しようとする禁欲主義的な価値観にもとづくものではなかった。その体験は、あたかも薬物に関する私の考えが足枷から解放されるような感覚を伴うものだった。チームの精神科医の一人、アンとの対話を思い出す。私が、アメリカの精神科医たちはいかなる疾患に対しても、ヘロインを有効な治療上の選択肢として加えることはないだろう、と嘆いていると、彼女は今でも強く印象に残っている返答をしたのだ。アンはまず、多くの患者たちが愛おしさに満ちた言葉でヘロインのことを表現する、と私に教えてくれた。その上で彼女は私に、「愛に反対するなんて、考えられる?」と問うたのだった。

彼女たちとの対話は、私に変化をもたらした。私が持っていた、ヘロインに対するあらゆる知識に疑念を投げかけた。かつて教えられた、この薬物に関する嘘の数々を、私はもはや信じていなかった。かつて信じていた、ヘロインは死か、さもなければ何らかの悲劇的な結末を必ずもたらす、といった迷信を、私はもはや信じてはいない。研究によって得られたあらゆるエビデンスは、ヘロインを使用する人のほとんどはアディクションを生じることなくこの薬物を使用し続けており、誠実で立派な一人の人間なのだということをはっきりと示している。

この主張は、少し補足する必要があるだろう。

一九〇〇年代初頭、ヘロインがアメリカで違法化されて以降、この薬物および使用者たちは大手メディア、政治、芸術などあらゆる分野において中傷され続けてきた。もちろん、とりわけ若くて魅力的な肉体を持つ白人にかぎっては、ヘロインに溺れていたとしても、その状況が人々の同情を集めることもあった。しかし、こうした思いやりに満ちた見方は非常に少なく、あまりにもたくさんの否定的イメージの前には色褪せてしまうのが通常だった。

新聞報道にしても、「ヘロインが二週間で二〇名の死亡に関与した疑い[5]」といった具合に、ヘロインの危険性を煽動的に警告する見出しによって占拠されていた。芸術家たちは、ヘロインの悪評を強固なものにする作品を生み出しては、世の中に影響を与え続けた。ジョニー・キャッシュが楽曲『Hurt（痛み）』を通してヘロイン使用の恐怖を切実に歌う姿に、心が動かされなかった人はいるだろうか。また、ニール・ヤングが、以前のバンド仲間で、ヘロイン使用者だったダニー・ウィッテンの死に触発されて、『The Needle and Damage Done（ダメージ・ダン）』を歌ったときはどうだろうか。

もしかしたら知らない人もいるかもしれないが、ジョニー・キャッシュはヘロインを使用した経験もなければ、その作用に関する特別な教育を受けていたわけでもない。そのため、この件に関する彼の見解は、必ずしも専門的なものではない。ナイン・インチ・ネイルズのトレント・レズナーが『Hurt』を作ったとき、まちがいなく彼はヘロインを使用していた。しかし、使用者であったからといって彼が専門家になるわけではない。同時に、重要な事実として忘れてはならないのは、レズナーはヘロインを使用するはるか以前よりうつ病に罹患していた、ということだ。先ほども述べた通り、精神疾患を抱えているとアディクションを発症する可能性が高まる。レズナーが『Hurt』を執筆中に経験した苦悩を、ヘロインによる影響とうつによる影響とに解きほぐすのは、ほとんど不可能に近い。また、ニール・ヤングの楽曲のモチーフとなったダニー・ウィッテンは、ヘロインの過剰摂取によって死亡したわけではなく、処方された鎮痛薬とアルコールを大量に服用したことが原因で命を落としている。

何が言いたいかというと、ただある人物が薬物の恐ろしさに関して何か曲を書いたとか、雑誌に寄稿したからといって、その人を専門家と考えるのはまちがいだ、ということだ。また、ある人物が何らかの薬物を病的なやり方で使用した経験があるからといって、その人が薬物問題の権威であると考えるべきでもない。それは、あたかもドナルド・トランプにかつて同意なく女性の股間をつかむ病的な性癖があったことをもって、彼を産婦人科医と見なすようなものだ。付言するならば、ヘロイン使用に関する一般的な描写の多くは不正確であり、物語の全体像を表現できていない。ほんの少しでも掘り下げて検討すれば、ヘロイン――もしくは、その他のあらゆるオピオイド――が、実際には人々が語るような悪者ではない、という事実はおのずと明らかになるだろう。

正規の方法で販売されていないストリート・ヘロインの場合、その物質そのものよりも、混入している汚染物の方がはるかに大きな問題となる。今日の違法なヘロインには、フェンタニルや類似物質のようなより強力なオピオイドが混入されている。こういった混入物は、ヘロインそのものよりもずっと危険だ。混入物はヘロインに似たハイをもたらすが、その効果はヘロインのそれよりもはるかに強力である。当然のことながら、これは自身が摂取している薬物がヘロインや、他の単一のオピオイドだと認識している人たちにとって大きな問題をもたらすし、ときとして致死的でさえある。ロック・スター、プリンスの死に際しては、フェンタニルが強く非難されたが、彼の死因の真実は、バイコディンと思って摂取した錠剤にフェンタニルが混入していたせいだった。

こういった事故死の数々に対する単純明快な解決策は、アメリカ一一州が大麻に行い、すでにアルコールに対してても行ったように、ヘロインを合法化することだ。合法化によって最低限の品質管理が保証される。かつて禁酒法時代、違法な蒸留所で製造されたアルコールには、人々を病気に陥れ死に至らせるような汚染物が混入していたのだった。この問題は、禁酒令が廃止となった後、ただちに消失している。それまでのあいだ、私たちは匿名かつ無料の薬物純度検査を提供すべきだろう。もしもサンプルに混ぜ物が混入されていることが判明すれば、使用者たちはそのことを知ることができる。前の章でも紹介したように、このようなサービスはすでにオーストリア、ベルギー、オランダ、ポルトガル、スペイン、そしてスイスなど、アメリカ以外の複数の国において提供されており、その最大の目的は使用者の安全を確保することにある。

違法なヘロイン市場の本質的な予測不能性を知っている者のなかには、代替策として医師からオピオイドの処方を受ける人もいる。多くの場合、ストリート・ヘロインの純度は劣悪であるため、ある意味では、これはとてもよいことと言える。処方されるオピオイド医薬品は一般的に高品質で、治療薬として使用するのに適した純度を有している。しかしながら、一般に処方されるオピオイド医薬品であるパーコセット、バイコディン、タイレノール#3はオピオイドの含有量がきわめて少ないだけでなく、大量のアセトアミノフェン（またの名をパラセタモール）を含んでおり、アセトアミノフェンの大量曝露はアメリカにおける肝障害の最大の原因である[6]。これらの薬物を過剰に使用することにより、意図せず肝臓へのダメージを与えてしまうリスクを抱える人もいることだろう[7]。アセトアミノフェンが含まれるオピオイド錠剤は、これらの製剤に一般的に含まれている比較的低用量のオピオイドよりもずっと致死的である可能性があり、これを過剰に使用しないよう人々に警告していく必要がある。

今もなお、あまりに多くの人々が、防ぐことができたオピオイド関連死の被害者となり続けている、という事実は、きわめて残念だ。私のところには、日々オピオイドの過剰摂取によって亡くなったとされている子どもの親からのメールや電話、訪問が相次いでいる。悲嘆に苦しむ親たちの言葉には、胸を締めつけられる想いしかなく、一人の親として、私自身はそのような喪失を克服する自身の姿を想像することすらできない。彼らに対して深い憐れみを感じるとともに、心を打ち砕かれた親たちのため、あらゆる形で手を差し伸べたいと思う。

息子スティーブン・ロドリゲスを亡くしたタチアナ・パウリーニョという女性に会ったときのことを思い出す。スティーブンはエイサップ・ヤムズ（A$AP Yams）の名で知られており、エイサップ・モブ（A$AP Mob）というヒップ・ホップグループを立ち上げた人物だ。二〇一五年一月一八日の早朝、母親は彼が搬送されたとされるブルックリンの病院に向かうべく、ブロンクスの高速道路を大急ぎで走る道すがら、彼の死を告げられた。スティーブンは、オピオイドの過剰摂取によって倒れたと考えられた。彼がかつて薬物に関する治療を受けていたことを踏まえると、このような分析は確かにそれらしかった。また、何人かの彼の友人が報道に話した内容とも矛盾しなかった。たとえば友人エイサップ・ロッキーは、ニューヨーク・タイムズ紙の取材に対してスティーブンが、「つねに薬物に苦しんでいた。彼がずっと抱えていた問題だ」と語った。

彼は、「リーン」（またの名をパープル・ドランク。もしくはシロップ）と呼ばれる薬物を好んだ。これは、コデインやプロメタジンを含む咳止めシロップをソフトドリンクで割った調合薬だ。オピオイドの一種であるコデインは、芥子の実に含まれる自然な成分の一つである。医療では、コデインは咳を抑えるほか、鎮痛薬としても使用される。コデインはストレスを緩和する効果もあり、鎮静効果に加えて緩やかな多幸感をもたらすため、ハイを求めてコデインを使用する人もいる。コデインを含むオピオイドはまた、ヒスタミンの放出を促すため、かゆみ、吐き気、嘔吐、その他の不快な症状をもたらすこともある。

プロメタジンは抗ヒスタミン薬の一種であり、痒み、鼻水、くしゃみ、涙目、蕁麻疹、かゆみを伴う皮膚の発疹といったアレルギー症状の治療に用いられる。同時に、この薬物は吐き気、嘔吐、不眠症を軽減する目的でも使用されることがある。臨床場面では、通常、プロメタジンをはじめとした抗ヒスタミン薬はオピオイドによってもたらされる否定的な作用を軽減するために使用される。しかし、リーンのような飲み物でこの薬物が混ぜられる主な理由は、おそらくはこの薬物がもたらす鎮静作用だろう。

タチアナは、自分の息子が睡眠時無呼吸症候群に苦しんでいたことを把握しており、これが彼の逝去に関連していなかっただろうかと知りたがっていた。息子の死が〝薬物問題〟として片づけられてしまうのはあまりに単純化され、ご都合主義的だと懸念していた。実際、死因の説明としては不十分だ。また、他の子どもが同じように亡くなってしまうのを防ぐため、スティーブンの悲劇が活かされるだけの十分な分析もなされていなかった。現実に起きていたことは、はるかに複雑だったのではないか。案の定、タチアナは自分の息子がヒット曲を次々に発表しなければならないというプレッシャーを一身に受けていたのだと後に知った。彼はつねに経済的に困窮しており、追い打ちをかけるように、彼は自分が立ち上げたグループから締め出されようとしていたようだった。彼が直面していたストレスフルな状況を考慮すれば、スティーブンにとってオピオイド使用がいくばくかの安息を与えていたのだ、と想像するのは難しい話ではない。オピオイドは、確かにこういった困難に適した選択肢だ。

一つ問題があるとすれば、調合されたリーンにはほとんどの場合オピオイドと抗ヒスタミン薬の両方が含まれているという点だ。もしも耐性のない人が大量のオピオイドを抗ヒスタミン薬——特にプロメタジンのような古く、鎮静作用の強い薬――を同時に摂取してしまうと、致死的な呼吸抑制に至る可能性は劇的に高まる。死の前夜、スティーブンはリーンを摂取していた。加えて、薬物検査の結果、彼がオキシコドン（オピオイド）やアルプラゾラム（ベンゾジアゼピン薬。ザナックスとして知られる）も摂取していたことが判明した。これらの薬物はともに不安の緩和や多幸感をもたらすことで知られているが、これらの薬物を他の鎮静薬と組み合わせて使用した場合、特に大量に摂取すると命の危険につながる危険性がある。

スティーブンがはたして、オピオイドを他の鎮静薬と混ぜることの危険性を理解していたかどうかはわからない。しかし、たとえ知らなかったとしても、それは決して彼だけにかぎった話ではない。多くの著名人が、オピオイドを他の鎮静薬とともに摂取したことで命を落としている。ＤＪスクリュー、ピンプＣ、ヒース・レジャー、コリー・モンティース、フィリップ・シーモア・ホフマン、トム・ペリーは、その一部にすぎない。彼らの死を伝える報道の多くは、オピオイドが彼らを殺したのだと結論づけているが、これは不正確であるのみならず、きわめて無責任だ。

オピオイド単体の過量摂取によって死に至ることは当然ありうる話だが、それは今日生じている数千にも及ぶオピオイド関連死のうちのごくわずかでしかない。ほとんどは、オピオイドをアルコール、抗けいれん薬、抗ヒスタミン薬、ベンゾジアゼピン、その他の鎮静薬と組み合わせた結果、生じている。人々はオピオイドに殺されているのではない。彼らは正しい知識が与えられていないことによって殺されているのだ。

タチアナに対する憐れみも相まって、この事実を彼女に説明するのは困難をきわめた。同時に私は、彼女の息子についてより深く知る機会を得られたことを幸運に思った。彼女は私にスティーブンについていろいろと教えてくれた。彼が笑顔一つで部屋中を明るく照らすことができたこと、とてもいたずら好きだったこと、そして、笑うとからだ全体を激しく揺らす癖があったことを。彼女はまた、彼女の息子と少ししか歳が離れていない、私の息子デイモンとも会った。彼女は、私がデイモンを授かったことはとても幸運なことだと語った。何度か彼女と会ったなかで、タチアナは、公衆衛生のメッセージが率直に「オピオイドを他の鎮静薬と組み合わせないで」であったならば、「もしかしたら、私の息子は今でも生きていたかもしれない」と悲痛のうちに語った。私は強い悲しみに襲われ、言葉を失った。もしも私と彼女の立場が逆だったらと思うと、その苦しみは想像を絶する。

彼女が提案した単純明快なメッセージは確かに的を射ている。そして、私もこのメッセージを広める手伝いをしたいと決意した。オピオイド単剤の害を過剰に煽る政治家たちに対する苛立ちは増すばかりだ。これでは単に、人々の注目と、貴重な資源を本来注力すべき問題から逸らし、人々の健康と安全を守るための適切な手段をとる能力を浪費させられているだけだ。オピオイドは何世紀にもわたって安全に人々に使用され続けてきたのだということは、誰にも否定できない事実だ。この薬は、人々をみじめさから解放してきたと同時に、医師の持つ武器のなかでも重要な道具の一つに位置づけられてきた。したがって、権力者たちが好まざるとも、私たちの社会はいつもこの薬物を使い続けるものだと認めなければならない。

初めてヘロインを使用したとき、私は四〇歳をゆうにすぎていた。多くの政治家が自分たちの薬物使用経験について告白するときの言い訳とは異なり、私のそれは決して若気の至りなどではない。それは、熟慮を重ねたうえでの判断だった。同時に、この試みは秘密裏に実行された。私の友人クリステンが、一緒にヘロインを使用してみないかと提案してきたのだ。彼女もまた、関心はあったが実際に使用した経験はなかった。二人とも同じだ。そこで、ある金曜日の夜、私たちは計画を実行に移した。映画とはちがい、私たちは注射器を使用しなかった（余談だが、ほとんどのヘロイン使用者たちも注射を用いない）。私たちはお互い、細く短いラインを吸引した。その直後、私たちは、夢心地のような軽い鎮静感やストレスからの解放感など、オピオイドに特徴的な効果を実感した。私たちは語り合い、想起し、笑い合い、アイデアを話し合い、丁寧に薬物の効果を記述していった。薬物の効果が切れたころ、お開きにして私たちは帰路に就いた。

大衆メディアで呈示される、典型的な混沌としたヘロイン使用の情景と自身の経験とのあまりのちがいに、私は強い衝撃を受けた。同時にこの経験は私の信念をより強固なものにした。その信念とは、ヘロインという薬物が恐怖に満ちた悲劇的な結末とあまりにも短絡的に結びつけられてしまっている、というものだ。私はもはやこの薬物に対して恐怖感を抱くことはなくなったし、ひとたび使ってしまうと必ずや悲劇的な結果に終わるなどと妄想することもなくなった。私は、ヘロイン使用者となった。それどころか、ヘロインは私の好みの薬物かもしれない——少なくとも現時点では。

しかし、はっきりしておかねばならないが、私はアディクションになってはいないし、決してヘロインに対するアディクションを発症している人たちと自分とのあいだに線引きをしようとこう言っているわけでもない。単に事実を述べているだけだ。ヘロインを使用することで、私がはたすべき社会的責任を遂行できなくなったことは一度もないし、使用症に罹患していると判断されるような症状を経験したこともない。注射もしないし（決して注射がまちがった方法だというつもりはない）、注射痕もない。薬物を使用した後の講演で、うたた寝したり、呂律が回らなくなったりしたこともない。私の外見から、私が日常的にヘロインを使用していると他人が判別するのは不可能だろう。そして、これはヘロインを使用している他の多くの人にもあてはまる真実だ。

私にとってのヘロイン使用は、アルコール使用と同じくらい理にかなった行動だ。旅行、セックス、芸術と同様に、ヘロインは私が公私のバランスをとるための欠かせないツールの一つでしかない。私たちの生活は痛み、ストレス、悲嘆に満ちている。心理的な安定を保ち、より慈愛に満ちた人間であるため、苦手とする人々、対処不能な状況、非現実的な期待によってもたらされた害や、その他無数の生活上のストレスに対処するための効果的なテクニックを私はいくつも持ち合わせている。しかし、明言しておきたいのは、ヘロインによってもたらされる心地よさを、私は純粋に気に入っているのだ。

数年前、私は研究科長としての三年の任期を打診された。この申し出はとても光栄なことだったが、私は、周囲の人たちに相談した上で判断しようと考えた。賢明な私の友人や同僚たちの多く——なかには同じような管理職経験者もいた——は私に、その職務を引き受けないほうがよいと助言した。私が怖れていたのは、引き受けることで部門の醜い政治的な争いごとに巻き込まれ、自分の仕事に手がつけられないほどの職責に追われてしまうのではないか、ということだった。何人もの人が異口同音に言っていたのは、ヘンリー・キッシンジャーの言葉と同じ趣旨のことであった。曰く、「学術関係者の政治闘争がこのうえなく醜いのは、まさに賭け金があまりに小さいからに他ならない」。

最終的に、私は職務を引き受ける決意をした。私たちの部門の将来のミッションを実現することに尽力したいと考えたのだ。特定の集団に属する人々が一流の教育機関から締め出され続けている現状を変え、彼らを招き入れるために、私たちが部門および全学の一部としてはたすべき責務をはたしている、ということを確認したかった。私はまた、研究科が私と私の研究成果に対して寛大で支持的であることにも報いたかった。研究科のために奉仕するのは、私なりの感謝の表し方であると思った。

責任者としての任期のあいだ、私のうちにあった感謝の気持ちは次第に蝕まれていった。たとえば、悲しいことに、黒人の教員を最低基準よりも多く雇用するのは不可能とは言わないまでも非常に難しい、ということを知った。黒人候補者たちは、単に際立った業績が必要となるだけでなく、他の教員たちにとっての脅威にはならないと見なされる必要があった。もしも現在所属している教員たちが候補者の自立性、知性、知名度、功績、その他のあらゆる面において脅威になり得ると感じようものなら、その時点でもうおしまいだった。もうその立候補者に機会が与えられることはない。もちろん、「脅威にはならない」というのは曖昧で気まぐれな要素であり、採用の判断に際して絶対に公言されることはない。採用会議では、候補者の業績に関する議論よりも、匿名の情報源にもとづくあてこすりや噂話に終始してしまうことがほとんどだった。ちなみに、情報源が秘匿された噂話は、「多様性」に関する最大の支持者であるはずの教員たちによって流布されている。

大学では、多様性という表現は救済の精神に取って代わり、黒人教員から退役軍人までを包括的に含んでいる。私はその両方にあてはまるが、自分が退役軍人であるということもあり、私自身が差別を受けた経験はいまだない。それでも、同僚たちが大学コミュニティにおける多様性の重大さについて語っているのを耳にすると、うんざりするようになってしまった。

このような環境下での職務遂行は私に多大な認知的不協和をもたらしたが、それは、研究科長としての私の責務の大半を占めていたのが、まさに自身が所属する部門の権利擁護だったからだ。あるときは、同僚に代わって、身分保障の説得や昇任の提案を大学の委員会に主張することを求められた。また別のときには、ある同僚が切望していた大学のアパートを確保してあげたり、同僚の求めに応じて、彼の子どものためにコロンビア大学付属の一貫校の入学枠を獲得したりするといったことも行った。私はことあるごとに、「公正であろうとする私の努力を傷つけ続ける人たちのために、なぜ私が奉仕しなければならないのだろうか？」と考えるようになった。私は落胆した。

私がくつろぎ、元気を取り戻すための好みの方法は、お笑い番組を見ることだ。あまり物事を真剣に考えすぎないようにと私を慰めてくれる。笑うことは大好きだし、特に自分自身を笑い飛ばすのが好きだ。私は、自分も誤りを犯すことがあるし、欠点もある、と自分に言い聞かせた。だからこそ、私はたとえ相手に落胆させられたとしても、より他者に理解を示し、赦そうと心がけている。お笑い番組は、私がよりよい人間でいる手助けになってくれている。

ヘロインもまた同じだ。一日の終わりに、暖炉の傍で味わう数本のラインほどすばらしいものはそう多くはない。魂を揺さぶるビリー・ホリデイの「God bless the child that's got his own（神はみずからを癒すことのできる者だけを祝福する）」という歌声が情景とムードを作り上げている。ホリデイ自身もまた、熱心なヘロイン使用者だった。当然、世間は彼女を非難した。ホリデイの伝記を執筆したファラ・ジャスミン・グリフィンによれば、ホリデイは、ヘロインを使用していなかった両親たちよりも自分のほうが長生きしていることに言及し、「ヘロインは私の命をつなぎとめてくれているだけでなく、自分や周囲の人を傷つけずにいられるようにしてくれているとさえ思う」と主張して、彼女に対する非難に反論した。[8] 私も、この気持ちには強く共感する。

このような安らぎに満ちたひとときのなかで、私はその日を振り返り、私自身が誰かの悩みの種となっていなかっただろうか、と考えるのだ。その日の他者との交流を相手の視点から振り返ろうと思い返してみる。自分の役割や責任について強い自覚を持って他者とかかわり合う際に、特に自分よりも下位の者に対して、自分が他者に不安や傷つきの感情を与え、それによって、その人の愛する人や他の身近な人たちとのつながりに何か否定的な影響を与えてしまってはいないか——確かにそのような危険性はつねに存在するのだ。

ヘロインは、私の頭のなかで絶え間なく続く臨戦態勢にしばしの休戦を与えてくれている。私はこの肌の色とともに生きることによってもたらされる、日常的な被害を防いだり最小化したりするため、過覚醒状態に陥っていることが非常に多い。ヘロインが私の脳内のμオピオイド受容体に結合するとき、有名な黒人霊歌『Down by the Riverside（ダウン・バイ・ザ・リバーサイド）』において語られるように、私は「自分の重荷を下ろすこと」ができ、同時に、「剣を鞘に納めること」ができるようになる。

世界は私の敵ではない。私は大丈夫だ。私は気持ちを切り替えることができている。部署の求めに応じ、義務をはたすよう要求される新たな日を迎える準備ができている。互いにとって利益になっているはずだ。

ヘロインは使用した人の感情を麻痺させるという一般に知られている説明は、私自身の体験とは合致しない。当然のことながら、大量に摂取すればそのような作用が出現する可能性はあるし、ときとしてその人を昏睡状態に陥れてしまうことだってあるだろう。しかし、それはヘロインを楽しむ人たちが実際に経験する効果からはほど遠いものであり、ましてや、彼らが期待する効果ではない。ヘロインによる「感情の鈍麻」の主張はひどい誤解に満ちている。こういった主張は、ヘロインをあたかも感情を剥奪する物質であるかのごとく、その効果を単純化してしまう。厳密に言えば、ヘロインによってもたらされる感情――赦し、開放性、平穏さ――こそが、私をより思いやりに満ちた人間にしてくれる。言い換えるなら、ヘロインはむしろ感情体験を促しているのだ。

もう一つ重要なのは、私にとってヘロイン――あるいは、他のさまざまな薬物――の使用は私一人で行う娯楽ではない、ということだ。日頃、私はアヘンを炙る土の香りをもっとも身近な友人たちと囲んでいる。

「彼女にすごいバカなことを言ってしまったんだ」。ファブリスはある共通の友人とのパリの夜のできごとを語り、私を笑わせてくれた。彼はすでにアルコールを大量に摂取しており、自分の言葉を撤回したいといった様子だった。でも、それはもうできない。

ファブリスと私はプラハのホテルにいた。私たち二人は、ある薬物関連の学会で講演をしてほしい、と招待を受けていた。私たち二人とも、この学会の聴衆に向けて話をするのは、あまり気が進まなかった。なにしろ、参加者の多くは、みずからをアディクション研究の専門家と自認する精神科医だった。もしも自分たちの価値観にそぐわない科学的エビデンスに対して完璧な抗体を持っていて、みずからの思想をみじんも揺さぶられることのない集団がいるとすれば、それは、彼らを措いて他にいないだろう。

私は、ニューヨークから九時間のフライトを終えたばかりだった。疲労は頂点に達していた。加えて、直近の二週間のうちに私はロサンゼルス、ラボック、ボストンで立て続けに講演を行っていた。しかも、そのあいだにも、週二回のコロンビア大学での授業があり、金曜夜にはシンシンでの講義もあったわけだ。そのせいで、その日の時点ですでに呼吸器系の感染症に罹患しており、軽い熱と痛みを感じていた。咳も止まらず、イガイガした喉の痛みは確実に悪化していた。

最後にファブリスに会ってから、すでに一年近くが経過していた。彼が恋しかった。彼に再会するたびに私は、それまでにどれほどの時間が経過していたとしても、最後に会ったときとまったく変わらぬトーンで、ぎこちなさなど一切なしに彼と会話を交わすことができた。彼は私にとって家族そのものなのだ。

どこにでもあるようなホテルの一室で、私たちは二人でアヘンを吸引し、途切れることなく笑いあった。お互いの失敗談を二人だけで語り合った。住んでいる国こそちがうが、もっと頻繁に会おうという計画も立てた。それぞれの好みの薬物に関する情報、あるいは、研究のなかで新たに学んだ情報を交換した。お互いの家族のことを質問しあい、近々やってくる祝日を一緒にすごす予定も立てた。

時間はあっという間にすぎていった。ありがたいことに、私を悩ませていた症状は他の登壇者たちと予定されていた夕食会の時間には、アヘンによっていくぶんも軽くなっていた。夕食会の参加者の多くはワインやその他のアルコール飲料を食事とともに楽しんでいた。これによって彼らはまちがいなくリラックスし、他者と穏やかに交流することができている。ファブリスと私はすでにその境地に達していた。その夜はとてもすばらしいものになり、学会も決して悪いものにはならなかった。

オピオイドに関する経験と知識を積み重ねるにつれ、私の考えは否応なしに更新されていった。博士号を取得してまだまもないころの話だが、私はある教授から、一九九六年の映画『トレインスポッティング』を観てみてはどうか、と提案されたことがある。この教授は、この映画を観れば、ヘロインの離脱について重要な知識を得ることができるはずだ、と力説していた。そして、実際にその映画を観た私は、確かに正しい知識を得ることができた、と感じたのだった。

二〇一七年にこの映画を観なおした私は、特に離脱症状のシーンに辟易した。それはあまりに煽動的かつ陳腐であり、オピオイドの離脱を致死的経験であるかのように描写することによって、この薬物やそれを使用する人たちに対して、不正確かつ有害なステレオタイプを助長していると感じたのだ。この時点で私はすでに、ヘロイン使用に伴う軽度の離脱を複数経験していたから、この映画の描写が必ずしも使用者の実体験を代表するものとはいえないことは理解していた。離脱プロセスで幻視の恐怖におびえた経験など一度たりともなかったし、次の一発を得るためであれば何でもしたい、と思わずにはいられないほどの耐え難い痛みに襲われたこともなかった。『トレインスポッティング』で呈示されたデタラメは、私の経験とあまりにかけ離れていたのだ。

確かに、私のヘロイン使用は低用量の経鼻摂取であり、どんなに長くとも最大一〇日間の連続使用にとどまっている。それでもなお、私の使用方法であれば、突然、使用を中断すればある程度の離脱症状を出現させるのには十分だった。離脱症状は、最後に摂取してから一二から一六時間後に出現する。私がしばしば経験するのは、悪寒、鼻水、吐き気、嘔吐、下痢、そして疼きや痛みといった、一過性のインフルエンザ症状だ。強調すべきは、確かにこれらは不快ではあるものの、決して劇的なものでもなければ、命の危険があるようなものでもない、ということだ。

私は、なぜ私自身の経験が科学雑誌から学んだ知識とかくも大きく乖離しているかが、疑問でならなかった。私が摂取しているヘロインの量が少なすぎたからだろうか。それとも、もっと長い日数を連続して使用すべきだっただろうか。メサドンのような長期作用型のオピオイドの場合、離脱症状はヘロインのそれよりもずっとひどいと熱心なオピオイド愛好家の多くが語っていることも知っている。こうしたことにあれやこれやと考えをめぐらせているとき、私の手もとに徐放性モルヒネが入った大きな薬瓶があるのを思い出した。この薬剤は、私の親族が死の直前に痛みの緩和目的で処方されたものだ。この薬をそのまま捨ててしまうのは、まちがっているように思えてならなかった。

実験の一部として、私は一日三〇ミリグラムから四五ミリグラムほどのモルヒネを約三週間にわたって経口摂取することにした。この期間、ヘロインもまた使用した。そして、断薬の日を、ある大きな講演会に登壇する四八時間前に設定した。こうすれば、ほぼ丸一晩、離脱症状に対処する時間が確保できることになる。これによって私ははっきりと、少なくとも自分自身に対して、重大な社会的責任を放棄することなくオピオイドの離脱症状に対処することが可能なのだ、と証明するつもりだった。

離脱の夜

ちょうど真夜中を迎えようとしていたころ、私は眠れずにいた。今まで経験したなかでももっともひどい離脱症状に直面していた。吐き気や嘔吐、下痢などといったものではない。こういった症状はすでに峠を越えていた。何より胃のなかにはすでに吐き出す食物など残ってはいなかった。薬に対する強い渇望でもない。

薬を摂取しようがしまいが、どちらでもよかった。本当に必要だったのは睡眠だ。

しかし、私にはその選択肢が残されていなかった。腹部の痛みはあまりに強烈で、寝つくことは不可能だった。終わりのない苦痛が続いた。簡単には忘れられそうもない痛みだ。今までに経験したことのない、まったく新しい種類の痛みだった。あまりの強さに、全身に痛みが広がっていくのがわかった。痛みを少しでもやわらげようとロビンが私の腕や足を擦るたび、痛みが増していくのが実感できた。何時間も続き、この症状を軽減する方法がこの世に存在すると思えなかった。アスピリンやイブプロフェンを試したが、まったく効果はなかった。大麻も、トリアゾラムも、効かなかった。トリアゾラムは不眠症の治療に使用されるベンゾジアゼピン薬だ。身体にオピオイドはほとんど残っていないため、この状況下でトリアゾラムを使用することにさほど強い恐怖は感じなかった。

この時点で、ロビンは私に緊急治療を受けてほしいと期待していた。彼女は、遠慮がちに私に提案した。彼女は心配そうな表情を浮かべたが、彼女は、私が考えるよりも事態をはるかに深刻に受け止めていた。彼女の心配ぶりはきわめて切実だった。そして、そのことが私をさらに悩ませた。強烈な腹部の痛みに襲われていたのは確かに事実だ。しかし、決して命の危険がないことは理解していたし、いつかは痛みが引くこともわかっていた。しかし、ロビンはこのことを知らない。

何か手を打たなければならない。しかも早急に。私は〇・二五ミリのトリアゾラム錠を細かく砕き、鼻から吸引した。経鼻で摂取したほうが錠剤を飲み込むよりも早く脳に到達することを知っていたからだ。また、二錠も飲めばまちがいなく眠れるであろうと想定していた。一五分ほどして私は眠りにつき、その後、六時間熟睡した。油断ならないといった様子で私を見守っていたロビンも、ようやく次第に安心した様子だった。

目が覚めたとき、腹部の痛みはまだ残っていたが、決してそれほど激しいものではなかった。鼻水、わずかな吐き気といった軽度のインフルエンザ様の症状もまだ残っていた。どの症状も、気にならない程度だ。想像していた通りの展開を迎え、離脱症状を乗り越えられたことに安堵した。厳密には、まだ少しだけ、乗り越えるべき問題が残っていた。私は、もう開催まで残り二時間を切っていた、講演の準備に気持ちを切り替えた。

主催者に紹介されたのち、私は、「オピオイド危機についてあなたが聞かされたことはすべてまちがっている」と題した講演を開始した。ちょうどつい先ほどまでオピオイドの離脱の最中にいたばかりだったから、とても幸運なタイミングでこのスピーチを行うことができた――そう私は聴衆に向かって語ったのだ。彼らは笑っていたが、誰一人としてその言葉を信じていないようだった。講演は大成功に終わった。会場は熱心な聴衆で埋め尽くされ、みな最後まで集中して聞き入ってくれていた。講演内容を正確に捉えた質疑が続いた。何の滞りもなく、講演すべてを終えることができた。

オピオイドの離脱は決して心地よい経験ではなかった。そして、近々に再び同じ体験をしようなどといった計画もない。しかし、同時に経験してよかったとも思う。この経験を通して、私はすでに知っていたいくつかのことを確認することができた。第一に、オピオイドの離脱は決して致死的なものではない。しかし、だからといってアルコールの離脱も同様だと主張することはできない。この本のなかに、私が自分の身体を使ってアルコールの離脱を体験する実験をした、という話は一切出てこないはずだ。第二に、離脱症状はただちにアディクションへの罹患を示唆するものではない。私はオピオイドの離脱を経験したが、オピオイドのアディクションの診断基準は一度も満たしていない。抗うつ薬の服用を急に中止したことによって離脱症状が出現した、という事実だけをもって、その人が抗うつ薬アディクションに罹患しているとは言わないのと同じ話だ。そして最後に、メディアにおけるオピオイドの描き方と言えば、きまって悲惨な結末に焦点ばかりあてていて、大抵の場合、その結末は誇張さえされている。このような状況こそが、私に行動を起こし、声を上げるきっかけをもたらした。私は、人々が、「オピオイド危機」の混乱の向こう側にある真実を、そして、この混沌がもたらす計り知れない害を知ることを手助けしたい。さらに私は、オピオイドがもたらす穏やかな至福、そして、ここから得られる利益をすべての人が安全に享受できる、という選択肢を保証したいのだ。

エピローグ　旅路

その旅路で何を発見し、その発見をどのように扱い、またその発見がどのように自分を変えるか、私たちはあらかじめ知ることができない。
——ジェームズ・ボールドウィン

二〇一九年一〇月四日、私はオクラホマ州タルサで行われたザロー・メンタルヘルス・シンポジウムで基調講演を行った。同州を訪れたのは、これが初めてのことだった。会場は五〇〇名以上のメンタルヘルスの専門家および当事者によって埋め尽くされていた。彼らは、「大人のための薬物談話」と題した私の講演を聞きに来ている。この聴衆が一体どんな反応をするか、まったく想像もつかなかった。私が薬物にさらなる汚名を着せるために登壇しているわけではないと知ったら、彼らはどう反応するだろうか。娯楽目的での薬物使用は合法化されたうえで適切に規制され、大人たちが入手できるようにすべきだという結論を耳にしたとき、聴衆はどう反応するだろうか。

私はまず、自分のキャリアが世界中にわたっていて、また知性に富んだ旅路であったことを説明した。精神作用物質の行動上および神経科学上の効果を調べるため、私は数々の実験研究を実践し、権威ある科学雑誌に発表してきた。ニューヨーク・シティからガーナはアクラ、ブラジルはサルヴァドール、バハマはナッソー、カナダはエドモントン、タイはチェンマイ、イスラエルはテルアビブ、ノルウェーはオスロまで、各地を旅してきた。自身の研究と継続的な学びのため、私は五大陸に跨って数えきれないほどさまざまな場所を訪れてきた。想像を絶する旅路だと思う。

発見

私は、本書で語られた薬物がもたらす効果の大半は肯定的なものだと知った。対象となる薬物が大麻であっても、コカインであっても、ヘロインであっても、メタンフェタミンであっても、シロシビンであっても関係ない。使用した者の大多数は、そうした薬物について、より利他的かつ共感的になることができて、幸福感に満ち、集中力が高まり、感謝の気持ちで満たされ、平穏を得ることができた、と口々に話している。彼らはまた、社会的交流が促進され、みずからの目的と意味を見いだし、性的親密さと性的活動の充実も体験している。一連の発見は、当初、私が抱いていた薬物やその効果に関する信念に強い疑問を突きつけることとなった。私は、薬物使用がもたらす否定的な側面ばかりに偏った考えを信じ込んでいた。しかし、この二〇数年を通して、私はより深く、仔細に薬物のことを理解できるようになった。

もちろん、有害な作用が生じる可能性はある。しかし、これはあくまでごく一部にすぎず、予測可能なものであり、軽減することも可能だ。たとえば、本書で詳述されたような薬物の使い方は、あくまで健康的で責任ある大人のみにかぎられるべきだ。薬物を使用したいと考える個人は、市民としての、親としての、パートナーとしての、そして職業人としての責務をはたしていなければならない。健康的に食事をとり、日常的に運動し、十分な睡眠をとらなければならない。また、慢性的な過度のストレスに対処するための方法も実践していなければならない。このようにして生活していれば、薬物の有害な反応に直面するリスクを軽減することができる。さらに私は、それと同じくらい大切なことも学んだ。それは、心理的な危機に直面してその渦中に置かれていたり、精神疾患に苦しんでいたりする人は、薬物の使用は避けることが望ましい、ということだ。予期しない効果を体験する危険性が高まるからである。

薬物使用の大半を占める好ましい効果に強く興味をそそられた私は、個々の薬物が与えてくれるさまざまな利益を享受するため、みずからの薬物使用を深めることにした。私個人の経験に沿って考えるならば、研究科の責任者としての職務（二〇一六年から二〇一九年までのあいだ）は、過去経験したあらゆる薬物よりも私の健康にとって有害だった。職責に対する要求は運動習慣を不規則にし、食習慣や睡眠衛生の悪化をもたらした。こうした事態はまちがいなく私の心身の健康に悪影響を与えたと言えるだろう。しかし、それとは対照的に、私の薬物使用は、一度たりとも破滅的であったこともなければ、問題があったこともない。むしろ、薬物の使用は、気が狂いそうな環境を切り抜けるときに直面する、健康に対する否定的な影響からしっかりと私を保護してくれたのだ。

私だけでない。きわめて多くの人々が、私と同様の理由から、政府によって禁止された物質を使用している。最近実施された全米規模の調査が明らかにするところによれば、アメリカでは、三二〇〇万人の国民が過去一カ月のあいだにこういった薬物を使用しているという。[1] メディアによって映し出される一般的なイメージに反して、ほとんどの使用者たちはアディクションを呈していない。彼らはそれぞれが所属するコミュニティの責任あるメンバーの一人だ。彼らは請求書や税金を期限通りに納付し、家族の世話をし、地域やより大きなコミュニティで奉仕活動を行っている。彼らは芸術家であり、技術者であり、消防士であり、主婦（夫）であり、判事であり、弁護士であり、牧師であり、医師であり、政治家であり、大学教授であり、学校教員であり、科学者であり、ソーシャルワーカーであり、トラックの運転手であり、著述家であり、その他さまざまな誇るべき職業人だ。

しかし、大半の者たちはあらゆる努力を払って薬物使用を隠し、ほとんどの場合、二重生活を送っている。もちろん、このような生活が個人に強いる犠牲は、その人の属性や社会規範によって大きく異なる。なかにはこの二重性に強い苦悶を感じる者もいるし、自己を正当化することによって、みずからの罪悪感を和らげようとする者もいる。

いずれにしても、あまりにも多くの人たちが自身の薬物使用を隠す理由を推し量るのは、決して難しいことではない。この百余年のあいだ、世界中のコミュニティは、本書で論じられたほぼすべての薬物に関して、その有害性を強調し、ときに致死的でさえあると訴えるような情報で溢れかえっていた。薬物を使用する人たちは、ただ薬物を使用していると認識されただけで、日常的に中傷され、投獄され、ときに殺害までされてきた。薬物に汚名を着せたり、その害を誇張したりする主張に対し、冷静かつ尊敬すべき専門家たちが疑問を呈したとしても、その努力が結実することはほとんどない。まったくと言っていいほど無抵抗のうちに、標的となる薬物を禁止し、これを使用したり売ったりする人たちを激しく糾弾する試みが着々と進められてきた。

一九世紀後半、アメリカでは、アルコールやこれを使用する者たちが標的とされた。当時、この薬物は、「思いやりがある、最愛の夫であり父親を、そのうちにあるすべての愛の欠片を胸中に封じ込め、彼を心ない嫌われ者に変貌させ、わずか一杯の酒代のために赤子の足から靴を盗み出すようにさせてしまう。また、あなたの無垢な娘から貞操を奪い去り、厚かましい不埒な売春婦に変えてしまう」ものだと指摘されていた。[2]

こういった絶望的な物語があまりに巷にあふれかえってしまった結果、連邦議会はアルコール飲料の製造・

販売・移送の一切を禁止せざるを得なくなった。修正第一八条は一九二〇年一月一七日に発効された。正しい判断が世論の支持を得て、アルコールの税収入が所得税を引き下げるはずだという理屈が理解されるまでには、それから一五年近い月日を要したことになる。一九三三年一二月五日、修正第二一条によって修正第一八条は廃止されたが、合衆国憲法の中で廃止された条項は後にも先にもこれだけだ。

一〇〇年後の今日、アメリカを含む複数の国において、アルコールとは別の薬物の禁止を支持する、禁酒法同様の破綻した議論が展開されている。北米におけるオピオイドの現状に対する社会の反応――合法的にこういった薬物を入手しようとする手段を規制しようとする動き――を見るにつけ、禁酒法の経験から得たはずの学びがほとんど活かされていないことがわかる。厳禁政策時代においても、多くの人たちがいわゆる禁止薬物を使用し続けており、そのなかにはオピオイドも、コカインも、幻覚薬も含まれる。そうした薬物の大半は適切な品質基準がなく、そして人々は、品質管理がなされていない違法な市場から、みずからの望む薬物を入手せざるを得なかった。そのため、厳禁政策が敷かれていたあいだ、何千人もの人々が毒、不純物、中身の明らかでない物質によって汚染された薬物を摂取し、命を落としていったのだ。

禁酒法が実施されていたあいだ、メタノールによって汚染されたアルコールは大勢を殺害し、生き残った多くの人を失明させた。デボラ・ブラムが名著『毒薬の手帖』において正確に解説しているように、これらの死を無情にももたらしたのは、アメリカ連邦政府に他ならない[3]。禁酒法が施行される以前の一九〇六年にすでに、連邦政府は消毒・医薬・溶媒として使用される工業用アルコールの生産者に対して、彼らの製品が飲酒に用いられないよう製品にメタノールを混ぜることを要請していた。こういった政策は、飲用アルコールに対する税を回避しようとする生産者への対策として行われた。禁酒法の時代には悪徳商人たちが工業用アルコールを飲用目的で再蒸留し、一般の人々やもぐりの酒場に販売した。政府関係者はこれを快く思わなかった。アルコールは禁止されていたが、人々の飲酒は止まらなかった。

一九二〇年代半ばになるころには、連邦捜査官たちは早くも辟易していた。彼らは工業用アルコールの製造業者に対して、製品に投入するメタノールの濃度を最大一〇パーセントという致死的な域まで増やすよう指示した。密売者たちは虚を突かれ、工業用アルコールの再蒸留にはより多くの労力を要するようになった。一般の人々、特に飲酒者たちはこのような政策上の変化を知らなかった。人々の飲酒は止まらず、汚染されたアルコールによる死者の数ばかりが積みあがっていった。禁酒法が廃止されるころには、何十万人もの人々が汚染されたアルコールによって障害を負うか、殺害されていた。政府によるアルコール汚染政策によっておよそ数万人が命を落としたと推計されている。積み上げられた死体の数々も、人々の悲痛な叫びも、政府に残虐なアルコール汚染政策を撤回させることにはつながらなかった。アルコール戦争において政府が用いた謀略は、禁酒法が廃止されるまで続けられた。

こういった過去の失敗を踏まえて考えてみると、薬物使用の結果、致死的な過剰服薬がもたらされた際、その薬物を提供した者を殺人罪で訴追する、という今日の政策の偽善性が目についてならない。現実には、多くの密売者たち、特に最下流にいる者たちのほとんどは、自分たちが売っている物質の完全な成分を把握していない。こういった者たちが販売する薬物のなかには危険な混入物を含むものがある、というのは確かに事実だ。しかし、厳禁主義的な政府とはちがい、彼らは決して消費者たちを殺そうと意図しているわけではない。もしも私たちの現在の――もしくはあらゆる――政府が、薬物使用者の健康と安全を心底気にかけているのであれば、政府は無料かつ匿名の薬物安全性検査を広く利用できるよう保証しているはずだろう。このような現実主義的な政策があれば、薬物を使用する人たちに対して薬物の成分を伝え、未知の成分を致死的な水準まで摂取してしまう危険性を減らすことができる。[4]

アルコールにメタノールの混入を強制していた当時の政策と、一粒の錠剤にオピオイドとアセトアミノフェンの両方が含まれている現在の状況はきわめて酷似しており、ともに非常に危険だ。複数の製薬会社はFDAの認可のもとそのような製品を提供している。たとえば、鎮痛薬として知られるパーコセットには低用量のオキシコドンがオピオイドとして含まれているが、これに加えて、はるかに高用量のアセトアミノフェンも配合されている。このような成分構成によって、オピオイド単剤よりもずっと効果的かつ包括的な鎮痛効果が得られる、と彼らは主張している。現実にはそんなことはあり得ないが、もしも仮にこれが事実であったとしても、アセトアミノフェンの潜在的な致死性や有毒性を考慮すれば、そのリスク対効果は決して好ましいものとは言えない。アセトアミノフェン由来の肝障害は急性肝不全の最大の原因であり、致死的でもある。およそ六グラムから一〇グラム程度のアセトアミノフェンを二日続けて使用すれば、それだけで肝障害をもたらすに十分な量となる。[5]

パーコセットの一般的な摂取量には三二五ミリグラムのアセトアミノフェンと、五ミリグラムのオキシコドンが含まれている。単純な計算として、一日二〇錠を数日にわたって服用すれば、それだけで肝障害を生じうる量のアセトアミノフェンを摂取していることになる。一方で、この量の薬剤はオピオイドの使用に慣れている人にとっては比較的少ない量のオキシコドン（一〇〇ミリグラム）しか含まれていない。オピオイド鎮痛薬を使用する人の多くは、そもそもこういった薬剤にアセトアミノフェンが含まれていることさえ知らない。[6] 私に言わせれば、答えは簡単であり、それはオピオイド鎮痛薬からアセトアミノフェンを取り除くことに他ならない。リスクは、得られる利益をはるかに上回っている。

私はまた、薬物を規制する法律はいかなる国でも明らかに恣意的に運用されていることも学んだ。娯楽目的での薬物使用はあらゆる社会階層にあたりまえに存在しているにもかかわらず、社会において虐げられ、疎外された集団に属する人たちばかりが不当に標的にされ、検挙され、薬物関連法の違反者として投獄されている。ほとんどの場合、標的にされているのは社会的および経済的なリソースの乏しい人たちであり、彼らに適切な法的代理人をたてる能力はほとんど皆無といって差し支えない。追い打ちをかけるように、道徳主義者を中心とした多くの人たちは、貧困にあえぐ人たちに対して、薬物使用がその原因であるかのような脊髄反射的な批判をくりかえしている。このような、吐き気を催す論理は、薬物を使用する者の多くは貧困状態にはなく、十分すぎるほどの可処分所得を有しているのだ、という事実を完全に無視している。考えてみてほしい。薬物の密輸とは、数十億円規模の巨大産業だ。あるとき私の友人ラファエルは、「経済的に余裕のない人だけで薬物カルテルの市場を維持することなんかできっこない」と言った。暖かな夕刻、リオデジャネイロの高級住宅街で、彼とブラジルの薬物戦争に対するゴルディオスの結び目について議論していたときのことだ。ちょうどそのとき私たちは、ブラジルが誇る一流のコカインを楽しんでいたのだった。

変化のとき

こういった真実に触れていくなかで、私は鏡を通してみる自分の姿に強烈な違和感を抱くようになっていった。自分の薬物使用を認めないわけにはいかない。特権を有する他の多くの人たちと同じように、私は自分の薬物使用をひた隠しにしてきた。特権を持たない人たちとはちがい、私は薬物使用者だと社会に認識されたからといって、恥辱や迫害の憂き目に遭うこともなければ、はたまた死の危険に直面することもなかった。私が守られていたのは、自分の薬物使用を隠していたからだろうか。真相はわからない。少なくとも明らかなのは、私のなかの良心は、もはや自分の薬物使用を隠し続けることをよしとはしないし、みずからの身体に取り入れた物質の種類によって人々を罰する不条理に対して、沈黙を貫くことも許さない、ということだ。どうしてそんなことができようか。今日まで、数えきれないほどの人々が、薬物使用のかどで厳しい罰を与えられてきた。このような苦しみに直面する人たちに連帯しない私は、一体どんな人間だろうか。腰抜けの偽善者でしかあるまい。私は長年そのような生活を続けてきたのだから、きっとわかっているはずだ。そして、もはやそのような姿勢を貫くことはできない。

ここまでの旅路は、私を大きく変えた。アメリカ独立宣言と、そこに記された崇高な理念を再発見した。独立宣言は私たちに「いくつかの不可侵の権利」を保障しており、そのなかには、他者の権利を侵害しない範囲での「生命、自由、幸福追求」の権利も含まれている。率直に言って、幸福追求のために薬物を使用することは私の生得権だ。重要なのは、どの薬物を使用し、どの薬物を使用しないかは私が決めるべきことであり、政府によって決められるものではない、ということだ。さらに言えば、私の薬物使用は権力者によって罰せられるべき行為でもない。この発想は、私たち一人一人の自由や個人の尊厳の中核をなす概念だ。薬物の娯楽的使用に対する現在の懲罰的な政策は、すべてがあまりに非アメリカ的だ。

こうしたことはまた、私たちの暮らす国が、必ずしもこの高潔な理念に従ってこなかった、という事実も明らかにしている。それがとりわけ顕著だったのは、奴隷制の時代だろう。数々のアメリカの偉人たち――たとえば、ハリエット・タブマン、ナット・ターナー、ヘンリー・デイヴィッド・ソローなど――は、すべての人に自由が保障されているという誓いを国に守らせるため、抵抗運動を率いた。ファニー・ルー・ヘイマー、マーティン・ルーサー・キングJr.といった人々は、人種差別を撲滅するために独立宣言をくりかえし引用した。キングは、「I Have A Dream（私には夢がある）」の演説において、「すべての人には、黒人も白人も等しく、生命、自由、幸福の追求という不可侵の権利が保障されているはずだった」と語った。

そう、この国の誓い、その崇高な理念、そして、その理念が結実した完璧な社会は、今もなお達成されているわけではない。たとえ私がそのことを声高に主張したとしても、それはあまりに非現実的な話なのかもしれない。しかし、少なくとも声を上げれば、私たちが一体何を目指すべきなのか、明確な指針を人々に示すことはできるはずだ。政府が薬物の娯楽的使用を禁止するのは、建国の文書において示されたわが国の精神と、私たち国民に対する誓いに明確に反している。そのことを、本書を通して人々に理解してもらえればと願っている。

本書において詳述された薬物はいずれも、適切な法規制のもとで成人が使用できるよう、合法化されるべきである。すでに私たちの社会は、アルコール、タバコ、さらに近年はいくつかの州においてマリファナに関して、こういった手法をすでに実践してきた。その利益は大きい。手はじめに、薬物が合法的に入手できることは、責任ある大人たちが、それぞれが思い描く形で幸福を追求できる、という独立宣言の誓いを満たす。加えて、薬物の合法的な規制は数えきれないほどの雇用を生み出し、年間数億ドルにも及ぶ税収をもたらすだろう。さらに、この政策は予期しない過剰服薬による薬物関連死を顕著に減らす。こういった悲劇の大半は、違法な市場で販売される汚染された薬物によってもたらされている。適切に規制された市場と、厳格な品質管理基準は汚染された薬物の被害を完全に終焉させ、薬物摂取による予期しない致死的な過剰服薬を劇的に減少させるだろう。

私の講演を聞き終えて、タルサの聴衆が最初に示した反応は、「すばらしい!」というものだった。質疑応答が始まると、会場にいた四〇代の女性は嬉々として立ち上がり、マイクを手にした。彼女は私と同じ考えを抱いていたが、ばかにされるのではないかと思い、声をあげるのを躊躇していたのだと話した。他の熱心な聴衆も似たような思いを語った。なかには、成人による薬物使用の合法化という適切な法規制を達成するためには具体的に何をすべきか、という質問をした人もいた。

質問に対する私の回答は、そのほとんどが本書に記されているものばかりだ。本書において私は、薬物に関して、信頼できる科学的エビデンスにもとづいた情報を提供させるように仕向けることの重要性を、くりかえし主張してきたつもりだ。根拠のない迷信や誤ったデータの解釈があまりにも多く、それが、世にはびこる、薬物に関する不正確な物語を生み出してきた。たとえば、娯楽目的での薬物使用が脳の病気を生じると示すデータなど、事実上どこにも存在しないにもかかわらず、薬物研究を専門とする科学者をはじめとする多くの人々が、その真逆を信じ込んでいる。言うまでもなく、単なる思い込みでは、薬物教育や公衆衛生政策の根拠にはならない。

私はまた、薬物を使用している人のなかでも社会的地位のある者は、自分の薬物使用を隠すのをやめるよう提唱した。多くの人がこの助言に従えば従うほど、薬物を使用する人たちを無責任で厄介な者だ、とするこの乱暴な一括りが難しくなる。私のこの考えは、不当な法律に対する不服従を、説得力をもって説いたキングの「Letter from Birmingham Jail（バーミングハム刑務所からの手紙）」[7]に強く影響を受けている、と説明した。こそこそと隠れるのはやめ、大人たちの薬物使用を禁ずる、冷徹で不当な法律に対して堂々と不服従すべきだ、と強調した。そのうえで、私が執筆した書物や講演が、特権層市民の大規模な不服従を喚起することを期待している、とも語った。さらに私は聴衆に向けて、警察が不当な権力行使を正当化するために「薬物に狂った人々」の迷信を騙ったならば、みなは大規模に抗議すべきだ、と伝えたのだ。

最後に私は、わが国は、薬物戦争という見当ちがいの政策を推進するなかで、巨大な法執行機関を作り上げることを許容してしまったのだ、と語った。何百万人もの雇用を奪うことにもなるため、これほどの帝国を解体するには想像を絶する労力が必要なのは言うまでもない。それゆえ、私は代替案としてこういった薬物戦争を遂行する組織を再教育し、目指すべき方向性を修正することを提案した。警察は、行動薬理学に関する訓練をまったく受けていない。それにもかかわらず私たちは、彼らに薬物関連問題に対処することを求め、加えて、薬物にどのような効果があり、どのような効果がないのかを教育することまで期待している。警察に基本的な知識を教えること――たとえば超人的な力を与える薬物などこの世に存在せず、薬物の効果はこれを使用する人とその人を取り巻く環境の相互作用によって規定される、ということ――は、彼らが生き永らえさせている迷信を払拭することに大いに役立つことだろう。さらに言うならば、法執行機関の本来の最優先事項は薬物を使用する人たちの安全を守ることであって、逮捕することではない。

もしも本書に記された考えをあなたが受け入れてくれたなら、私たちは互いを敬い合い、より有意義で充実した人生を楽しむことに注力できるようになるはずだ。それこそが、私たちすべての人が望む世界ではないだろうか。

謝　辞

自分の薬物使用を明るみに出すことは、たとえそれが市民的不服従の一端だと理解していながらも、決して簡単な判断ではなかった。深い慈愛に満ちた心からの応援と励ましがなければ、本書は私の心のうちに秘められたまま、日の目を見ることはなかっただろう。

編集者のスコット・モイヤーズに感謝を伝えたい。彼は、薬物や薬物使用者について人々が信じているいくつかのもっとも基本的な概念と対峙し、私自身の誠実さを試す本を書くよう私に勧めてくれた。あなたの辛抱強い指導、薬物に対する深い知識、決してひけらかすことのない明晰さは、私がこの大計画を成し遂げるためになくてはならなかったであろう。非常に有能な副編集長であるミア・カウンシルと、並外れた編集者であるプレイジアン・アレクサンダー、私をゴールまで導いてくれてありがとう。

私を育ててくれたエージェントであるサッシャ・アルパーとラリー・ワイズマンは、特別な感謝に値する。彼らは一貫してこの本を擁護し、研究科の長を務めるという私の無謀な決断によって引き起こされた長期にわたる執筆中断に直面しても、決して揺るぎない支持を表明してくれた。ラリーと私を結び付けてくれたこと、そして率直で正直な友人であり続けてくれたクレア・ワクテルに感謝と称賛の念を抱いている。

本書に掲載される情報の多くは、私が世界中を旅した際に収集したものだ。家、知識、博愛を共有してくれた多くの人々に心からの感謝を送る。あなたたちの多くは私の治療者となり、人間性に対する信頼を取り戻す助けとなってくれた。パット・オヘア、バーバラ・ボーアーズ、アン・フランソワ、ファブリス・オリヴェ、セバスチャン・サヴィル、リン・ライマン、カーラ・シェッド、リック・ドブリン、アミール・バーレフ、イアン（バフ）・キャメロン、クリス・リントゥール、ケイティ・マクラウド、キルステン・ホースバーグ、リリアナ・ガリンド、ガイ・ジョーンズ、イネス・フェリア・ホルヘ、マーク・グリフェル、ヌリア・カルサダ、ミレイア・ヴェンチュラ、カシア・マリノフスカ＝ゼンプルーチ、ジュリタ・レムグルーバー、ブルーノ・トルトゥーラ、レオン・ガルシア、マリア＝ゴレッティ・ログロ、パム・リヒティ、テリー・クレブス、ジュリアン・キンテロ、アンナヒタ・マハダヴィ、ガムジャド・パウンサワド、マイケル・シュナイダー、ドナルド・マクファーソン、そしてディーン・ウィルソンには特に感謝を伝えたい。また、執筆に集中するための資金を提供してくれたジュネーブのブローチャー財団とオープン・ソサエティ財団に謝意を伝えないことは、あまりに失礼だろう。

私の学術拠点は、神経精神薬理学のもっとも批判的な思想家の何人かから学ぶ機会を私に与えてくれた。共著者たち、同僚たち、そして学生たちには多大な恩義がある。本書で紹介された考えの多くは、彼らとのやり取りから生まれたものだ。エリアス・ダクワール、クリストファー・メディナ＝キルヒナー、ケイト・Y・オマリー、ティーシャ・グレゴリー、クリステン・グウィン、スージー・スウィザーズ、チャールズ・クシール、ジェームズ・ローズ、サマンサ・サントスコイ、ヴァレリー・フェント、リン・パルトロウに心からの感謝を伝えたい。彼らのなかには、初期の原稿を読み、コメントをくれた者もいた。

最後に、無条件の愛と支持を表明してくれた私の家族たちに感謝を伝えたい。マラカイ、デイモン、アリーゼ、そしてタビウス、原稿に対する君たちの意見は本当に貴重だった。君たちの指摘は、私になぜこの仕事に取り組み、何に取り組むべきなのかを何度も思い出させてくれた。ロビン。君は原稿の隅から隅まで目を通すという骨の折れる仕事を引き受けてくれた。完成品がより血の通ったものになったのは、君のおかげだ。実を言えば、君の助けと辛抱強い励ましなくして本書を完成させることはできなかった。

親愛なるディクシーへ。私の力の源となったあなたの愛と絶え間ない信仰心がなければ、私はもっと冷徹で自己中心的な、非生産的な人間になっていたことだろう。

監修者解題

松本俊彦

本書は、*Drug Use for Grown-Ups: Chasing Liberty in the Land of Fear*（2021）の邦訳である。この監修者による解題では、まずは著者カール・L・ハートの紹介をし、彼の主張の背景にある米国社会の問題に触れた後、薬物対策の功罪、ならびにあるべき姿についてハートの主張を私なりに解説したいと思う。

カール・L・ハート（Carl L. Hart）は、一九六六年生まれの米国の心理学者ならびに神経科学者だ。現在はコロンビア大学の心理学教授であるとともに、コロンビア大学神経精神薬理学研究所において主任研究員としてのポジションも持っている。ちなみに、彼は、アフリカ系米国人としては、アイビーリーグの一角を占める名門校、コロンビア大学で最初に終身在職権を獲得した心理学教授である。

彼はキャリアの大半を、神経精神薬理学的なアプローチによる薬物依存症の病態解明に費やしてきた。かねてその領域では、依存症を、精神作用物質の習慣的摂取により脳内報酬系に非可逆的変化が生じた状態と捉えており、彼自身、研究者としての出発点には、「依存症は脳の病気」というセントラル・ドグマを一種の公理と信じていたという。

しかしある時期を境に、彼は自身が公理と信じてきたものに疑いの念を抱くようになったのだ。というのも、研究活動を続けるなかで気づいたのは、薬物が意外なほど脳にダメージを与えていないことだったからだ。それどころか、彼の研究に協力した薬物常習者の大半は、きちんとコントロールして薬物を使っていて、責任ある社会人として高い職業的機能を維持し、家族を守り、コミュニティに貢献していた。

それだけではない。彼は、みずからが薬物を娯楽的に使用することを試みることで、ことさらに薬物の怖さを訴える薬物乱用防止啓発が、理不尽な誇張や虚偽に満ちていることにも気がついたのだ。そして、薬物使用者の人生を破綻させるのは、薬物の薬理作用ではなく、むしろ薬物規制法である、ということ、さらには、その規制法は誰に対しても公平に適用されるわけではなく、すでに偏見と差別に晒されている少数派の人たちをいっそう追い詰めるために濫用されている、ということに思い至るようになったという。

彼はこうした状況を変えるべく、あらゆる娯楽的薬物を合法化する必要性を主張し、著書執筆や講演、テレビやＹｏｕＴｕｂｅ番組へのメディア出演を精力的に行っている。近年では、自身が娯楽用薬物の使用者であることを公言し、薬物は決して恐ろしいものではなく、責任ある大人であれば、職場や家庭、地域社会での役割と薬物使用とは両立できることを、みずからの存在を通じて社会に示している。主著としては、本書の他に、*High Price: A Neuroscientist's Journey of Self-Discovery That Challenges Everything You Know about Drugs and Society*（2013：邦訳書『ドラッグと分断社会アメリカ――神経科学者が語る「依存」の構造』寺町朋子訳、早川書房、二〇一七年）がある。

ハートの主張を理解するには、まずは、彼自身の生い立ちを知る必要があるだろう。

彼は、米国でもっとも危険な地域の一つとされる、マイアミ郊外のキャロルシティ地区で生まれ育った。彼が六歳のとき、両親は離婚した。理由は実の父親が彼を虐待していたからだ。離婚の結果、彼は母親に引き取られ、母親はシングルマザーとして彼を育てることとなった。

彼は高校では優れたバスケットボール選手として注目されていたが、だからといって、将来に対して前向きな希望や夢を抱くのは難しい環境だった。経済的に大学進学が許容される環境ではなかったし、そもそも、彼の周囲には、スポーツや学業で身を立てるといったロールモデルは存在しなかった。その地域に住む若者たちはみな逸脱した生活を送っており、薬物に手を出して身持ちを悪くする友人や親戚も少なくなかった。実際、ハート自身も、高校時代には軽犯罪や麻薬の使用と販売に手を出し、ときには銃を所持していたこともあったという。

彼の転機は、高校卒業後、米国空軍に所属し、四年間、海外で勤務したことだったようだ。この経験が彼の視野を広げ、退役軍人優遇制度を活用して大学に進学するきっかけとなった。彼は心理学を志した。その選択の背景には、薬物で身持ちを悪くした友人や親戚のことを理解したい、できれば助けになりたい、という気持ちがあったらしい。除隊後、彼はまずメリーランド大学で心理学の学士号を取得し、続いて、ワイオミング大学において心理学と神経科学の修士号（一九九四年）、ならびに博士号（一九九六年）を取得した。博士号取得当時、彼は黒人としては米国最初の神経科学博士号取得者であったという。

その後、ハートは、カリフォルニア大学サンフランシスコ校とイェール大学で博士研究員として、国立薬物乱用研究所から多額の研究助成金を受けながら、クラック・コカインの使用が人の脳や行動に与える影響に関する研究を行った。そして、それらの研究業績が認められて、二〇〇九年にはコロンビア大学の心理学准教授に就任し、やがて教授へと昇任、さらには終身在職権も認められた。すでに心理学部の学部長も経験し、その心労多き責務を無事に成し遂げたことは、本書にも書かれている通りだ。

とまあ、ここまでのストーリーは、貧困なゲットーを幸運にも脱出し、見事に名門大学の教授になったという、わりとありふれた黒人青年の立身出世物語といった感じだ。

しかし、そこで終わらないところが、ハートの、ハートたるゆえんなのだ。ハートが薬物依存症の神経科学的メカニズムを解明すべく研究に専心し、多くの論文を刊行しながらも、たえず考えていたのは、キャロルシティ地区ですごした若き日々、自分の周囲にいた、薬物に溺れ、身持ちを悪くした友人や親戚たちのことだった。また、研究活動の傍ら、刑務所に出向いて薬物犯罪で服役している受刑者に教育プログラムを提供する、という臨床活動にも携わってきたが、その際にも、つねに彼の念頭にあったのは、「自分があちら側にいてもおかしくなかった」との当事者意識であった。そうした意識が、ハートを社会や制度に何の疑問も持たない、従順な基礎科学研究者に終わらせず、社会派研究者ないしは活動家へと押し出したのだろう。

科学者コミュニティのなかで研究に没頭しながら、彼はいつしか「薬物には害ありき」を前提としたレトリックに気がついた。たとえば、薬物常習者にごく微細な脳の機能的／形態学的異常が観察されると、はたしてそれが薬物の影響であるという確証がないにもかかわらず大騒ぎして、その意義を針小棒大に喧伝する。あるいは、動物実験においては、小動物を一匹、自由のきかない檻のなかに監禁し、薬物を大量に――人間の体重に換算するとありえないほどの大量、薬物ではなく砂糖や塩でも死んでおかしくない量――を投与し、その有害性を主張しようとする……。

たとえ少々やり方が乱暴でも、規制当局にとっては、薬物の健康被害に関する知見は大歓迎だった。なにしろ、自分たちの厳罰政策を肯定する根拠となる。それだけではない。実は、研究者当人にもメリットがあるのだ。というのも、規制当局はその研究者の仕事を支持し、その結果、国立薬物乱用研究所からさらなる多額の研究助成を受けとることができるからだ。だからこそ、研究者たちはこぞって「薬物の恐ろしさ」を示すことに注力し、偏った知見ばかりが蓄積されていく、という奇妙な循環が生じるのだ。

こうした現象は米国にかぎった話ではない。実はわが国にも、この種の「御用学者」は少なくなく、特に依存症臨床の現実を知らない、研究医や基礎研究者に多い傾向がある。

ところが、彼はそのような「御用学者」となるのをよしとしなかった。

彼の研究手法は、動物ではなく、生身の薬物使用者を対象とするものだった。具体的には、ニューヨーク州立精神科病院の一角に居住型研究施設を作り、被験者に長期間滞在してもらいながら、さまざまな薬物を投与し、そのうえで、薬物使用による薬物使用様態や渇望の変化、PETなどの神経画像検査所見の変化などを継続的にモニタリングする、というものだ。そして、すでに述べたように、研究から明らかになったのは、薬物常用者は薬物渇望に駆られて半狂乱になって薬物を求めているのではないこと、意外にも薬物が脳機能や人間の行動に与える影響がさほど大きくなく、薬物使用者の認知能力と機能は正常範囲内にある、ということだった。

彼が得た知見は、最新の疫学研究とも矛盾しなかった。全米疫学研究では、大麻やコカイン、ヘロイン経験者のなかで将来依存症になるのは、せいぜい一割あまりであることが明らかにされている。つまり、「一回やったら依存症になって人生破滅」などといった現象はデマであることが明らかにされていたからだ。すでに述べたように、ここで彼は自分が完全に洗脳されていたことを自覚し、薬物使用者の人生を破滅させるのは、薬物の作用ではないと悟ったのだ。


断言するが、薬物を合法／違法に分けることに関して、明確な医学的根拠はない。医療用麻薬フェンタニルと違法薬物ヘロインとを比較すれば、依存性は前者の方がはるかに強い。市販されている催眠・鎮静薬「ウット」（ブロモワレリル尿素）と大麻との比較でも、依存性や過量摂取時の死亡リスクといった点で前者の方が圧倒的に危険だ。そもそも、英国の神経薬理学者デヴィット・ナットらが提示する「薬物有害性リスト」では、使用者自身の健康被害と他者・社会への弊害の総合点では、ヘロインやコカイン、覚醒剤を抑えて、アルコールが断トツの首位となっている。

それでは、なぜある種の薬物を使用することはダメなのだろうか？

いうまでもないことだが、「ダメなものはダメなのだ」「ダメだからダメなのだ」という昭和の頑固オヤジのような理屈では人を納得させられない。私たちは、なぜ国家が薬物を法と刑罰で規制する必要があるのか、規制が功を奏して国民が薬物と無縁の人生を送れると、どんなすばらしい未来が待っているのかを予想しなければならない。いいかえれば、こうだ。薬物規制は、国民の健康維持に役立つのか？　主観的な幸福度やＱＯＬ向上に資するのか？　国の学術的活動や産業推進、あるいは、「富国強兵」に貢献するのか？

たとえば、そのデータの信憑性には大いに疑問はあるものの、わが国は国民における違法薬物使用経験率が先進国のなかでも図抜けて低く、他国の規制当局関係者から、「奇跡の国」と呼ばれることがあるそうだが、それでは、そのような低い違法薬物使用経験率を達成することで、国全体としてどのような成果を上げているだろうか？　率直にいって、日本人が学問や芸術、あるいはスポーツにおいて世界水準に達するのは依然として容易ではなく、経済産業分野においても近年は低調が続いており、もはや経済大国とは呼べない状況だ。何よりも、日本は先進国のなかでは突出して自殺率が高く、近年は子どもの自殺が増加していて、若者たちの自己肯定感は世界中でも下位に低迷している。

もちろん、他国に比べて治安がよい、というのは日本が他国に勝っている点かもしれないが、それが低い薬物使用経験率のおかげと結論するわけにはいかない。これは米国の話であるが、ハートによれば、この「薬物使用が犯罪を増やす」という見解は疑わしいというのだ。このあたりのことは、彼の前著『ドラッグと分断社会アメリカ』にくわしい。

それによれば、米国司法省司法統計局が、刑務所受刑者を対象として薬物と暴力犯罪との関係を分析したところ、薬物使用者の暴力犯罪の大半は、薬物の薬理作用ではなく、薬物取引で生み出される利益、すなわち、薬物密売における縄張り争いや売人間における強盗によって引き起こされていることが判明したという。要するに、問題は密売にあって、密売を可能にしているのは、その薬物の使用や所持、販売が違法とされている状況なのだ。

ちなみに、治安という観点からハートが着目しているのは、若者が刑事司法的処遇を受けることの弊害だ。米国において実施された、非行少年に関する大規模研究は、初犯内容の凶悪さにかかわらず、投獄されたティーンエイジャーの方が、同種の犯罪をおかしながら投獄されなかったティーンエイジャーよりも、成人後の再犯リスクが三倍も高い、という結果が明らかにされている。カナダにおいて実施された同様の研究は、ティーンエイジャーのときに実刑判決を受けた者は、同様の犯罪をおかしても投獄されなかった者に比べて、成人後の再犯リスクが三七倍も高くなることを示している。

ハートは、前著において、自身の子ども時代を振り返ってこう述べている。「問題を抱えたティーンエイジャーたちを一カ所にまとめて隔離する（＝投獄する）、それも、両親もそばにおらず、スポーツ界や学術界で成功することをめざす同世代の仲間もほとんどいない環境に隔離することは、彼らをさらなる凶悪犯罪に走らせやすい」と。すなわち、「不良」の烙印を押されたうえ、犯罪行為にかかわることでしか男らしさやアイデンティティを確認できないと感じる仲間とつき合うことで、将来、犯罪を引き起こす危険性は大幅に増す、というのだ。

上述のようなデータを示されてもなお、「すべての娯楽的薬物を合法化せよ」「責任ある大人の娯楽的薬物使用は認められるべき」といった、ハートの主張は過激に聞こえるかもしれない。そもそも、そうした主張をさまざまなメディアを通じて発信し続けることは、研究者にとって必ずしも安全な道ではない。それは、中世の教会において地動説を唱えるのと同じくらい、自身を危険に曝しかねない行動だ。なにしろ、彼とて、国立薬物乱用研究所から助成を受けて研究する身である。政府の規制施策や刑事司法制度を批判し、同研究所所長のノラ・ヴォルコフ(薬物依存症の神経画像研究で著名な精神科医)を正面切って批判していれば、決して無傷ではいられないはずだ。

しかし彼には、危険を冒してでもそうしなければならない事情がある。というのも、この問題はハートにとって完全に人ごとではないからだ。実は、前著にて彼はきわめてプライベートなエピソードを開陳している。

有名大学の教授としてメディアへの露出が多くなった彼は、あるとき訴訟を起こされていたというのだ。実は、一五歳のときハートは一六歳のガールフレンドを妊娠させていた。ハートはそのことをまったく忘れていたが、二〇年あまりの月日が流れ、ハートが有名人になったことを知った元ガールフレンドが、父親としての責任を問う訴訟を起こしたわけだ。その結果、ハートは、二一歳になる「見知らぬ息子」と対面することになった。ぎこちない対面の際、ハートは息子に「何の仕事をしてるのか?」と尋ねたところ、息子は、「笑わせんなよ。知ってんだろ」といったのだ。「薬を売ってんのさ」

実は、この問題はハート個人に限定されたものではない。「自由の国」米国における黒人全体の問題でもあるのだ。本書でも触れられているように、米国の刑事司法制度は黒人にとってきわめて不利に作られている。白人たちが好む高価なパウダー・コカインに比べると、黒人たちが好む安価なクラック・コカインは、同じ所持罪でも所持量一グラムあたりの量刑が一〇〇倍重くなっているからだ。加えて、黒人は黒人であるというだけの理由で、やたらと職務質問の対象となってしまう。その結果、コカインの使用経験率に人種間で差がないにもかかわらず、刑務所は黒人ばかりといった状況になっているのだ。

こういいかえてもよい。薬物規制法は合法的な人種差別システムとなってしまっている。そして前科によって、教育や就労の機会を失った若者たちは、生活の糧を得るには薬物密売しかなくなってしまうわけだ。

つまり、薬物規制法が薬物問題を持続させている最大要因となっているのだ。

明確な被害者がいない薬物の所持や使用が犯罪とされたのは、それほど昔のことではない。一九六一年の麻薬に関する単一条約の前文には、そのような犯罪化の理由として、「人類の健康及び福祉に思いをいたし」と書かれているが、その条約制定から六〇年あまりを経た今日、規制法こそが人類の健康と福祉を損なっている現実がある。

忘れてはならないのは、歴史的に見てみると、薬物政策は本質的に差別の構造を持っている、ということだ。たとえば米国における大麻規制は、大麻使用による健康被害や弊害が社会的問題になったからではなく、禁酒法廃止によって仕事にあぶれた、白人アルコール捜査官の雇用創生に端を発している。そこで、白人社会から賛同を得られやすい、メキシコ人移民や黒人が好む娯楽的習慣を禁止し、彼らを犯罪者にしたのだ。結果的に、大麻規制は白人優位の社会を維持することに貢献した面がある。

いや、差別だけではない。薬物対策ははからずも支配・被支配の関係を維持するのにも役立った。今日、違法薬物の密造を担っているのは、かつての帝国主義時代において植民地とされ、現在も依然として産業が育っていない貧しい国々であり、そこで生産された薬物の大部分を消費しているのは、経済的に豊かなかつての宗主国である、ということはもっと知られる必要がある。つまり、帝国主義は、「薬物対策」という、一見善人ぶった仮面をつけたまま、依然として世界中に進行している、というわけだ。

かたい話はこのくらいにして、このあたりで本書刊行の経緯について触れておこう。

もともと本書訳出は、心理士である片山宗紀さんが着想したものだ。彼は、日頃は行政機関で依存症を抱える本人や家族の相談支援に従事しながら、非常勤博士研究員として私が勤務する研究所の薬物依存研究部の研究活動に参加してきた。なかでも、専門職のあいだに蔓延する薬物依存症患者に対するスティグマの問題に注目し、その研究成果を精力的に発表し続けている新進の研究者だ。

その彼から、「どうしても訳出したい本がある。カール・ハートという人が書いた本だ。どこか出版社を紹介してくれないか」と相談を受けたのは、二〇二三年初夏だったと思う。カール・ハートという名前を聞いて、数年前に彼の前著『ドラッグと分断社会アメリカ』を読んだのを思い出した。そのとき私は正直驚いたのを覚えている。というのも、臨床家ならばいざ知らず、基礎科学研究者であるにもかかわらず、「薬物規制法が社会を分断している」という社会派的主張をする人がいるなど、これまで考えもしなかったからだ。「米国にはいろんな人材がいるのだな」と人ごとのように感心した記憶があった。

片山さんからの相談は、まさにその彼の最新刊を訳出するという話だった。気になってネットでハートの名前を検索し、YouTubeで彼のインタビュー動画をいくつか視聴してみた。そして、初めて彼のレゲエ・アーティストのような風貌と大胆な発言に驚くとともに、これは絶対に訳出すべきだと確信した。同時に、「出すならみすず書房しかない」とも直感した。できれば読者は「精神医学・心理学」村に閉じずに、幅広い領域の知識人・読書人に知ってほしいと思ったからだ。当時、同社からは、カール・エリック・フィッシャーの『依存症と人類』なる訳書を刊行させてもらったばかりだったが、同書に続けて本書を世に出すことができれば、心ある人には必ずや私たちが考える、薬物対策のあるべき姿を伝えることができるはずだ。

さっそくみすず書房の担当編集者田所俊介氏に打診したところ、快く企画会議にて提案する旨約束してくれた。翻訳の話はトントン拍子に進み、翌年四月くらいに訳出作業ゴーサインが出た。そこから先はまるでハリケーンに襲われたようなめまぐるしさのなかで、気づいたら訳稿が完成していた、という感じだった。というのも、なんと一〇月上旬には片山さんは訳稿を仕上げてしまったからだ。たった半年足らず――まるで神業だ。いうまでもなく、訳文は見事なものであり、私が手直しする余地がほとんど残されていないほど、完成度が高かった。片山さんのすばらしい仕事のおかげで、監修者としては大いに楽をさせていただいた。

心より感謝したい。

それから、今回もまた私のわがままな申し出を快く引き受けてくださった田所俊介氏には、この場を借りて改めて深謝申し上げたい。もしも将来わが国の薬物政策が、現在の懲罰的で、人を恥辱的なかたちで傷つけるものでなくなり、当事者の人権に配慮した「やさしさ」に満ちたものへと変化することがあったならば、その功績の多くは、本書を含め、一連の薬物依存症に関する書籍を世に出す、という大きな仕事をしてくださった田所氏の貢献によると確信している。

本書が広く読まれることを祈念している。R&Bが好きな方は、ぜひ本書の要所要所に登場する音楽にも注目してほしい。ドレッド・ヘアという著者の髪型から容易に察せられるように、彼はアフリカ系米国人として自分たちの祖先がアメリカ大陸で培い、発展させてきた音楽を愛し、誇りに感じているのだろう。なかでも、アル・グリーンは複数回登場していて、おそらく著者は好きなのだと思う。私も大好きだ。ぜひ読者のみなさんもアル・グリーンを聴きながら本書を読んでほしい。

訳者あとがき

薬物使用に悩む人たちの支援に従事する立場の者として、本書を訳出することにまったく躊躇がなかったわけではない。たとえかぎられたごく一部にすぎなかったとしても、アディクションに苦しみ、亡くなっていった人たちを間近で見てきた経験から、本書が新たな苦しみを生み出してしまわないだろうかという懸念も頭をよぎった。

本書の著者であるハート氏は決して薬物使用を推奨しているわけではない。アルコールやタバコを一切吸わず、自動車を使用せずに公共交通機関のみを使用して生活する人たちが多くいるように、もし必要がなく、薬物を使用せずに一生を終えられるのであればそれに越したことはない。彼の講演や論文に目を通していると、彼の主張に通底するひとつの理念がみえてくる。それは、彼が社会の理不尽を生き抜いてきたサバイバーであるとともに、その不正義や不公平を正したいと考えているということだ。私がこの本を訳したいと思ったのも、彼のこの社会的正義に対する希求に強く感銘を受け、彼と同じ想いを抱える日本の人々に彼の言葉を届けたいと感じたからに他ならない。

薬物使用に関連した相談に従事していて思うことがある。長年にわたって日常的に大量服薬する生活を続け、耐性や身体的な依存を形成してしまっているごく一部の人たちを除けば、薬物使用そのものが相談の主題になる人はほとんどいない。彼ら彼女らは社会との繋がりの中で受けた傷を、さまざまな薬物を使って癒している人たちだ。特効薬も、一瞬で解決してくれる心理療法もない。そんな人たちに私ができることと言えば、嘘をつかず、薬に関するフィアモンガリングに頼らず、正しい知識と安全につながる情報を誠実に伝え続け、そのうえでその人の選択を尊重しつつ、不遜にも新たな選択肢を提案する程度のことしかない。本書に書かれている情報は日本に暮らすすべての人が知る権利がある情報であり、本書を日本に紹介することは、ここに記された情報をもとに、人々が賢明で自分や他者の幸福につながる選択をしてくれるはずだという確信にもとづいている。

そのように考えるならば、すべての読者が著者の主張に同意するかはさておき、できるかぎり多くの人に本書に書かれた事実を伝える必要があるはずだ。そもそも、今より状況が酷くなることなどありうるだろうか。本書はアメリカを舞台に執筆されたものだが、日本の状況はこれと同じか、もっと悲惨だとさえ感じる。何ら糾弾されることもないまま地上波で放映される違法な職務質問や、苛烈で非人間的な報道は、〝クスリをやってると疑われるほうが悪い〟という一言で正当化されてしまう。そのうえ、違法薬物にすべての原因があるかのごとく巧妙に議論をすり替えることによって、貧困、差別、社会的不公平、虐待など、社会が向き合うべき数々の問題を私たち日本の社会はことごとく否認し続けてきた。

私は決して、日本の依存症のリカバリーカルチャーを否定するために本書を日本に紹介しているわけではない。ロバート・ダウニーJr.がみずからのアディクションを告白し、困難な回復の道のりを赤裸々にインタビューで語る姿に強い感銘を受けたし、幼少期からの憧れの対象であったエミネムが行った、自身のソプラエティのバースデイを祝う勇気あるSNSの投稿に胸を打たれたのは事実だ。アディクションから回復した人たちの持つ勇気と、彼らが人々に与える希望に私は最大級の敬意を持っている。しかし、同時に、そういった社会のアイコンとなった人たち全員が、決してそのような生き方を望んでいたわけではないことも忘れてはいけないと思う。啓発活動に従事している、ある当事者の方が「そりゃもちろん、もしできることなら、他の生き方を生きたかった。他に選択肢があるなら、今でもそちらを選びたいと思っている」と教えてくれたことを、私は今も忘れられない。

本書を日本に紹介することは、決して彼らのような勇気ある人たちに泥を塗るものではない。むしろ薬物依存症から回復することこそが社会で生きる唯一の方法であるかのように、無遠慮に彼らを担ぎ上げようとする社会に対して、私は別の視点を提供したい。このような考え方は、断薬を唯一の是としており、実質的に選択の余地がないという点において、（刑罰によるスティグマこそないが）〝ダメ。ゼッタイ。〟の二分法的な対立と本質的に大きなちがいがないとさえ思えてしまう。アルコールであっても、カフェインであっても、大麻であっても、メタンフェタミンであっても、オピオイドであっても、サイケデリックであっても、責任ある大人たちが、他者に危害を加えず、みずからの社会的責任を果たしつつ、薬物を使用することは、私たちの権利であり、社会の中で認められるべき、憲法で保障された生き方の一つである。そして、使用できる、という選択肢がありながらも、勇敢にも特定の精神作用物質を使用しない生活を決断した人たちにスポットライトが当たることによって、アディクションのリカバリーカルチャーは真に魅力的なものになるのだと私は確信している。

可能であるなら、そして当人がそれを望むのであれば、私は薬物を使用せずに生きる方法を全力で応援したい。しかし、その人の背後にある困難を知らずして、あたかもその人が薬物使用を決断した背景にあるすべての問題が解決可能であるかのようにふるまうことはおよそ援助的とは言い難く、無責任かつ傲慢不遜な態度だと言わざるを得ない。薬物を使用して困難を乗り越えることは決して健全な方法ではないし、推奨したいとも思わないが、一方で週末の飲み会で仕事の憂さを晴らすのは、誰もが魅力的に感じる、きわめて人間的な行為ではないだろうか。

すべての困難が解決可能なわけではなく、しかも社会が向き合うべき不正義を正そうと動き出さないのであれば、（もちろん周囲の人たちに害を与えないという大前提のもとだが）せめて薬物を使用してその時を乗り越える権利は保障すべきだ、というのが本書を読んだ私が至った、一つの結論だ。そして、一度もお酒を飲んだことがない人が度数の高いお酒を大量に飲むことは命に関わると誰もが知っているように、あらゆる薬物をどのようにすれば安全に使うことができるのか知る権利は、すべての人の命と、健康と、幸福な生活を守るために必要である。少なくとも私は、人々が命を守り、幸福にすごすために役に立つ情報が本書には詰まっているという確信がある。

ハートは、第4章を「薬物に関する規制当局の人種差別的なふるまいを、科学者コミュニティは長年にわたって無視し続けてきた。研究者の大半は中流階級の白人であり、みずからの行動の結果に向き合う必要がない。しかし、私にはこんな贅沢を味わう余地がない。日々子どもの顔を目にし、自分が生まれ育った地に足を踏み入れるたびに、ろくな科学的根拠のない薬物関連法を根拠に横行する、人種差別がもたらす凄惨な被害に、私は否応なしに直面させられているからだ」という言葉で締めている。日本に住む私たちはどうだろうか。

大麻、メタンフェタミン、オピオイドなどの違法とされる薬物だけでない。アルコール、カフェイン、ニコチン、市販薬や処方される向精神薬など、薬物は身近に溢れている。何ら精神作用物質を使用しない人生などありえないということは、本書をここまで読み進めてくれた読者であれば理解してくれることと思う。そうであるならば、中身のわからない薬物による心身への危険、清潔でない器具の使いまわしによる感染症への罹患、アルコールやカフェインの大量摂取による中毒死、処方薬や市販薬の過量服薬によって大きな傷を負ったり、中には命を落としてしまう若者のニュースを絶えず目にする中で、自分の子どもやパートナーといった大切な人が、同じ被害に直面する可能性が絶対にないとあなたは断言できるだろうか。くりかえすが、この人たちはただ、日常を必死に生き抜いているだけの人たちだ。

ハート氏が主張するように、薬物に関連する被害の大半は、エビデンスと人権にもとづく公衆衛生政策、そして薬物に対する正しい知識によって防ぐことができる。為政者や規制当局が行う、公共の人々にとってまったく利益にならず、むしろ私たちの崇高な市民権を侵害しようとする既得権益のために恣意的に線引きされる、合法だからよくて、違法だから悪い、という思考停止の二項対立的なパラダイムでは、私たちが大切に思う人たちの健康を守ることはできない。

解像度を高めるために、本書に触れているときに目にしたある報道を紹介しよう。二〇二四年四月一三日の早朝、大学生がビルの屋上から転落死するという痛ましい事故が起きた。時事通信が二〇二四年四月一五日に〝日大生、ビル屋上から転落死＝尿検査で大麻系成分検出―東京〟というタイトルで第一報を報じた。報道によれば、転落した大学生の尿中からは大麻成分が検出されていたとのことであり、因果関係にこそ直接言及してはいないものの、明らかに大麻と転落死とを恣意的に関連づけたいという意図が感じられる記事であった。

しかし、この大学生は転落死する直前に飲み会をしていた。本書をここまで読み進めてくれた読者であれば容易に察しがつくと思うが、この場合真っ先に検討しなければいけないのは、飲酒酩酊の影響であることは言うまでもない。酩酊下では判断力が低下し、平衡感覚も失うため、転落死等のリスクが大幅に高まる。そのため、飲酒する際は高所に近づかないといった対策は、飲酒によるハームを防ぐうえできわめて重要な情報だ。もしも捜査当局や報道が本当にこの事故を痛ましいものと捉えており、未来ある若者が命を落とす悲劇を防ぎたいと考えるのであれば、飲酒の危険性について注意喚起すべきであったし、少なくとも大麻が直接の原因であると因果関係が断定できるまでこのように報じるべきでなかった。しかし、実際にはそのような、人々の命や健康を守るために必要な情報は一切人々に伝えられなかった。このような姿勢は、捜査当局も、メディアも、人の命や健康を守ることではなく、人々の無知につけ込み、自分たちの利権誘導を優先し、このために大学生の死を利用し、彼の悲劇にさらに泥を塗ったと捉えられたとしても仕方ない、きわめて不誠実な態度と言わざるを得ない。

現役の支援者でありスティグマを専門とする研究者という立場からは、精神疾患の背景にあるさまざまな逆境体験についても付言しておきたい。若年からの薬物使用と、その後の薬物関連障害や精神病性障害の発症との関連を指摘する研究は少なくないし、私も論文中に示されるデータがすべて妥当性を欠いているとは考えていない。しかし、若年期に薬物をくりかえし使用せざるを得ない生活をしているという事実そのものが、その人が強烈な逆境体験のサバイバーであることを示唆しているということも忘れるべきではない。小児期の逆境体験を含む、さまざまなトラウマ体験は、ありとあらゆる精神疾患の最大のリスクファクターと言って差し支えないのだから。

世間の大多数が目に触れる〝ダメ。ゼッタイ。〟のリーフレットで紹介されるような、人々の恐怖を煽ることにこの上なく有効なさまざまな精神病症状に関する描写は、実際には、控えめに言っても小児期の逆境体験を含むさまざまな社会的・生物学的要因によってもたらされたものである可能性が否定できない。しかし、こういった情報では、薬物という要因のみを切り取って、十分な根拠がないにもかかわらず、あたかも両者に直接の因果関係があるかのように示されている。これはまるで、暑い日にはアイスクリームの売り上げが伸び、同時に水難事故の発生件数が増えるから、アイスクリームを規制しろ、といっているようなものだ。小児期の逆境的体験が若年期からの無茶な薬物使用と、精神病症状の発症双方に関係していることを考えてみると、日本の学校で子どもたちが目にする薬物乱用防止教育のリーフレットが本当に正しい情報を私たちに伝えているのか、検討の余地が残るのではないだろうか。

本書がくりかえし指摘する通り、人々の健康を危機に陥れ、命を危険に曝しているのは薬物ではなく、正しい知識が提供されず、安全を守るための最低限のサービスが提供されないことだ。公的機関による恣意的な発表や、これを検証することなく追従する思考停止の報道が人々に取り返しのつかない健康被害をもたらしているのが今の日本の現実であり、アメリカが直面する問題は対岸の火事などではない。

このような惨状で、もしも自分の子どもが命の危険に瀕したとき、あなたは子どもの目をまっすぐ見て、「自分は精一杯のことをした」と胸を張れるだろうか。少なくとも、今の私はそう胸を張ることはできない。本書を日本に紹介したいと考えたのは、そのような支援者として、そして責任ある大人として誠実でありたい、薬物使用をとりまくきわめて理不尽な社会の状況をただちに変えることができないにしても、現状を変えるために自分なりにできることをしたい、自分の子どもが大人になったときに「お父さんは何をやってきたの」と言われたときに後悔したくない、という想いが原動力になっている。

第10章で語られた、リーンの摂取によって不幸にも命を落としたエイサップ・ヤムズの母親のインタビューが、VICEというオンラインメディアに公開されている（〝亡き息子エイサップ・ヤムズの誕生日に母からの手記〟https://www.vice.com/ja/article/on-what-wouldve-been-his-29th-birthday-adollarap-yams-mother-shares-her-story/）。必読とも言える記事だが、その中で母親が語った一文を以下に引用する。

ハッキリいうと、私を含む親たちは、もちろんドラッグ使用に反対すべきです。でも、私の息子は、ただハイになりたかった。死にたかった訳ではないのです。多くの若者が同じような経験をしています。好むと好まざるとに関わらず、彼らが安全に生きられるように、私たちはできることをすべてやるべきです。それは人としての義務です。

本書を読んだことのみをもって、違法薬物の合法化に対する賛意がただちに得られるとは思わない。しかし、正しい知識を伝え、みずからの健康や命を守る手段を教えていくとともに、安全が守られるような環境を作るために最善を尽くすことは、責任ある大人として最低限はたすべき責務である。少なくとも、科学的エビデンスではなく、明らかに一部の権益集団に都合に合わせて恣意的に定められた、人々の健康や幸福を軽視する、合法＝よい薬物、違法＝悪い（危険な）薬物、という荒唐無稽な線引きそのものを無批判に妄信したり、これを使って煙に巻こうとすることなく、その規制についてそれぞれが批判的に吟味した上でみずから判断してほしい。それが、薬物に対する責任ある大人としての向き合い方ではないだろうか。

なお、本書の刊行に際しては、国立精神・神経医療研究センター精神保健研究所薬物依存研究部の部長であり、薬物依存症センターのセンター長でもある松本俊彦先生と、みすず書房編集部の田所俊介氏に多大なる応援をいただいた。松本先生は、本書を翻訳し、日本に紹介したいという私の想いを二つ返事で快諾し、本書の刊行のために多くの労力を割いてくださった。私の拙い翻訳が読者にとって魅力的な文章へと仕上がったのも、ひとえに松本先生が、あまりにも過密な自身の診療や研究活動にもかかわらず、十分すぎるほどの労力と時間を割き、深夜二時三時でもメールに対応してくださり、ひとつひとつの言葉まで丁寧に目を凝らして手を加えてくださったからに他ならない。

また、編集の田所氏は初の訳書で右も左もわからない私の、一つ一つの質問に丁寧に付き合ってくださっただけでなく、社内の企画、翻訳権の取得から刊行まで絶えず奔走してくださり、刊行にむけて一貫して応援していただいた。送られてきた初校を読みながら、一流のプロの仕事ぶりとはかくも頼もしいものなのかと強く感動した次第である。誰かの健康、幸福、生命を尊重するという行為が違法行為として処罰されてしまいかねない社会情勢のなかで、本書に理解を示し、刊行に向けて動いてくださった田所氏の存在は、およそ考えうるかぎりもっとも頼もしい、最高の編集者に味方になっていただけたという確信がある。

本書が、あなたや、あなたが大切にしたいと思う、すべての人の生命と、幸福に少しでもつながることを願っている。

片山宗紀

索　引

ア

カ

マ

ヤ

ラ

1-9・A-Z

原　注

プロローグ　いい加減，大人になろう

1　Locke J (1690). *An Essay concerning Human Understanding*. 4 vols (London: Printed by Eliz. Holt, for Thomas Basset, at the George in Fleet Street, near St. Dunstan's Church).

2　Miller LL, Cornett TL (1978). "Marijuana: Dose Effects on Pulse Rate, Subjective Estimates of Intoxication, Free Recall and Recognition Memory," *Pharmacology, Biochemistry, and Behavior* 9 : 573–77.

3　Zorumski CF, Mennerick S, Izumi Y (2014). "Acute and Chronic Effects of Ethanol on Learning-Related Synaptic Plasticity," *Alcohol* 48: 1–17; Mintzer MZ, Griffiths RR (1999). "Triazolam and Zolpidem: Effects on Human Memory and Attentional Processes," *Psychopharmacology* 144: 8–19; Roy-Byrne P, Fleishaker J, Arnett C, Dubach M, Stewart J, Radant A, Veith R, Graham M (1993). "Effects of Acute and Chronic Alprazolam Treatment on Cerebral Blood Flow, Memory, Sedation, and Plasma Catecholamines," *Neuropsychopharmacology* 8 : 161–69.

4　Haney M, Gunderson EW, Rabkin J, Hart CL, Vosburg SK, Comer SD, Foltin RW (2007). "Dronabinol and Marijuana in HIV+ Marijuana Smokers: Caloric Intake, Mood, and Sleep," *Journal of Acquired Immune Deficiency Syndrome* 45: 54–554; Hill KP (2015). "Medical Marijuana for Treatment of Chronic Pain and Other Medical and Psychiatric Problems: A Clinical Review," *Journal of the American Medical Association* 313: 2474–83.

5　Edwards E, Bunting W, Garcia L (2013). *The War on Marijuana in Black and White*. American Civil Liberties Union report.

6　U.S. Sentencing Commission (2017). Datafile, USSCFY17, accessed November 13, 2019: www.ussc.gov/sites/default/files/pdf/research-and-publications/annual-reports-and-sourcebooks/2017/Table34.pdf.

7　Reports and Detailed Tables from the 2018 National Survey on Drug Use and Health (NSDUH), accessed on November 13, 2019: www.samhsa.gov/data/nsduh/reports-detailed-tables-2018-NSDUH.

8　Riley KJ (1997). *Crack, Powder Cocaine, and Heroin: Drug Purchase and Use Patterns in Six U.S. Cities*, accessed on November 13, 2019: www.ncjrs.gov/pdffiles/167265.pdf.

9 Elkind MS, Sciacca R, Boden-Albala B, Rundek T, Paik MC, Sacco RL (2006), "Moderate Alcohol Consumption Reduces Risk of Ischemic Stroke: The Northern Manhattan Study," *Stroke* 37: 13–19; Poli A, Marangoni F, Avogaro A, Barba G, Bellentani S, Bucci M, Cambieri R, Catapano AL, Costanzo S, Cricelli C, de Gaetano G, Di Castelnuovo A, Faggiano P, Fattirolli F, Fontana L, Forlani G, Frattini S, Giacco R, La Vecchia C, Lazzaretto L, Loffredo L, Lucchin L, Marelli G, Marrocco W, Minisola S, Musicco M, Novo S, Nozzoli C, Pelucchi C, Perri L, Pieralli F, Rizzoni D, Sterzi R, Vettor R, Violi F, Visioli F (2013), "Moderate Alcohol Use and Health: A Consensus Document," *Nutrition, Metabolism, and Cardiovascular Diseases* 23: 487–504; Lee SJ, Cho YJ, Kim JG, Ko Y, Hong KS, Park JM, Kang K, Park TH, Park SS, Lee KB, Cha JK, Kim DH, Lee J, Kim JT, Lee J, Lee JS, Jang MS, Han MK, Gorelick PB, Bae HJ; CRCS-5 Investigators (2015), "Moderate Alcohol Intake Reduces Risk of Ischemic Stroke in Korea," *Neurology* 85: 1950–56; Bell S, Daskalopoulou M, Rapsomaniki E, George J, Britton A, Bobak M, Casas JP, Dale CE, Denaxas S, Shah AD, Hemingway H (2017), "Association between Clinically Recorded Alcohol Consumption and Initial Presentation of 12 Cardiovascular Diseases: Population-Based Cohort Study Using Linked Health Records," *British Medical Journal* 356: 909; Costanzo S, de Gaetano G, Di Castelnuovo A, Djoussé L, Poli A, van Velden DP (2019), "Moderate Alcohol Consumption and Lower Total Mortality Risk: Justified Doubts or Established Facts?," *Nutrition, Metabolism, and Cardiovascular Diseases* 29: 1003–1008.

10 Anthony JC, Warner LA, Kessler RC (1994), "Comparative Epidemiology of Dependence on Tobacco, Alcohol, Controlled Substances, and Inhalants: Basic Findings from the National Comorbidity Survey." *Experimental and Clinical Psychopharmacology* 2 : 244–68; Warner LA, Kessler RC, Hughes M, Anthony JC, Nelson CB (1995), "Prevalence and Correlates of Drug Use and Dependence in the United States. Results from the National Comorbidity Survey," *Archives of General Psychiatry* 52: 219–29; O'Brien MS, Anthony JC (2009), "Extra-medical Stimulant Dependence among Recent Initiates," *Drug and Alcohol Dependence* 104: 147–55; Substance Abuse and Mental Health Services Administration (2012), *Results from the 2011 National Survey on Drug Use and Health: Summary of National Findings*, NSDUH Series H—44, HHS publication no. (SMA), 12-4713 (Rockville, MD: SAMHSA, 2012); Csete J, Kamarulzaman A, Kazatchkine M, Altice F, Balicki M, Buxton J, Cepeda J, Comfort M, Goosby E, Gouldo J, Hart C, Kerr T, Lajous AM, Lewis S, Martin N, Mejia D, Camacho A, Mathieson D, Obot I, Ogunrombi A, Sherman S, Stone J, Vallath N, Vickerman P, Zabransky T, Beyrer C (2016), "Public Health and International Drug Policy," *The Lancet* 387: 1427–80; Santiago Rivera OJ, Havens JR, Parker MA, Anthony JC (2018), "Risk of Heroin Dependence in Newly Incident Heroin Users," *Journal of the American Medical Association Psychiatry* 75: 863–64.

11 Bakken K, Landheim AS, Vaglum P (2007), "Axis I and II Disorders as Long-Term Predictors of Mental Distress: A Six-Year Prospective Follow-Up of Substance-

Dependent Patients," *BMC Psychiatry* 7 : 29; Moore E, Mancuso SG, Slade T, Galletly C, Castle DJ (2012), "The Impact of Alcohol and Illicit Drugs on People with Psychosis: The Second Australian National Survey of Psychosis," *Australian and New Zealand Journal of Psychiatry* 46: 864–78; Tsemberis S, Kent D, Respress C (2012), "Housing Stability and Recovery among Chronically Homeless Persons with Co-occurring Disorders in Washington, DC," *American Journal of Public Health* 102: 13–6; Tolliver BK, Anton RF (2015), "Assessment and Treatment of Mood Disorders in the Context of Substance Abuse," *Dialogues in Clinical Neuroscience* 17: 181–90; Grant BF, Saha TD, Ruan WJ, Goldstein RB, Chou SP, Jung J, Zhang H, Smith SM, Pickering RP, Huang B, Hasin DS (2016), "Epidemiology of DSM-5 Drug Use Disorder: Results from the National Epidemiologic Survey on Alcohol and Related Conditions-III," *JAMA Psychiatry* 73: 39–47; Lee JO, Jones TM, Kosterman R, Rhew IC, Lovasi GS, Hill KG, Catalano RF, Hawkins JD (2017), "The Association of Unemployment from Age 21 to 33 with Substance Use Disorder Symptoms at Age 39: The Role of Childhood Neighborhood Characteristics," *Drug and Alcohol Dependence* 174: 1–8; Thern E, Ramstedt M, Svensson J (October 16, 2019), "Long-term Effects of Youth Unemployment on Alcohol-Related Morbidity," *Addiction*, doi: 10.1111/add.14838 [epub ahead of print].

第１章　私たちに向けられた銃口

1　National Drug Control Budget (March 2019), *FY2020 Funding Highlights*, accessed November 13, 2019: www.whitehouse.gov/wp-content/uploads/2019/03/FY-20-Budget-Highlights.pdf.

2　Hogan HL, Walke R (June 1, 1987), CRS Report for Congress. *Federal Drug Control: President's Budget Request for Fiscal Year 1988*, accessed on November 13, 2019: www.everycrsreport.com/files/19870601_87-479GOV_865e7ff39b27164e727c5c60bb87d2c89334d7aa.pdf.

3　Shumlin P (2014), State of the State Speech, www.governing.com/topics/politics/gov-vermont-peter-shumlin-state-address.html.

4　U.S. Department of Health and Human Services, Public Health Service, *National Household Survey on Drug Abuse, 1993* (Rockville, MD: Substance Abuse and Mental Health Services Administration, 1995); Riley KJ (1997), *Crack, Powder Cocaine, and Heroin: Drug Purchase and Use Patterns in Six U.S. Cities*, accessed on November 13, 2019: www.ncjrs.gov/pdffiles/167265.pdf.

5　United States Sentencing Commission (USSC) (May 2002), *Special Report to the Congress—Cocaine and Federal Sentencing Policy*, accessed on November 13, 2019: www.ussc.gov/sites/default/files/pdf/news/congressional-testimony-and-reports/drug-topics/200205-rtc-cocaine-sentencing-policy/200205_Cocaine_and_Federal_Sentencing_Policy.pdf.

6 Drucker E (2002), "Population Impact of Mass Incarceration under New York's Rockefeller Drug Laws: An Analysis of Years of Life Lost," *Journal of Urban Health: Bulletin of the New York Academy of Medicine* 79: 1–10.

7 Schatz A. (July 1971), "The War Within: Portraits of Vietnam Veterans Fighting Heroin Addiction," *Life*, accessed on November 13, 2019: time.com/3878718/vietnam-veterans-heroin-addiction-treatment-photos/.

8 Nixon RM (June 17, 1971), Special Message to the Congress on Drug-Abuse Prevention and Control, accessed on November 13, 2019: www.presidency.ucsb.edu/ws/?pid=3048.

9 Ranzal E (March 5, 1971), "Mayor Seeks $9.2-Million for Methadone," *The New York Times*.

10 Hart CL, Hart MZ (2019), "Opioid Crisis: Another Mechanism Used to Perpetuate American Racism," *Cultural Diversity and Ethnic Minority Psychology* 25: 6–11.

11 U.S. Sentencing Commission (2017), Datafile, USSCFY17, accessed November 13, 2019: www.ussc.gov/sites/default/files/pdf/research-and-publications/annual-reports-and-sourcebooks/2017/Table34.pdf; Riley KJ (1997), *Crack, Powder Cocaine, and Heroin: Drug Purchase and Use Patterns in Six U.S. Cities*, accessed on November 13, 2019: www.ncjrs.gov/pdffiles/167265.pdf.

12 James Baldwin's December 10, 1986, スピーチは下記で読むことができる. www.loc.gov/rr/record/pressclub/baldwin.html.

13 Baldwin J (1985), *The Price of the Ticket: Collected Nonfiction, 1948–1985* (New York: St. Martin's).

14 Hart CL, Ksir C (2018), *Drugs, Society, and Human Behavior*, 17th ed. McGraw-Hill: New York.

15 Holmes JM (1997), *Thomas Jefferson Treats Himself: Herbs, Physicke, and Nutrition in Early America* (Fort Valley, VA: Loft Press).

16 Hart CL, Ksir C (2018), *Drugs, Society, and Human Behavior*, 17th ed. (New York: McGraw-Hill).

17 Kane HH (1882), *Opium Smoking in America and China: A Study of Its Prevalence and Effects, Immediate and Remote, on the Individual and the Nation* (New York: G.P. Putnam's Sons).

18 Williams EH (February 8, 1914), "Negro Cocaine Fiends Are a New Southern Menace." *The New York Times*.

19 Substance Abuse and Mental Health Services Administration (2014), *The DAWN Report: Benzodiazepines in Combination with Opioid Pain Relievers or Alcohol: Greater Risk of More Serious ED Visit Outcomes* (Rockville, MD: SAMHSA), www.samhsa.gov/data/sites/default/files/DAWN-SR192-BenzoCombos-2014/DAWN-SR192-BenzoCombos-2014.pdf.

20 Santiago Rivera OJ, Havens JR, Parker MA, Anthony JC (2018), "Risk of Heroin Dependence in Newly Incident Heroin Users," *Journal of the American Medical*

Association Psychiatry, 75: 863–64; Edlund MJ, Martin BC, Russo JE, DeVries A, Braden JB, Sullivan MD (2014), "The Role of Opioid Prescription in Incident Opioid Abuse and Dependence among Individuals with Chronic Noncancer Pain: The Role of Opioid Prescription," *Clinical Journal of Pain*, 30: 557–64; Noble M, Treadwell JR, Tregear SJ, Coates VH, Wiffen PJ, Akafomo C, Schoelles KM (2010), "Long-term Opioid Management for Chronic Noncancer Pain," *Cochrane Database Systematic Review* 20, accessed on December 24, 2019: www.ncbi.nlm.nih.gov/pmc/articles/PMC6494200/.

21 King S (1991), *The Dark Tower III: The Waste Lands* (Hampton Falls, NH: Donald M. Grant).

22 Goldensohn, R. (May 25, 2018), "They Shared Drugs. Someone Died. Does That Make Them Killers?" *The New York Times*, accessed on November 13, 2019: www.nytimes.com/2018/05/25/us/drug-overdose-prosecution-crime.html.

23 Gladwell M (January 14, 2019), "Is Marijuana as Safe as We Think? Permitting Pot Is One Thing; Promoting Its Use Is Another," *The New Yorker*.

24 ポール・レページ前知事の発言は2016年のタウンホールフォームにおけるもので，下記で読むことができる．www.cnn.com/videos/us/2016/01/08/maine-governor-paul-lepage-shifty-d-money-drugs-sot.wmtw.

25 U.S. Sentencing Commission (2017), Datafile, USSCFY17, accessed on November 13, 2019: www.ussc.gov/sites/default/files/pdf/research-and-publications/annual-reports-and-sourcebooks/2017/Table34.pdf; Martins SS, Sarvet A, Santaella-Tenorio J, Saha T, Grant BF, Hasin DS (2017), "Changes in U.S. Lifetime Heroin Use and Heroin Use Disorder: Prevalence from 2001–2002 to 2012–2013," National Epidemiologic Survey on Alcohol and Related Conditions, *Journal of the American Medical Association Psychiatry*, 74: 445–55.

26 2016年のドキュメンタリー *I Am Not Your Negro* で紹介されたジェームズ・ボールドウィンの未発表の著作より．

第２章　いつまで隠れているのか

1 Greenwood M (January 4, 2018), "Bernie Sanders: Marijuana Isn't Heroin," *The Hill*, accessed on November 13, 2019: thehill.com/homenews/senate/367422-bernie-sanders-marijuana-isnt-heroin.

2 Gramlich J (August 16, 2019), *What the Data Says about Gun Deaths in the U.S.*, Pew Research Center Report, accessed on November 13, 2019: www.pewresearch.org/fact-tank/2019/08/16/what-the-data-says-about-gun-deaths-in-the-u-s/.

3 Scholl L, Seth P, Kariisa M, Wilson N, Baldwin G (2019), *Drug and Opioid-Involved Overdose Deaths—United States, 2013-2017*, Morbidity and Mortality Weekly Report 67: 1419–27: dx.doi.org/10.15585/mmwr.mm675152e1.

4 Occupational Health and Safety (February 18, 2019), *2018 Third Consecutive Year of at Least 40,000 Motor Vehicle Deaths*, accessed on November 13, 2019: ohsonline.

com/Articles/2019/02/18/NSC-Motor-Vehicle-Deaths.aspx?Page=1.
5 Centers for Disease Control and Prevention (CDC) (January 3, 2018), Fact Sheets: *Alcohol Use and Health— Alcohol*, accessed on November 13, 2019: www.cdc.gov/alcohol/fact-sheets/alcohol-use.htm.
6 Kristof N (September 22, 2017), "How to Win a War on Drugs: Portugal Treats Addiction as a Disease, Not a Crime," *The New York Times*, accessed on November 13, 2019: www.nytimes.com/2017/09/22/opinion/sunday/portugal-drug-decriminalization.html.
7 Staff writer (January 7, 1972), "Bush is Dead at Age 51, Was Psychology Professor," *Columbia Daily Spectator* CXVI, no. 49.

第3章　ハーム・リダクションのハームを超えて

1 Keneally M (June 27, 2019), "Opioids Responsible for Two-thirds of Global Drug Deaths in 2017: UN," *ABC News*. https://abcnews.go.com/International/opioids-responsible-thirds-global-drug-deaths-2017/story?id=63987167.
2 Jalal H, Buchanich JM, Roberts MS, Balmert LC, Zhang K, Burke DS (2018), "Changing Dynamics of the Drug Overdose Epidemic in the United States from 1979 through 2016," *Science* 361: 6408.
3 White AM, Castle IP, Hingson RW, Powell PA (2020), "Using Death Certificates to Explore Changes in Alcohol-Related Mortality in the United States, 1999 to 2017," *Alcoholism: Clinical and Experimental Research* 44: 178–87.
4 Van der Schrier R, Roozekrans M, Olofsen E, Aarts L, van Velzen M, de Jong M, Dahan A, Niesters M (2017), "Influence of Ethanol on Oxycodone-induced Respiratory Depression: A Dose-escalating Study in Young and Elderly Individuals," *Anesthesiology* 126: 534–42.
5 Klein D (August 8, 2018), "Mother Shocked as Task Force Recovers Enough Fentanyl to Kill 32,000 People," WSAZ News. www.wsaz.com/content/news/Man-arrested-on-drug-charges-in-Grayson-Ky-490416851.html.
6 Chason R (July 26, 2018), "Fentanyl-Related Deaths Continue 'Staggering' Rise in Maryland," *The Washington Post*. www.washingtonpost.com/local/md-politics/fentanyl-related-deaths-continue-staggering-rise-in-maryland/2018/07/26/cd33f406-90fc-11e8-8322-b5482bf5e0f5_story.html
7 Healy M (March 20, 2019), "Fentanyl Overdose Deaths in the U.S. Have Been Doubling Every Year," *The Los Angeles Times*. www.latimes.com/science/sciencenow/la-sci-sn-fentanyl-overdose-deaths-skyrocketing-20190320-story.html.
8 President Rodrigo Duterte (August 11, 2017), スピーチはフィリピンのダバオで行われた. www.youtube.com/watch?v=qq_P3Yx8NAs.
9 Barratt M, Kowalski M, Maier L, Ritter A (2018), *Global Review of Drug Checking Services Operating in 2017*, Drug Policy Modelling Program Bulletin, no. 24 (Sydney:

National Drug & Alcohol Research Centre, UNSW).

10　Goldmacher S (September 14, 2019), "Planned Parenthood and Fired Former Chief Mired in Escalating Dispute," *The New York Times*. www.nytimes.com/2019/09/14/us/politics/planned-parenthood-leana-wen.html.

11　Hart CL, Ksir C (2018), *Drugs, Society, and Human Behavior*, 17th ed. (New York: McGraw-Hill).

12　Monnat SM (2018), "Factors Associated with County-Level Differences in U.S. Drug-Related Mortality Rates, *American Journal of Preventive Medicine* 54: 611–19.

13　Schatz E, Nougier M (June 2012), *Drug Consumption Rooms: Evidence and Practice*, report from the International Drug Policy Consortium, accessed on December 24, 2019: fileserver.idpc.net/library/IDPC-Briefing-Paper_Drug-consumption-rooms.pdf.

14　Lit L, Schweitzer JB, Oberbauer AM (2011), "Handler Beliefs Affect Scent-Detection-Dog Outcomes," *Animal Cognition*14: 387–94.

第 4 章　薬物のアディクションは脳の病気ではない

1　Hart CL, Marvin CB, Silver R, Smith EE (2012), "Is Cognitive Functioning Impaired in Methamphetamine Users? A Critical Review," *Neuropsychopharmacology* 37: 586–608.

2　Leshner AI (1997), "Addiction Is a Brain Disease, and It Matters," *Science* 278: 45–47.

3　Hart CL, Jatlow PI, Sevarino KA, McCance-Katz EF (2000), "Comparison of Intravenous Cocaethylene and Cocaine in Humans," *Psychopharmacology* 149: 153–62.

4　United States Department of Health and Human Services, website retrieved on January 10, 2020, www.hhs.gov/programs/prevention-and-wellness/mental-health-substance-abuse/index.html.

5　Wallis C (April 19, 2019), "Pain Patients Get Relief from War on Opioids," *Scientific American*. www.scientificamerican.com/article/pain-patients-get-relief-from-war-on-opioids1/.

6　Salaverria LB (May 10, 2017), "Duterte Insists Shabu Can Cause Brain Damage," *Philippine Daily Inquirer*, accessed on November 13, 2019: newsinfo.inquirer.net/895885/duterte-insists-shabu-can-cause-brain-damage.

7　Volkow ND, Koob GF, McLellan AT (2016), "Neurobiologic Advances from the Brain-Disease Model of Addiction," *The New England Journal of Medicine* 374: 363–71.

8　American Psychiatric Association (2013), *Diagnostic and Statistical Manual of Mental Disorders*, 5th ed. (American Psychiatric Association: Washington, DC), 483.

9　Hart, CL (2017), "Viewing Addiction as a Brain Disease Promotes Social Injustice," *Nature: Human Behaviour*, www.nature.com/articles/s41562-017-0055; Hart CL (2017), "Reply to: 'Addiction as a Brain Disease Does Not Promote Injustice,'" *Nature: Human Behaviour* 1: 611, www.nature.com/articles/s41562-017-

0216-0.epdf; Grifell M, Hart, CL (2018), "Is Drug Addiction a Brain Disease? This Popular Claim Lacks Evidence and Leads to Poor Policy," *American Scientist* May-June, 160-67.

10 Gilman JM, Kuster JK, Lee S, Lee MJ, Kim BW, Makris N, van der Kouwe A, Blood AJ, Breiter HC (2014), "Cannabis Use Is Quantitatively Associated with Nucleus Accumbens and Amygdala Abnormalities in Young Adult Recreational Users," *Journal of Neuroscience* 34: 5529-38.

11 Schweitzer JB, Riggins T, Liang X, Gallen C, Kurup PK, Ross TJ, Black MM, Nair P, Salmeron BJ (2015), "Prenatal Drug Exposure to Illicit Drugs Alters Working Memory-Related Brain Activity and Underlying Network Properties in Adolescence," *Neurotoxicology and Teratology* 48: 69-77.

12 McAllister D, Hart CL (2015), "Inappropriate Interpretations of Prenatal Drug Use Data Can Be Worse Than the Drugs Themselves," *Neurotoxicology and Teratology* 52 (Pt A): 57.

13 Johanson CE, Frey KA, Lundahl LH, Keenan P, Lockhart N, Roll J, Galloway GP, Koeppe RA, Kilbourn MR, Robbins T, Schuster CR (2006), "Cognitive Function and Nigrostriatal Markers in Abstinent Methamphetamine Abusers," *Psychopharmacology* 185: 327-38.

第5章　アンフェタミン

1 Walmsley R. (2015), *World Female Imprisonment List, 3rd ed: Women and Girls in Penal Institutions, including Pre-trial Detainees/Remand Prisoners* (Institute for Criminal Policy Research, Birkbeck, University of London), 1-15.

2 Jeffries S, Chuenurah C (2015), "Gender and Imprisonment in Thailand: Exploring the Trends and Understanding the Drivers," *International Journal of Law Crime and Justice* 45: 1-28.

3 Vongchak T, Kawichai S, Sherman S, Celentano D D, Sirisanthana T, Latkin C, Wiboonnatakul K, Srirak N, Jittiwutikarn J, Aramrattana A (2005), "The Influence of Thailand's 2003 'War on Drugs' Policy on Self-reported Drug Use among Injection Drug Users in Chiang Mai, Thailand," *International Journal of Drug Policy* 16: 115-21; United Nations Office on Drugs and Crime Regional Centre for East Asia and the Pacic (UNODC) (2007), *Patterns and Trends of Amphetamine-type Stimulants (ATS) and Other Drugs of Abuse in East Asia and the Pacic 2006: A Report from Project: TDRASF97 Improving ATS Data and Information Systems*, publication no. 2 : 121-28.

4 Salaverria LB (May10, 2017), "Duterte Insists Shabu Can Cause Brain Damage," Philippine Daily Inquirer, accessed on November 13, 2019: newsinfo.inquirer.net/895885/duterte-insists-shabu-can-cause-brain-damage.

5 Bueza M (2017), "In Numbers: The Philippines' 'War on Drugs'," *Rappler*. The figures update regularly on *Rappler*. Amnesty International last accessed the webpage

on January21, 2017.

6　Kirkpatrick MG, Gunderson EW, Johanson CE, Levin FR, Foltin RW, Hart CL（2012）, "Comparison of Intranasal Methamphetamine and *d*-Amphetamine Self-Administration by Humans," *Addiction* 107: 783–91.

7　Kirkpatrick, Gunderson, Johanson, et al, "Comparison of Intranasal Methamphetamine," 783–91.

8　Hart CL, Ward AS, Haney M, Nasser J, Foltin RW（2003）, "Methamphetamine Attenuates Disruptions in Performance and Mood During Simulated Night Shift Work." *Psychopharmacology* 169: 42–51.

9　Caldwell JA, Caldwell JL（2005）, "Fatigue in Military Aviation: An Overview of U.S. Military-Approved Pharmacological Countermeasures," *Aviation Space & Environmental Medicine* 76: C39–51.

10　Hart CL, Ward AS, Haney M, Foltin RW, Fischman MW（2001）, "Methamphetamine Self-administration by Humans," *Psychopharmacology* 157: 75–81.

11　Kirkpatrick, Gunderson, Johanson, et al, "Comparison of Intranasal Methamphetamine," 783–91.

12　Kirkpatrick MG, Gunderson EW, Perez AY, Haney M, Foltin RW, Hart CL（2012）, "A Direct Comparison of the Behavioral and Physiological Effects of Methamphetamine and 3,4-Methylenedioxymethamphetamine（MDMA）in Humans," *Psychopharmacology* 219: 109–22.

第６章　新精神作用物質

1　Papaseit E, Pérez-Mañá C, Mateus JA, Pujadas M, Fonseca F, Torrens M, Olesti E, de la Torre R, Farré M（2016）, "Human Pharmacology of Mephedrone in Comparison with MDMA," *Neuropsychopharmacology* 41: 2704–13.

2　Luscombe R（May 29, 2012）, "Miami Man Shot Dead Eating a Man's Face May Have Been on LSD-like Drug," *The Guardian*, accessed on November 14, 2019: www.theguardian.com/world/2012/may/29/miami-man-eating-face-lsd.

3　Staff writer（June 7, 2012）, "New 'Bath Salts' Zombie-drug Makes Americans Eat Each Other," *RT*. www.rt.com/usa/drug-bath-salt-zombie-321/; Tienabeso S（May 29, 2012）, "Face-Eating Attack Possibly Prompted by 'Bath Salts,' Authorities Suspect," *ABC News*. https://abcnews.go.com/US/face-eating-attack-possibly-linked-bath-salts-miami/story?id=16451452.

4　Swalve N, DeFoster R（2016）, "Framing the Danger of Designer Drugs: Mass Media, Bath Salts, and the 'Miami Zombie Attack'," *Contemporary Drug Problems* 43: 103–21.

5　Firger J（April 2, 2015）, "What Is Flakka? Florida's Dangerous New Drug Trend," *CBS News*, accessed on November 14, 2019: www.cbsnews.com/news/flakka-floridas-dangerous-new-drug-trend/.

6 Sullum J (November 13, 2017), "The Legend of Zombie Drugs Will Not Die," *Reason*, accessed on November 14, 2019: reason.com/2017/11/13/the-legend-of-zombie-drugs-will-not-die/.

7 Southall A, Ferré-Sadurní L (May 20, 2018), "K2 Eyed as Culprit after 14 People Overdose in Brooklyn," *The New York Times*, accessed on November 14, 2019: www.nytimes.com/2018/05/20/nyregion/k2-drug-overdose-brooklyn.html.

8 Miller, M. (July 13, 2016), "Synthetic Marijuana Overdose Turns Dozens into 'Zombies' in NYC," *CBS News*, accessed on November 14, 2019: www.cbsnews.com/news/synthetic-marijuana-overdose-turn-dozens-into-zombies-in-nyc/.

9 Miller M. "Synthetic Marijuana Overdose."

10 Rosenberg E, Schweber N (July 12, 2016), "33 Suspected of Overdosing on Synthetic Marijuana in Brooklyn," *The New York Times*, www.nytimes.com/2016/07/13/nyregion/k2-synthetic-marijuana-overdose-in-brooklyn.html.

11 Santora M. (December 14, 2016), "Drug 85 Times as Potent as Marijuana Caused a 'Zombielike' State in Brooklyn," *The New York Times*, www.nytimes.com/2016/12/14/nyregion/zombielike-state-was-caused-by-synthetic-marijuana.html.

12 Adams AJ, Banister SD, Irizarry L, Trecki J, Schwartz M, Gerona R (2017), " 'Zombie' Outbreak Caused by the Synthetic Cannabinoid AMB-FUBINACA in New York," *The New England Journal of Medicine* 376: 235–42.

13 St. Pierre A (September 15, 2011), "Oh, the Irony: Speaker of the House John Boehner Continues to Support Marijuana Prohibition," *NORML Blog*, accessed on November 14, 2019: blog.norml.org/2011/09/15/oh-the-irony-speaker-of-the-house-john-boehner-continues-to-support-marijuana-prohibition/.

14 Breslow J (March 16, 2019), "John Boehner Was Once 'Unalterably Opposed' to Marijuana. He Now Wants It To Be Legal," *National Public Radio*, accessed on November 14, 2019: www.npr.org/2019/03/16/704086782/john-boehner-was-once-unalterably-opposed-to-marijuana-he-now-wants-it-to-be-leg.

15 Assari S, Moazen-Zadeh E, Caldwell CH, Zimmerman MA (2017), "Racial Discrimination during Adolescence Predicts Mental Health Deterioration in Adulthood: Gender Differences among Blacks," *Frontiers in Public Health* 5 : 104.

16 Dolezsar CM, McGrath JJ, Herzig AJ, Miller SB (2014), "Perceived Racial Discrimination and Hypertension: A Comprehensive Systematic Review," *Health Psychology* 33: 20–34.

第7章　大　麻

1 Transcript of Testimony Heard by the Grand Jury Charged with Determining Whether Police Officer Darren Wilson Would Be Indicted for Killing Michael Brown. https://edition.cnn.com/interactive/2014/11/us/ferguson-grand-jury-docs/index.html

2 Staff writer (September 24, 2016), "Charlotte Police Release Official Footage of Fatal

Keith Lamont Scott Shooting," *Complex*, www.complex.com/life/2016/09/charlotte-police-release-keith-scott-footage.

3　Hart CL (July 11, 2013), "Reefer Madness, an Unfortunate Redux," *The New York Times* :www.nytimes.com/2013/07/12/opinion/reefer-madness-an-unfortunate-redux.html?_r=0.

4　Hart CL, van Gorp WG, Haney M, Foltin RW, Fischman MW (2001), "Effects of Acute Smoked Marijuana on Complex Cognitive Performance," *Neuro psychopharmacology* 25: 757–65; Hart CL, Haney M, Ward AS, Fischman MW, Foltin RW (2002), "Effects of Oral THC Maintenance on Smoked Marijuana Self-Administration," *Drug and Alcohol Dependence* 67: 301–309; Hart CL, Ward AS, Haney M, Comer SD, Foltin RW, Fischman MW (2002), "Comparison of Smoked Marijuana and Oral Δ9-Tetrahydrocannabinol in Humans," *Psychopharmacology* 164: 407–15; Hart CL, Ilan AB, Gevins A, Gunderson EW, Role K, Colley J, Foltin RW (2010), "Neurophysiological and Cognitive Effects of Smoked Marijuana in Frequent Users," *Pharmacology, Biochemistry, and Behavior* 96: 333–41; Keith DR, Gunderson EW, Haney M, Foltin RW, Hart CL (2017), "Smoked Marijuana Attenuates Performance Disruptions during Simulated Night Shift Work," *Drug and Alcohol Dependence* 178: 534–43.

5　Anslinger, H. J., & C. R. Cooper. (1937). "Marijuana: Assassin of Youth," *The American Magazine* 124: 19, 153.

6　Berenson A (2019), *Tell Your Children: The Truth about Marijuana, Mental Illness, and Violence* (New York: Free Press).

7　Associated Press (July 29, 2007), "Even Infrequent Use of Marijuana Increases Risk of Psychosis by 40 Percent," Fox News, www.foxnews.com/story/study-even-infrequent-use-of-marijuana-increases-risk-of-psychosis-by-40-percent.

8　Mustonen A, Ahokas T, Nordström T, Murray GK, Mäki P, Jääskeläinen E, Heiskala A, Mcgrath JJ, Scott JG, Miettunen J, Niemelä S (2018), "Smokin' Hot: Adolescent Smoking and the Risk of Psychosis," *Acta Psychiatrica Scandinavica* 138: 5–14.

9　Moran LV, Masters GA, Pingali S, Cohen BM, Liebson E, Rajarethinam RP, Ongur D (2015), "Prescription Stimulant Use Is Associated with Earlier Onset of Psychosis," *Journal of Psychiatric Research 71*: 41–47.

10　Torrey EF, Simmons W, Yolken RH (2015), "Childhood Cat Ownership a Risk Factor for Schizophrenia Later in Life?," *Schizophrenia Research* 165: 1–2.

11　Ksir C, Hart CL (2016), "Cannabis and Psychosis: A Critical Overview of the Relationship," *Current Psychiatry Reports* 18: 12; Ksir C, Hart CL (2016), "Correlation Still Does Not Imply Causation," *The Lancet* 3 : 401.

12　Detailed Tables from the 2018 National Survey on Drug Use and Health (NSDUH), accessed on January 14, 2020: www.samhsa.gov/data/sites/default/files/cbhsq-reports/NSDUHDetailedTabs2018R2/NSDUHDetailedTabs2018.pdf.

13　Hearing Before the Subcommittee on Government Operations of the Committee on Oversight and Government Reform House of Representatives, One Hundred Thirteenth

Congress, Second Session. June 20, 2014. Starting at 08:10: www.youtube.com/watch?v=M6CSc4nl—Q&t=33s.
14 McLeod, E., Friedman, A., & Soderberg, B. (December 2018), "Structural Racism and Cannabis: Black Baltimoreans Still Disproportionately Arrested for Weed Decriminalization," *A Baltimore Fishbowl Report*, accessed on November 14, 2019: baltimorefishbowl.com/stories/structural-racism-and-cannabis-black-baltimoreans-still-disproportionately-arrested-for-weed-after-decriminalization/.
15 Hannon E (January 29, 2019), "Baltimore Will Stop Prosecuting Marijuana Possession Cases, as State's Attorney Moves to Vacate Thousands of Prior Convictions," *Slate*. https://slate.com/news-and-politics/2019/01/baltimore-stop-prosecuting-marijuana-possession-cases-states-attorney-marilyn-mosby-vacate-prior-convictions.html.
16 McCarthy J (October 22, 2018), "Two in Three Americans Now Support Legalizing Marijuana," *Gallup*, https://news.gallup.com/poll/243908/two-three-americans-support-legalizing-marijuana.aspx.
17 "Mayor LaGuardia's Committee on Marijuana," in D. Solomon, ed., *The Marihuana Papers* (New York: New American Library, 1966).
18 詳細な表は以下を参照. the 2019 Monitoring the Future Survey (MTF), accessed on January 14, 2020: www.monitoringthefuture.org/data/19data/19drtbl1.pdf.
19 Miech RA, Johnston LD, O'Malley PM, Bachman JG, Schulenberg JE, Patrick ME (2019), "Monitoring the Future National Survey Results on Drug Use, 1975–2018: Volume I, Secondary School Students," Ann Arbor: Institute for Social Research, The University of Michigan. www.monitoringthefuture.org//pubs/monographs/mtf-vol1_2018.pdf.
20 2019年10月24日にコロラド州歳入局から得たマリファナの売上と税収に関する情報. www.colorado.gov/pacific/revenue/colorado-marijuana-tax-data; www.colorado.gov/pacific/revenue/colorado-marijuana-sales-reports.
21 Hopkins E (October 18, 1990), "Childhood's End: What Life Is Like for Crack Babies," *Rolling Stone*. www.rollingstone.com/culture/culture-news/childhoods-end-what-life-is-like-for-crack-babies-188557/.
22 Chasnoff IJ (2017), "Medical Marijuana Laws and Pregnancy: Implications for Public Health Policy," *American Journal of Obstetrics and Gynecology* 216: 27–30.
23 Torres CA, Hart CL (2017), "Marijuana and Pregnancy: Objective Education Is Good, Biased Education Is Not," *American Journal of Obstetrics and Gynecology* 217: 227; Torres CA, Medina-Kirchner C, O'Malley KY, Hart CL (2020), "Totality of the Evidence Suggest Prenatal Cannabis Exposure Does Not Lead to Cognitive Impairments: A Systematic and Critical Review," *Frontiers in Psychology* 11: 816 doi: 10.3389/fpsyg.2020.00816.
24 Doyle JJ (2008), "Child Protection and Adult Crime: Using Investigator Assignment to Estimate Causal Effects of Foster Care," *Journal of Political Economy* 116: 746–70.

25　Ko JY, Farr SL, Tong VT, Creanga AA, Callaghan WM (2015), "Prevalence and Patterns of Marijuana Use among Pregnant and Nonpregnant Women of Reproductive Age," *American Journal of Obstetrics and Gynecology* 213: 201.

26　Stadterman JM, Hart CL (2015), "Screening Women for Marijuana Use Does More Harm Than Good," *American Journal of Obstetrics and Gynecology* 213: 598-99.

第8章　サイケデリック

1　Berman RM, Cappiello A, Anand A, Oren DA, Heninger GR, Charney DS, Krystal JH (2000), "Antidepressant Effects of Ketamine in Depressed Patients," *Biological Psychiatry* 47: 351-54; Newport DJ, Carpenter LL, McDonald WM, Potash JB, Tohen M, Nemeroff CB (2015), "Ketamine and Other NMDA Antagonists: Early Clinical Trials and Possible Mechanisms in Depression," *American Journal of Psychiatry* 172: 950-66; Dakwar E, Levin F, Foltin RW, Nunes EV, Hart CL (2014), "The Effects of Subanesthetic Ketamine Infusions on Motivation to Quit and Cue-induced Craving in Cocaine Dependent Research Volunteers," *Biological Psychiatry* 76: 40-46; Griffiths RR, Johnson MW, Richards WA, Richards BD, Jesse R, MacLean KA, Barrett FS, Cosimano MP, Klinedinst MA (2018), "Psilocybin-occasioned Mystical-type Experience in Combination with Meditation and Other Spiritual Practices Produces Enduring Positive Changes in Psychological Functioning and in Trait Measures of Prosocial Attitudes and Behaviors," *Journal of Psychopharmacology* 32: 49-69; Johnson MW, Griffiths RR (2017), "Potential Therapeutic Effects of Psilocybin," *Neurotherapeutics* 14: 734-40.

2　Pollan M (2018), *How to Change Your Mind* (New York: Penguin).〔宮﨑真紀訳『幻覚剤は役に立つのか』亜紀書房，2020年〕

3　Waldman A (2017), *A Really Good Day: How Microdosing Made a Mega Difference in My Mood, My Marriage, and My Life* (New York: Alfred A. Knopf).

4　Fadiman J (2011), *The Psychedelic Explorer's Guide: Safe, Therapeutic, and Sacred Journey* (Rochester, VT: Park Street Press).

5　Senate Communications Division (November 12, 1999), "Senator Asks Governor to Apologize for Racial Comments; Dickerson Calls Keating Statements Inappropriate, Offensive," accessed October 24, 2019: www.oksenategov/news/press_releases/press_releases_1999/PR991112.html.

6　Domino EF, Luby ED (2012), "Phencyclidine/Schizophrenia: One View toward the Past, the Other to the Future," *Schizophrenia Bulletin* 38: 914-19.

7　Brecher M, Wang BW, Wong H, Morgan JP (1988), "Phencyclidine and Violence: Clinical and Legal Issues," *Journal of Clinical Psychopharmacology* 8 : 397-401.

8　Gorner J (April 15, 2015), "PCP Found in Body of Teen Shot 16 Times by Chicago Cop," *Chicago Tribune*.

9　Ford Q (October 21, 2014), "Cops: Boy, 17, Fatally Shot by Officer after Refusing to Drop Knife," *Chicago Tribune*.

10 Kalven J (February 10, 2015), "Sixteen Shots: Chicago Police Have Told Their Version of How 17-Year-Old Black Teen Laquan McDonald Died. The Autopsy Tells a Different Story," *Slate*, accessed on November 14, 2019: slate.com/news-and-politics/2015/02/laquan-mcdonald-shooting-a-recently-obtained-autopsy-report-on-the-dead-teen-complicates-the-chicago-police-departments-story.html.

11 ドキュメンタリー *16 Shots* におけるアニータ・アルバレスのインタビュー.

第9章　コカイン

1 2019年1月，ジーン・ウィリスは脅迫に身の危険を感じて国外に逃亡し，議員職を返上した.

2 Boiteux L (2015), "Brazil: Critical Reflections on a Repressive Drug Policy," *Sur International Journal of Human Rights* 12; Izsák-Ndiaye R (February 9, 2016), *Report of the Special Rapporteur on Minority Issues on Her Mission to Brazil*, accessed on November 14, 2019: digitallibrary.un.org/record/831487?ln=en.

3 Morrison T (1997), *Paradise* (New York: Alfred A. Knopf).

4 Mena F (August 29, 2015), "Neurocientista negro diz ter sido barrado em hotel em SP. *Folha de S.Paulo*," accessed on November 14, 2019: www1.folha.uol.com.br/cotidiano/2015/08/1675340-neurocientista-negro-e-barrado-em-hotel-onde-ministraria-palestra-em-sp.shtml.

5 Frank DA, Augustyn M, Knight WG, Pell T, Zuckerman B (2001), "Growth, Development, and Behavior in Early Childhood Following Prenatal Cocaine Exposure: A Systematic Review," *Journal of the American Medical Association* 285: 1613–25; Frank DA, Jacobs RR, Beeghly M, Augustyn M, Bellinger D, Cabral H, Heeren T (2002), "Level of Prenatal Cocaine Exposure and Scores on the Bayley Scales of Infant Development: Modifying Effects of Caregiver, Early Intervention, and Birth Weight," *Pediatrics* 110: 1143–52; Beeghly M, Martin B, Rose-Jacobs R, Cabral H, Heeren T, Augustyn M, Bellinger D, Frank DA (2006), "Prenatal Cocaine Exposure and Children's Language Functioning at 6 and 9.5 Years: Moderating Effects of Child Age, Birthweight, and Gender," *Journal of Pediatric Psychology* 31: 98–115; Lewis BA, Minnes S, Short EJ, Weishampel P, Satayathum S, Min MO, Nelson S, Singer LT (2011), "The Effects of Prenatal Cocaine on Language Development at 10 Years of Age," *Neurotoxicology Teratology* 33: 17–24; Betancourt LM, Yang W, Brodsky NL, Gallagher PR, Malmud EK, Giannetta JM, Farah MJ, Hurt H (2011), "Adolescents with and without Gestational Cocaine Exposure: Longitudinal Analysis of Inhibitory Control, Memory and Receptive Language," *Neurotoxicology Teratology* 33: 36–46.

6 Cooper BM (December 1, 1987), "Kids Killing Kids: New Jack City Its Young," *The Village Voice*.

7 Ebert R (May 1, 1991), *New Jack City* movie review. www.rogerebert.com/reviews/new-jack-city-1991.

8　Anthony JC, Warner LA, Kessler RC（1994）, "Comparative Epidemiology of Dependence on Tobacco, Alcohol, Controlled Substances, and Inhalants: Basic Findings from the National Comorbidity Survey," *Experimental and Clinical Psychopharmacology* 2: 244–68; Warner LA, Kessler RC, Hughes M, Anthony JC, Nelson CB（1995）, "Prevalence and Correlates of Drug Use and Dependence in the United States. Results from the National Comorbidity Survey," *Archives of General Psychiatry* 52: 219–29; O'Brien MS, Anthony JC（2009）, "Extra-medical Stimulant Dependence among Recent Initiates," *Drug and Alcohol Dependence* 104: 147–55; Substance Abuse and Mental Health Services Administration（2012）, *Results from the 2011 National Survey on Drug Use and Health: Summary of National Findings*, NSDUH Series H—44, HHS publication no.（SMA）12-4713（Rockville, MD: SAMHSA）; Csete J, Kamarulzaman A, Kazatchkine M, Altice F, Balicki M, Buxton J, Cepeda J, Comfort M, Goosby E, Gouldo J, Hart C, Kerr T, Lajous AM, Lewis S, Martin N, Mejia, D, Camacho A, Mathieson D, Obot I, Ogunrombi A, Sherman S, Stone J, Vallath N, Vickerman P, Zabransky T, Beyrer C（2016）, "Public Health and International Drug Policy," *The Lancet* 387: 1427–80; Santiago Rivera, OJ, Havens JR, Parker MA, Anthony JC（2018）, "Risk of Heroin Dependence in Newly Incident Heroin Users," *Journal of the American Medical Association Psychiatry* 75: 863–64.

9　Hart CL, Haney M, Foltin RW, Fischman MW（2000）, "Alternative Reinforcers Differentially Modify Cocaine Self-Administration by Humans," *Behavioural Pharmacology* 11: 87–91; Foltin RW, Ward AS, Haney M, Hart CL, Collins ED（2003）, "The Effects of Escalating Doses of Smoked Cocaine in Humans," *Drug and Alcohol Dependence* 70: 149–57; Hart CL, Haney M, Collins ED, Rubin E, Foltin RW（2007）, "Smoked Cocaine Self-Administration by Humans Is Not Reduced by Large Gabapentin Maintenance Doses," *Drug and Alcohol Dependence* 86: 274–77; Hart CL, Haney M, Vosburg SK, Rubin E, Foltin RW（2008）, "Smoked Cocaine Self-Administration Is Decreased by Modafinil," *Neuropsychopharmacology* 33: 761–68.

10　Rosales K, Barnes T（September 14, 2011）, "New Jack Rio," *Foreign Policy*, accessed on November 14, 2019: foreignpolicy.com/2011/09/14/new-jack-rio/.

11　Barbara V（May 22, 2018）, "The Men Who Terrorize Rio," *The New York Times*. www.nytimes.com/2018/05/22/opinion/rio-janeiro-terrorize-militias.html.

12　*Por GloboNews*（August 28, 2018）, "Rio de Janeiro Has an Average of Four Deaths per Day Caused by Police Intervention in 2018," g1.globo.com/rj/rio-de-janeiro/noticia/2018/08/28/rj-tem-media-de-4-mortes-por-dia-causadas-por-intervencao-policial-em-2018.ghtml.

13　Londoño E, Andreoni M（May 26, 2019）, " 'They Came to Kill': Almost 5 Die Daily at Hands of Rio Police." *The New York Times*. www.nytimes.com/2019/05/26/world/americas/brazil-rio-police-kill.html.

第10章　ドープ・サイエンス

1　Edlund MJ, Martin BC, Russo JE, DeVries A, Braden JB, Sullivan MD（2014）, "The Role of Opioid Prescription in Incident Opioid Abuse and Dependence among Individuals with Chronic Noncancer Pain: The Role of Opioid Prescription," *Clinical Journal of Pain* 30: 557–64; Noble M, Treadwell JR, Tregear SJ, Coates VH, Wiffen PJ, Akafomo C, Schoelles KM（2010）, "Long-term Opioid Management for Chronic Noncancer Pain," *Cochrane Database Systematic Review* 20, www.ncbi.nlm.nih.gov/pmc/articles/PMC6494200/.

2　Santiago Rivera, OJ, Havens JR, Parker MA, Anthony JC（2018）, "Risk of Heroin Dependence in Newly Incident Heroin Users," *Journal of the American Medical Association Psychiatry* 75: 863–64.

3　Webster LR（2017）, "Risk Factors for Opioid-Use Disorder and Overdose," *Anesthesia & Analgesia* 125: 1741–48.

4　Khan R, Khazaal Y, Thorens G, Zullino D, Uchtenhagen A（2014）, "Understanding Swiss Drug-Policy Change and the Introduction of Heroin Maintenance Treatment," *European Addiction Research* 20: 200–207.

5　Stephenson C（August 11, 2016）, "Heroin Suspected in 20 Deaths in 2 Weeks," *Milwaukee Journal Sentinel*. www.jsonline.com/story/news/crime/2016/08/11/fentanyl-deaths-spike/88580884/.

6　Yoon E, Babar A, Choudhary M, Kutner M, Pyrsopoulos N（2016）, "Acetaminophen-Induced Hepatotoxicity: A Comprehensive Update," *Journal of Clinical and Translational Hepatology* 4 : 131–42.

7　Serper M, Wolf MS, Parikh NA, Tillman H, Lee WM, Ganger DR（2016）, "Risk Factors, Clinical Presentation, and Outcomes in Overdose with Acetaminophen Alone or with Combination Products: Results from the Acute Liver-Failure Study Group," *Journal of Clinical Gastroenterology* 50: 85–91.

8　Griffin FJ（August 23, 2019）, "Returning to Lady: A Reflection on Two Decades 'In Search of Billie Holiday,' " *National Public Radio*, accessed on November 14, 2019: www.npr.org/2019/08/23/748740849/returning-to-lady-a-reflection-on-two-decades-in-search-of-billie-holiday.

エピローグ　旅路

1　Substance Abuse and Mental Health Services Administration（2019）, *Key Substance Use and Mental Health Indicators in the United States: Results from the 2018 National Survey on Drug Use and Health*（HHS publication no. PEP19-5068, NSDUH Series H-54）（Rockville, MD: Center for Behavioral Health Statistics and Quality, SAHMSA）, retrieved from www.samhsa.gov/data/.

2　Clark NH（1965）, *The Dry Years: Prohibition and Social Change in Washington*

(Seattle: University of Washington Press).

3　Blum D (2010), *The Poisoner's Handbook: Murder and the Birth of Forensic Medicine in Jazz Age* (New York: Penguin).〔五十嵐加奈子訳『毒薬の手帖――クロロホルムからタリウムまで 捜査官はいかにして毒殺を見破ることができたのか』青土社，2019年〕

4　Measham FC (2019), "Drug-safety Testing, Disposals and Dealing in an English Field: Exploring the Operational and Behavioural Outcomes of the UK's First Onsite 'Drug Checking' Service," *International Journal of Drug Policy* 67: 102–107.

5　Yoon E, Babar A, Choudhary M, Kutner M, Pyrsopoulos N (2016), "Acetaminophen-Induced Hepatotoxicity: A Comprehensive Update," *Journal of Clinical and Translational Hepatology* 4 : 131–42.

6　Saad MH, Savonen CL, Rumschlag M, Todi SV, Schmidt CJ, Bannon MJ (2018), "Opioid Deaths: Trends, Biomarkers, and Potential Drug Interactions Revealed by Decision-Tree Analyses," *Frontiers in Neuroscience* 12: 728; Hopkins RE, Dobbin M, Pilgrim JL (2018), "Unintentional Mortality Associated with Paracetamol and Codeine Preparations, with and without Doxylamine, in Australia," *Forensic Science International* 282: 122–26.

7　King ML (April 16, 1963), "Letter from Birmingham Jail," http://web.cn.edu/kwheeler/documents/letter_birmingham_jail.pdf.

著者略歴

（Carl L. Hart, 1966-）

コロンビア大学心理学部・精神医学部教授．ニューヨーク州立精神医学研究所研究員．神経精神薬理学の分野で数多くの科学論文，一般向けの論考を発表している．著書 *High Price: A Neuroscientist's Journey of Self-Discovery That Challenges Everything You Know About Drugs and Society*（Penguin Press 2013；『ドラッグと分断社会アメリカ――神経科学者が語る「依存」の構造』早川書房 2017）は2014年PEN/E.O. ウィルソン文芸科学賞を受賞．

監修者略歴

松本俊彦〈まつもと・としひこ〉1967年生まれ．精神科医．国立精神・神経医療研究センター精神保健研究所薬物依存研究部長．1993年佐賀医科大学卒．横浜市立大学医学部附属病院精神科，国立精神・神経医療研究センター精神保健研究所司法精神医学研究部，同研究所自殺予防総合対策センターなどを経て，2015年より現職．著書『薬物依存症』（ちくま新書 2018）『誰がために医師はいる』（みすず書房 2021，第70回日本エッセイスト・クラブ賞受賞）『酒をやめられない文学研究者とタバコをやめられない精神科医が本気で語り明かした依存症の話』（共著 太田出版 2024）『身近な薬物のはなし』（岩波書店 2025）他多数．訳書 ターナー『自傷からの回復』（監修 みすず書房 2009）フィッシャー『依存症と人類』（監訳 みすず書房 2023）他多数．

訳者略歴

片山宗紀〈かたやま・むねのり〉1987年生まれ．公認心理師・臨床心理士．ハームリダクション・サイコセラピスト．博士（医学）．国立精神・神経医療研究センター精神保健研究所薬物依存研究部研究員．2015年鹿児島大学大学院臨床心理学研究科修了．2024年に薬物使用に対するスティグマの研究で学位取得．現在，アジア初のオンラインによる薬物使用状況に関する国際研究を担当．著書『催眠心理面接法』（共著 金剛出版 2020）『講座精神疾患の臨床 8 物質使用症又は嗜癖行動症群 性別不合』（共著 中山書店 2023）．

カール・L・ハート
薬物戦争の終焉
自律した大人のための薬物論
松本俊彦監修
片山宗紀訳

2025年5月9日　第1刷発行

発行所　株式会社 みすず書房
〒113-0033 東京都文京区本郷2丁目20-7
電話 03-3814-0131(営業) 03-3815-9181(編集)
www.msz.co.jp

本文印刷所　精文堂印刷
扉・表紙・カバー印刷所　リヒトプランニング
製本所　松岳社
装丁　安藤剛史

ISBN 978-4-622-09774-7
[やくぶつせんそうのしゅうえん]